A. K. Nahak
P. Perumal
D. K. Chaurasia

Gestão eficaz da exploração de búfalos

A. K. Nahak
P. Perumal
D. K. Chaurasia

Gestão eficaz da exploração de búfalos

Gestão eficaz da exploração de búfalos para obter maiores efeitos benéficos na criação de animais

ScienciaScripts

Imprint

Cover image: www.ingimage.com

This book is a translation from the original published under ISBN 978-620-8-42222-6.

Publisher:
Sciencia Scripts
is a trademark of
Dodo Books Indian Ocean Ltd. and OmniScriptum S.R.L publishing group

120 High Road, East Finchley, London, N2 9ED, United Kingdom
Str. Armeneasca 28/1, office 1, Chisinau MD-2012, Republic of Moldova, Europe
Managing Directors: Ieva Konstantinova, Victoria Ursu
info@omniscriptum.com

Printed at: see last page
ISBN: 978-620-8-64434-5

eficaz da exploração de búfalos

Gestão eficaz da exploração de búfalos para obter maiores efeitos benéficos na criação de animais

A. K. Nahak
P. Perumal
D. K. Chaurasia

Dedicado

Para

Os meus queridos pais

E

Professores

PREFÁCIO

O livro fornece uma visão abrangente das práticas de gestão de explorações de búfalos, englobando uma vasta gama de tópicos. Aborda a gestão geral, o alojamento, a nutrição, a saúde e a gestão reprodutiva, juntamente com uma discussão pormenorizada sobre doenças infecciosas e metabólicas. As doenças pré, peri e pós-parto são explicadas em pormenor, bem como os vários recursos nutricionais e a sua utilização óptima. A seleção de búfalos reprodutores é abordada, juntamente com técnicas de reprodução assistida na criação de gado leiteiro. Além disso, são abordadas as práticas rotineiras de gestão da exploração para ajudar os produtores de leite a maximizar os seus benefícios. Este livro é um recurso inestimável para cientistas especializados em produção e reprodução de búfalos, produtores de leite progressistas, criadores e outros envolvidos na criação de búfalos. O seu objetivo é aumentar o bem-estar socioeconómico dos proprietários de búfalos, melhorando o desempenho da produção e da reprodução das espécies bubalinas.

A. K. Nahak
P. Perumal
D. K. Chaurasia

ÍNDICE

Capítulo 1

Seleção de búfalas para uma exploração leiteira

Introdução: A seleção de fêmeas de búfalo é fundamental para alcançar uma elevada produção de leite, uma boa eficiência reprodutiva e uma rentabilidade global numa exploração leiteira. O ambiente tropical acrescenta desafios adicionais, como o stress térmico e a suscetibilidade a doenças, que devem ser considerados durante a seleção.

Factores-chave

- Raça: Raças preferidas para a produção de leite
  - ✓ Murrah: Conhecida pela elevada produção de leite (8-12 litros/dia), adaptabilidade a climas tropicais e bom desempenho reprodutivo.
  - ✓ Jaffarabadi: Robusto, tolerante ao calor e com uma produção leiteira moderada a elevada (6-10 litros/dia).
  - ✓ Mehsana: Elevada produção de leite e boa adaptabilidade.
  - ✓ Nili-Ravi: Elevada produção de leite, excelente temperamento e utilização eficiente dos alimentos.
  - ✓ Considerar raças adaptadas às condições locais e às práticas de gestão agrícola.
- Idade e fase de lactação
  - ✓ Prefira búfalas que estejam na segunda ou terceira lactação, uma vez que tendem a produzir mais leite do que animais em primeira lactação ou mais velhos.
  - ✓ Evitar novilhas ou búfalas muito jovens para além da sexta lactação, devido à diminuição da produtividade.
- Potencial de produção de leite

- ✓ Examine os registos de produção de leite da búfala e da sua mãe. Selecione animais com um historial comprovado de elevada produção de leite.
- ✓ Verificar o fluxo e a descida do leite durante a ordenha para verificar a sua consistência.
- ✓ Utilizar um lactómetro para testar a qualidade do leite quanto ao teor de gordura (é desejável um mínimo de 6% para o leite de búfala).

➢ Exame físico

- ✓ Úbere: Bem desenvolvido, simétrico, macio e elástico. As tetas devem ser de tamanho uniforme, viradas para baixo e fáceis de ordenhar.
- ✓ Estrutura da carroçaria:
    - o Peito forte e profundo para a capacidade pulmonar e a saúde geral.
    - o Grande estrutura corporal com um ventre bem desenvolvido para uma digestão eficaz.
- ✓ Olhos e boca: Olhos claros e membranas mucosas saudáveis são indicadores de boa saúde.
- ✓ Cascos e pernas: Cascos e pernas fortes e bem formados para mobilidade e estabilidade.

➢ Saúde reprodutiva

- ✓ Assegurar que a búfala tem um intervalo regular entre partos (idealmente 12-15 meses).
- ✓ Verificar se o aparelho reprodutor é saudável e se não existem doenças como anestro, reprodução repetida ou infecções uterinas.
- ✓ Confirmar que não existem antecedentes de distócia (parto difícil).

- Potencial genético
  - ✓ Prefira búfalos com bons registos genealógicos, incluindo a produção de leite e o desempenho em termos de fertilidade dos antepassados.
  - ✓ Considere os animais criados através de inseminação artificial (IA) utilizando touros geneticamente superiores.
- Adaptabilidade às condições tropicais
  - ✓ Selecionar animais que possam tolerar temperaturas elevadas e humidade com o mínimo de stress.
  - ✓ Procure búfalos com pele escura e brilhante, o que indica uma melhor tolerância ao calor e resistência aos parasitas.
- Temperamento e comportamento
  - ✓ Escolha búfalos que sejam dóceis e fáceis de manusear durante a ordenha e outras operações da exploração.
  - ✓ Evitar animais nervosos ou agressivos.

Considerações adicionais

- Estado de saúde
  - ✓ Assegurar que o animal está livre de doenças como a brucelose, a tuberculose e a mastite.
  - ✓ Efetuar testes para detetar parasitas internos e externos.
  - ✓ Verificar se tem um bom historial de vacinação e desparasitação.
- Hábitos de alimentação
  - ✓ Selecionar animais com um bom apetite e uma capacidade de conversão alimentar eficiente.
- Teor de gordura do leite
  - ✓ O leite de búfala é conhecido pelo seu elevado teor de gordura (6-9%). Certifique-se de que o animal selecionado cumpre esta norma.

- Histórico de partos anteriores
  - ✓ Prefira animais que tenham parido vitelos saudáveis sem complicações.

Sinais de alerta a evitar

- Animais magros e subnutridos.
- Historial de doenças reprodutivas ou metabólicas.
- Úberes deformados ou duros e tetas irregulares.
- Baixa produção de leite ou historial de mastite.
- Intervalos de parto longos (para além de 15 meses).
- Baixo teor de gordura no leite.

Seleção de

- Verificar o crescimento e desenvolvimento adequados, especialmente no que respeita ao tamanho do corpo e à formação do úbere.
- Assegurar que a novilha tem a idade adequada para a reprodução (2,5-3 anos).
- Verificar a existência de ciclos de cio regulares.

Conclusão: A seleção de búfalas para uma exploração leiteira em regiões tropicais requer uma análise cuidadosa da raça, do potencial de produção de leite, da saúde reprodutiva e da adaptabilidade ao ambiente. Ao dar prioridade a animais com boas caraterísticas genéticas e físicas, os produtores de leite podem aumentar a produção de leite, melhorar a produtividade do rebanho e obter uma melhor rentabilidade.

https://ccari.icar.gov.in/dss/buffalo.html

http://www.agritech.tnau.ac.in/expert_system/cattlebuffalo/Breeds%20of%20cattle%20&%20baffalo.html

La Ode Nafiu, Takdir Saili, Ali Bain, Firman Nasiu, Musram Abadi e Rusli Badaruddin. Seleção de búfalos e seu efeito nas caraterísticas reprodutivas dos búfalos do pântano. IOP Conf. Series: Ciências da Terra e do Ambiente 465 (2020) 012043. IOP Publishing. doi:10.1088/1755-1315/465/1/012043

http://www.agritech.tnau.ac.in/expert_system/cattlebuffalo/Breeding%20management%20of%20cattle%20and%20buffaloes-2.html

https://www.kviconline.gov.in/pmegp/pmegpweb/docs/commonprojectprofile/DairyFarmUnitBuffalo.pdf

https://nbagr.icar.gov.in/wp-content/uploads/2020/02/Murrah-Buffalo.pdf

Avijit Dey, Jerome A, Meeti Punetha, Shahaji Phand, Datta, T.K. (2021). Competências para o desenvolvimento do empreendedorismo na criação de búfalos [E-book]. Hyderabad: Instituto Nacional de Gestão da Extensão Agrícola & ICAR-Instituto Central de Investigação sobre Búfalos (CISB), Hisar.

https://www.fao.org/4/ah847e/ah847e.pdf

https://www.vethelplineindia.co.in/starting-a-dairy-farm-india/

https://animalhusbandry.assam.gov.in/sites/default/files/swf_utility_folder/departments/ahvetdept_webcomindia_org_oid_3/menu/document/state_cattle_buffalo_breeding_policy_2020.pdf

Capítulo 2

Seleção de búfalos para uma exploração leiteira

Introdução: A seleção de um búfalo macho reprodutor (touro) é fundamental para melhorar o potencial genético e a produtividade do rebanho. Um bom reprodutor contribui significativamente para a produção de leite, fertilidade, resistência a doenças e desempenho geral da descendência. Nas regiões tropicais, considerações como a tolerância ao calor e a adaptabilidade são particularmente importantes.

Critérios-chave

- Raça: Raças preferidas para explorações leiteiras
  - ✓ Murrah: Elevado mérito genético, adaptabilidade às condições tropicais e desempenho comprovado na melhoria da produção leiteira.
  - ✓ Jaffarabadi: Conhecida pela sua rusticidade e adaptabilidade em climas tropicais.
  - ✓ Nili-Ravi: Conhecida por aumentar a produção de leite da sua descendência.
  - ✓ Escolher uma raça compatível com o efetivo e adaptada ao clima regional.
- Pedigree
  - ✓ Certifique-se de que o touro provém de uma linhagem de alto rendimento com registos comprovados de produção de leite na sua mãe e noutras fêmeas familiares.
  - ✓ O reprodutor (pai) deve também ter um historial de produção de descendentes de alto rendimento.
  - ✓ Utilizar os registos de Inseminação Artificial (IA) para verificar a qualidade genética, se aplicável.

- Idade e maturidade
  - ✓ Selecionar touros com idades compreendidas entre 2 e 4 anos, uma vez que estão maduros e aptos para a reprodução ativa.
  - ✓ Evitar os touros muito jovens (subdesenvolvidos) ou mais velhos (diminuição da fertilidade).
- Exame físico
  - ✓ Estrutura da carroçaria:
    - Corpo forte e bem proporcionado com uma estrutura grande.
    - Peito profundo e pernas fortes para apoio e mobilidade.
  - ✓ Órgãos reprodutores:
    - Os testículos devem ser bem desenvolvidos, de tamanho uniforme e sem anomalias.
    - O prepúcio e o pénis devem estar limpos, sem lesões ou deformações.
  - ✓ Pele e pelo:
    - Pele brilhante e escura que indica boa saúde.
    - Isento de parasitas externos ou doenças de pele.

Desempenho reprodutivo

- Testar a qualidade do sémen do touro, concentrando-se na motilidade, contagem e morfologia dos espermatozóides.
- Assegurar que não há historial de infertilidade ou de taxas de conceção fracas em acasalamentos anteriores.
- Confirmar que o touro não tem historial de problemas de libido (baixo desejo sexual).

Adaptabilidade às condições tropicais

- Os touros devem tolerar temperaturas elevadas, humidade e factores de stress ambiental locais.
- Selecionar touros com resistência ao stress térmico e com um historial de bom desempenho em climas tropicais.

Estado de ausência de doença

- Testar o touro para detetar doenças como:
  - ✓ Brucelose
  - ✓ Tuberculose
  - ✓ Doença de Johne
  - ✓ Febre aftosa
  - ✓ Leptospirose
- Assegurar que o touro é vacinado e desparasitado de acordo com os calendários recomendados.
- Efetuar testes para detetar parasitas internos e externos.

Comportamento e temperamento

- Selecionar touros com temperamento dócil e manejável para garantir a segurança durante o manuseamento.
- Evitar animais agressivos ou excessivamente nervosos.

Testes de fertilidade

- Efetuar o exame de sanidade reprodutiva (BSE), que inclui:
  - ✓ Avaliação do sémen (motilidade, morfologia, viabilidade).
  - ✓ Solidez física para a reprodução.
- Assegurar que o touro não tem antecedentes de intervalos de partos prolongados na sua descendência.

Considerações sobre touros jovens (teste de progénie)

- Taxa de crescimento: Selecionar touros jovens com excelente ganho de peso e forte desenvolvimento corporal.

- Teste de Progénie: Se possível, avaliar a produção de leite e o desempenho geral da sua descendência.

Sinais de alerta a evitar

- Touros com antecedentes de infertilidade ou de má qualidade do sémen.
- Deformações ou anomalias visíveis nos órgãos reprodutores.
- Historial de doenças ou fraca adaptabilidade a climas tropicais.
- Touros de rebanhos com registos de baixa produção de leite ou com história genética desconhecida.

Vantagens da utilização da IA em vez da reprodução natural

- Assegura o acesso a uma genética de alta qualidade sem manter um touro na exploração.
- Reduz o risco de transmissão de doenças e lesões.
- Custo-eficaz em comparação com a manutenção de um touro reprodutor.

Conclusão: A seleção de um búfalo macho para reprodução numa exploração leiteira requer uma avaliação cuidadosa da sua raça, pedigree, saúde física, capacidade reprodutiva e adaptabilidade às condições tropicais. Ao dar prioridade a touros geneticamente superiores com desempenho comprovado, os agricultores podem aumentar significativamente a produção de leite, a fertilidade e a qualidade do efetivo a longo prazo.

NAAS 2016. Policy Paper No. 82 Breeding Policy for Cattle and Buffalo in India, Academia Nacional de Ciências Agrícolas, Nova Deli: 36 p.

https://ccari.icar.gov.in/dss/buffalo.html

http://www.agritech.tnau.ac.in/expert_system/cattlebuffalo/Breeds%20of%20cattle%20&%20baffalo.html

La Ode Nafiu, Takdir Saili, Ali Bain, Firman Nasiu, Musram Abadi e Rusli Badaruddin. Seleção de búfalos e seu efeito nas caraterísticas reprodutivas dos búfalos do pântano. IOP Conf. Series: Ciências da Terra e do Ambiente 465 (2020) 012043. IOP Publishing. doi:10.1088/1755-1315/465/1/012043

http://www.agritech.tnau.ac.in/expert_system/cattlebuffalo/Breeding%20management%20of%20cattle%20and%20buffaloes-2.html

https://www.kviconline.gov.in/pmegp/pmegpweb/docs/commonprojectprofile/DairyFarmUnitBuffalo.pdf

https://nbagr.icar.gov.in/wp-content/uploads/2020/02/Murrah-Buffalo.pdf

Avijit Dey, Jerome A, Meeti Punetha, Shahaji Phand, Datta, T.K. (2021). Competências para o desenvolvimento do empreendedorismo na criação de búfalos [E-book]. Hyderabad: Instituto Nacional de Gestão da Extensão Agrícola & ICAR-Instituto Central de Investigação sobre Búfalos (CISB), Hisar.

https://www.fao.org/4/ah847e/ah847e.pdf

https://www.vethelplineindia.co.in/starting-a-dairy-farm-india/

https://animalhusbandry.assam.gov.in/sites/default/files/swf_utility_folder/departments/ahvetdept_webcomindia_org_oid_3/menu/document/state_cattle_buffalo_breeding_policy_2020.pdf

Capítulo 3

Gestão geral das explorações de búfalos

Introdução: A gestão eficiente de uma exploração de búfalos em regiões tropicais é crucial para assegurar uma elevada produtividade, boa saúde e adaptabilidade dos animais a condições ambientais difíceis.

Procedimentos de gestão

- Seleção de animais
  - ✓ Selecionar raças adaptadas aos climas tropicais, como Murrah, Jaffarabadi, Nili-Ravi ou Surti.
  - ✓ Prefira animais com boa produção de leite, saúde robusta e resistência a doenças.
  - ✓ Assegurar uma estrutura de rebanho equilibrada com um número ótimo de animais para ordenha, secos e prenhes.
- Gestão da habitação
  - ✓ Conceção do abrigo:
    - Providencie pavilhões bem ventilados com sombra suficiente para proteger os animais do calor e da chuva.
    - Utilize materiais de cobertura reflectores de calor ou colmo para minimizar o stress térmico.
  - ✓ Requisitos de espaço:
    - Assegurar um espaço adequado para cada búfalo (10-12 metros quadrados por animal).
    - Prever compartimentos separados para os vitelos, as búfalas prenhes e os animais doentes.
  - ✓ Pavimentos:

- Utilizar materiais duráveis e não escorregadios para o pavimento.
- Assegurar uma drenagem adequada para evitar o alagamento.

✓ Sistemas de arrefecimento:

- Instale aspersores, ventoinhas ou sistemas de nebulização para arrefecer os animais durante os picos de calor.

➢ Alimentação e gestão nutricional

✓ Dieta equilibrada:

- Fornecer uma dieta rica em forragens verdes, forragens secas e concentrados.
- Incluir leguminosas forrageiras como a luzerna para obter proteínas.

✓ Suplementos minerais:

- Fornecer misturas de minerais para evitar carências.
- Devem ser disponibilizados blocos de sal.

✓ Água:

- Assegurar o acesso constante a água limpa e fresca para evitar a desidratação.

✓ Armazenamento de alimentos para animais:

- Armazenar corretamente os alimentos para animais para evitar a contaminação por fungos durante a humidade elevada.

✓ Alimentação especial:

- Fornecer alimentação adicional às búfalas prenhes e lactantes.

➢ Gestão da reprodução

- ✓ Seguir um calendário de reprodução sistemático para manter um intervalo de partos consistente.
- ✓ Utilize a Inseminação Artificial (IA) com genética superior para melhorar a produtividade.
- ✓ Manter registos de criação pormenorizados para controlar a fertilidade e a reprodução.
- ✓ Detetar e gerir atempadamente problemas reprodutivos como o anestro ou o atraso na ovulação.

➢ Prevenção de doenças e gestão da saúde

- ✓ Vacinação:
  - Seguir um calendário rigoroso de vacinação contra doenças como a febre aftosa, a brucelose e a septicemia hemorrágica.
- ✓ Desparasitação:
  - Desparasitação regular para controlar os parasitas internos.
- ✓ Higiene:
  - Manter a limpeza dos pavilhões para evitar doenças como a mastite e a podridão das patas.
- ✓ Biossegurança:
  - Restringir a entrada de pessoal e veículos não autorizados.
  - Colocar em quarentena os animais recentemente adquiridos.
- ✓ Monitorização diária da saúde:
  - Observar os animais para detetar sinais de doença, ferimentos ou comportamento anormal.

➢ Gestão de vitelos

- ✓ Assegurar que os vitelos recebem colostro nas primeiras 6 horas após o nascimento.
- ✓ Fornecer camas limpas e proteção contra condições meteorológicas extremas.
- ✓ Introduzir gradualmente alimentos sólidos juntamente com o leite após 2-3 semanas de idade.

➢ Gestão da ordenha

- ✓ Ordenha higiénica:
  - o Lavar os úberes e as tetas com um antissético antes e depois da ordenha.
  - o Utilizar utensílios e equipamentos limpos.
- ✓ Frequência de ordenha:
  - o Leite duas vezes por dia, a intervalos regulares.
- ✓ Formar o pessoal em técnicas de ordenha corretas para evitar lesões ou mastites.

➢ Gestão de resíduos

- ✓ Utilizar biodigestores ou unidades de vermicompostagem para gerir eficazmente o estrume.
- ✓ Converter os resíduos em fertilizante orgânico ou biogás para reduzir o impacto ambiental.
- ✓ Assegurar uma drenagem adequada para evitar a estagnação da água e problemas de odores.

➢ Gestão do stress térmico

- ✓ Fornecer sistemas de arrefecimento como aspersores ou árvores de sombra.
- ✓ Ajustar as horas de alimentação para o início da manhã e para o fim da tarde, quando as temperaturas são mais baixas.
- ✓ Aumentar a ingestão de água durante os meses quentes.

➢ Manutenção de registos

- ✓ Manter registos de:
  - Produção de leite
  - Reprodução (reprodução, parto)
  - Tratamentos de saúde e vacinas
  - Alimentação e despesas
- ✓ Utilizar os dados para identificar tendências e melhorar a eficiência das explorações agrícolas.

➢ Formação do pessoal

- ✓ Formar os trabalhadores agrícolas no manuseamento dos animais, na alimentação e nos primeiros socorros.
- ✓ Assegurar que os trabalhadores têm conhecimento dos protocolos de biossegurança e higiene.

➢ Considerações económicas

- ✓ Otimizar os custos de alimentação mantendo a qualidade.
- ✓ Acompanhar regularmente as tendências do mercado no que respeita às vendas de leite e de animais.
- ✓ Concentrar-se no valor acrescentado, como a produção de ghee, paneer ou adubo orgânico.

Conclusão: A gestão de uma exploração de búfalos em regiões tropicais requer atenção a factores ambientais, nutricionais e de saúde. Ao implementar estas práticas, os agricultores podem assegurar uma elevada produtividade, animais saudáveis e operações agrícolas sustentáveis, apesar dos desafios dos climas tropicais.

https://ccari.icar.gov.in/dss/buffalo.html#:~:text=Successful%20management%20of%20buffalo%20rearing,the%20profit%20of%20the%20farmer.

http://www.agritech.tnau.ac.in/expert_system/cattlebuffalo/Housing%20Management%20of%20Cattle%20and%20Buffalo.html

Mahadevappa D Gouri, Ramachandraih M, Vivek M Patil e Umashankar BC. Gestão geral do bezerro de búfalo - uma revisão. Ata Scientific Veterinary Sciences 4.9 (2022): 53-60.

http://www.agritech.tnau.ac.in/expert_system/cattlebuffalo/Breeding%20management%20of%20cattle%20and%20buffaloes-2.html

https://www.slideshare.net/pratyushpanda804/management-of-cattle-and-buffalopdf

https://agriculture.vikaspedia.in/viewcontent/agriculture/livestock/cattle-buffalo/common-management-practices

https://www.studocu.com/in/document/university-of-calicut/livestock-farming/livestock-management-buffalo-management-housing/26489077

https://www.biotecharticles.com/Agriculture-Article/Management-Practices-for-Buffalo-3826.html

Sumat Kumar Shakya, Nawal Singh Rawat, Anjani Kumar Mishra, Rajeev Ranjan, Suman Sant e Karishma Kakotiya. Buffalo healthcare management practices followed by the farmers of Vindhya region of Madhya Pradesh. The Pharma Innovation Journal 2023; SP-12(10): 513-517.

Inderjeet Singh, A Bhardwaj, SS Paul, KP Singh e RK Sharma, (Eds.) 2016. Herd Health Management of Dairy Buffalo (Gestão da saúde do efetivo de búfalos leiteiros): Nutrition, Breeding, Reproduction, Diseases, Management and Record Keeping

(Nutrição, Reprodução, Reprodução, Doenças, Gestão e Manutenção de Registos). Compêndio de formação para os países da SAARC-2016 pp 1-171.

Sandeep Kour, Asma Khan, Biswajit Brahma, Rizwan Jeelani, Iqra Khursheed e Sourab Dua. Um estudo sobre as práticas de gestão de búfalos seguidas pela tribo Gujjar de Jammu. Journal of Pharmacognosy and Phytochemistry 2019; 8(3): 218-221.

https://www.fao.org/4/ah847e/ah847e.pdf

Maousami, Singh B. P., Kumar R., Kumar V. e Dohare A. Análise das práticas de gestão de bezerros de búfalo seguidas pelos proprietários de búfalos. J Anim Sci Adv 2013, 3(3): 129-133. DOI: 10.5455/jasa.

Capítulo 4

Gestão da habitação em explorações de búfalos

Introdução: A gestão eficaz do alojamento em regiões tropicais assegura o bem-estar, a produtividade e o conforto dos búfalos. Um alojamento adequado protege os animais de condições climáticas adversas, minimiza o stress e promove uma produção de leite e uma reprodução óptimas.

Importância da gestão da habitação

- ✓ Oferece proteção contra o calor, a humidade, a chuva e o vento.
- ✓ Reduz o risco de doenças através da manutenção da higiene.
- ✓ Facilita o manuseamento, a alimentação e a ordenha de forma eficiente.
- ✓ Aumenta a produtividade minimizando o stress térmico.

Práticas de gestão

- ➢ Seleção do local
  - ✓ Localização:
    - o Escolha terrenos elevados para evitar o alagamento durante a estação das chuvas.
    - o Assegurar bons acessos rodoviários para o transporte de alimentos, leite e animais.
  - ✓ Orientação:
    - o Alinhar o telheiro na direção este-oeste para minimizar a exposição direta à luz solar.
  - ✓ Fonte de água:
    - o Assegurar a proximidade de uma fonte de água limpa e adequada.
- ➢ Tipos de habitação

- ✓ Alojamento aberto:
  - o Adequado para climas tropicais com construção mínima.
  - o Permite que os animais se movimentem livremente em cercados abertos com uma zona de sombra.
- ✓ Habitação semi-intensiva:
  - o Combina cercados abertos com zonas de repouso abrigadas.
  - o Ideal para equilibrar a alimentação controlada e a liberdade de movimentos.
- ✓ Alojamento intensivo:
  - o Estruturas totalmente fechadas com ventilação controlada.
  - o Adequado para búfalos de alta produção, mas requer mais manutenção.

➢ Requisitos de espaço

- ✓ Búfalas em lactação: 10-12 m2 por animal.
- ✓ Búfalos secos: 8-10 m2 por animal.
- ✓ Vitelos: 4-5 m2 por vitelo.
- ✓ Búfalas prenhes: 12-15 m2 por animal.
- ✓ Alojamento dos touros: 15-20 m2 por touro com vedação resistente.

➢ Conceção de abrigos

- ✓ Telhados:
  - o Utilize materiais reflectores de calor, como folhas de amianto, colmo ou telhas de barro.
  - o Assegurar uma inclinação de 30°-45° para uma drenagem adequada das águas pluviais.
- ✓ Pavimentos:

- Não escorregadio, durável e fácil de limpar.
- Prever um declive suave (1:60) para a drenagem da urina e da água.

✓ Paredes:

- Construir meias paredes (1,2 m de altura) com espaço aberto por cima para ventilação.

✓ Ventilação:

- Prever a ventilação cruzada através de janelas ou lados abertos.
- Utilize ventoinhas de teto ou exaustores, se necessário.

➢ Áreas de alimentação e de rega

✓ Comedouros:

- Proporcionar um espaço de alimentação de 0,6-1,0 m por búfalo.
- Construir a uma altura confortável (45-50 cm) para facilitar o acesso.

✓ Bebedouros:

- Assegurar o acesso contínuo a água potável.
- Conceber as calhas de modo a evitar a contaminação.

➢ Gestão do arrefecimento e do stress térmico

✓ Sombreamento:

- Plantar árvores de sombra ou utilizar sombra artificial com redes resistentes aos raios UV.

✓ Sistemas de arrefecimento:

- Instalar aspersores, nebulizadores ou ventoinhas no telheiro.
- Utilize uma toca de lama ou piscinas de água pouco profundas para os búfalos se refrescarem.

- ✓ Aspersão de piso:
  - o Deitar água no chão para reduzir a temperatura ambiente.

- ➢ Gestão de resíduos
  - ✓ Sistema de drenagem:
    - o Construir caleiras e drenos para recolher a urina e as águas residuais.
    - o Assegurar um declive adequado para evitar a estagnação.
  - ✓ Manuseamento de estrume:
    - o Retirar o estrume diariamente e compostá-lo para o utilizar como fertilizante orgânico.
  - ✓ Bio-digestores:
    - o Instalar unidades de biogás para produção de energia.

- ➢ Zonas de habitação especiais
  - ✓ Cela de parto:
    - o Zona isolada para as búfalas prenhes parirem.
    - o Fornecer camas macias e espaço adequado (15 m2 por animal).
  - ✓ Caneta de isolamento:
    - o Alojamento separado para animais doentes ou feridos para evitar a propagação de doenças.
  - ✓ Área de ordenha:
    - o Limpo, bem ventilado e separado do barracão principal.

- ➢ Manutenção e higiene
  - ✓ Limpar diariamente o pavilhão e as zonas de alimentação.
  - ✓ Desinfetar semanalmente o chão e as paredes para controlar os agentes patogénicos.

- ✓ Reparar imediatamente os telhados, paredes ou pavimentos danificados.

➢ Considerações económicas

- ✓ Opte por materiais económicos sem comprometer a qualidade.
- ✓ Assegurar sistemas de refrigeração e de iluminação eficientes do ponto de vista energético.
- ✓ Reduzir os custos de mão de obra através da automatização, como o reabastecimento de bebedouros e raspadores de estrume.

Conclusão: A gestão do alojamento de búfalos em regiões tropicais centra-se na proteção dos animais contra o stress ambiental, na garantia da limpeza e na otimização da utilização do espaço. Um sistema de alojamento bem concebido não só aumenta a produtividade dos búfalos como também contribui para a sustentabilidade e a rentabilidade da exploração.

Referências

http://www.agritech.tnau.ac.in/expert_system/cattlebuffalo/Housing%20Management%20of%20Cattle%20and%20Buffalo.html

https://en.vikaspedia.in/viewcontent/agriculture/livestock/cattle-buffalo/housing-management-of-cattle-buffalo

https://agritech.tnau.ac.in/animal_husbandry/animhus_buffalo%20housing.html

Kulkarni Sandeep. 2018. Gestão do alojamento de bovinos e búfalos. Revista Internacional de Investigação e Aplicações de Engenharia. 8(11): 05-09.

K. Prasanthi, R. Mallikarjuna, D. Sreekumar, V. Rajaganapathy, R. Ganesan, & K. Natchimuthu. (2024). Práticas de alojamento e gestão de verão seguidas pelos criadores de búfalos na região de Yanam de Puducherry. The Indian Veterinary Journal, 101(01), 42-46. https://doi.org/10.62757/IVA.2024.101.1.42-46

https://basu.org.in/wp-content/uploads/2020/10/LPM-601_Housing_and_Rearing_Systems_for_cattle_and_buffaloes.pdf

https://or.vikaspedia.in/agriculture/livestock/cattle-buffalo/housing-for-dairy-cattle

Sumat Kumar Shakya, Nawal Singh Rawat, Anjani Kumar Mishra, Rajeev Ranjan, Suman Sant e Karishma Kakotiya. Práticas de gestão do alojamento prevalecentes entre os proprietários de búfalos na região de Vindhya de Madhya Pradesh. International Journal of Veterinary Sciences and Animal Husbandry 2023; SP-8(5): 215-221. DOI: https://doi.org/10.22271/veterinary.2023.v8.i5Sd.749

D Divyalakshmi, N Kumaravelu e C Balan. Práticas de gestão do alojamento de búfalos leiteiros no distrito de Thiruvallur de Tamil Nadu. Journal of Entomology and Zoology Studies 2020; 8(5): 1733-1735.

V Boopathi. Avaliação das práticas de alojamento e de gestão do verão adoptadas pelos criadores de búfalos no distrito de Namakkal, Tamil Nadu. International Journal of Veterinary Sciences and Animal Husbandry 2024; 9(4): 18-21.

Raj Kumar, PK Singh, Jagdeep Kumar, Hitesh Singh, Satyaveer Singh e Pawan Kumar. Práticas de gestão da habitação prevalecentes entre os proprietários de gado no distrito de Firozabad da UP ocidental. Revista Internacional de Estudos Químicos 2018; 6(6): 2812-2816.

https://buffalopedianew.cirb.res.in/buffalo-housing/

Md. Enayet Kabir, Mohammad Moniruzzaman Monir, Md. Saiful Islam, Md. Jahangir Alam e Falguni Dadok. Existing buffalo husbandry practices at household farming level in selected coastal regions of Bangladesh. Asian J. Med. Biol. Res. 2020, 6 (2), 255-264; doi: 10.3329/ajmbr.v6i2.48057.

G. P. Sabapara. 2017. Práticas de gestão de habitação seguidas por criadores de búfalos de áreas periurbanas da cidade de Surat, Gujarat. Indian Journal of Animal Production and Management, 33(1-2), 21-25.

Ashokbabu Ch., Saratchandra A., Harikrishna Ch., Reddy Srinivas M. (2024). Study on Housing Management Practices Followed by Dairy Farmers in Northern Telangana State of India (Estudo sobre as práticas de gestão das habitações seguidas pelos produtores de leite no Estado de Telangana do Norte da Índia). Asian Journal of Dairy and Food Research. 43(1): 162-166. doi: 10.18805/ajdfr.DR-1676.

https://ncert.nic.in/vocational/pdf/kedfl02.pdf

Capítulo 5

Gestão nutricional da exploração de búfalos

Introdução: O maneio nutricional nas regiões tropicais é essencial para manter a saúde, a produtividade e o desempenho reprodutivo dos búfalos. As condições quentes e húmidas exigem estratégias alimentares específicas para satisfazer as suas necessidades alimentares, minimizando os efeitos do stress térmico.

Importância da gestão nutricional

- ➢ Melhora a produção e a qualidade do leite.
- ➢ Melhora a eficiência reprodutiva e os intervalos entre partos.
- ➢ Reforça a imunidade e reduz a suscetibilidade a doenças.
- ➢ Mantém a condição corporal e a saúde geral.

Componentes da alimentação: As dietas dos búfalos consistem numa combinação de alimentos grosseiros, concentrados, minerais e água para satisfazer as suas necessidades nutricionais.

- ➢ Alimentos grosseiros
  - ✓ Forragem verde:
    - o Importante para fornecer fibras e nutrientes essenciais.
    - o Exemplos: Capim Napier, sorgo, milho e gramíneas híbridas.
    - o Cultivar variedades resistentes à seca para garantir a disponibilidade durante todo o ano.
  - ✓ Forragens secas:
    - o Palha de arroz, palha de trigo e gramíneas secas.

    - Suplemento com palha tratada com ureia para aumentar a digestibilidade.
  - ✓ Silagem e feno:
    - Armazenar o excesso de forragem verde sob a forma de silagem ou feno para os períodos de escassez.

- ➢ Concentrados
  - ✓ Incluir cereais, bagaços de oleaginosas e subprodutos como o farelo.
  - ✓ Assegurar níveis adequados de energia (hidratos de carbono), proteínas e gorduras.
  - ✓ Exemplo de mistura de concentrado:
    - Milho: 40%
    - Bolo de amendoim: 25%
    - Sêmea de trigo: 25
    - Mistura mineral e sal: 10%.
- ➢ Misturas minerais
  - ✓ Fornecer minerais essenciais como o cálcio, o fósforo e o magnésio.
  - ✓ Utilizar misturas minerais específicas da região para colmatar as deficiências locais.
- ➢ Vitaminas
  - ✓ Suplementar as vitaminas A, D e E, especialmente durante a estação seca ou quando se utilizam alimentos armazenados.
- ➢ Água
  - ✓ Assegurar o acesso contínuo a água potável limpa e fresca.
  - ✓ Os búfalos consomem 50-80 litros/dia, consoante a produção e o clima.

Estratégias de alimentação

- Alimentação de verão:
  - ✓ Ofereça forragens verdes com elevado teor de humidade para satisfazer as necessidades hídricas e reduzir o stress térmico.
  - ✓ Utilize nebulizadores ou aspersores para manter os animais frescos durante a alimentação.
- Alimentação de inverno:
  - ✓ Aumentar os alimentos ricos em energia para compensar a redução da qualidade da forragem.
- Pastoreio noturno:
  - ✓ Durante os meses quentes, encorajar o pastoreio noturno para evitar o stress térmico.
- Ração mista total (TMR):
  - ✓ Misturar todos os componentes (alimentos grosseiros, concentrados, minerais) para garantir uma ingestão uniforme.

Necessidades nutricionais

- Búfalas em lactação:
  - ✓ Dieta rica em energia com 16-18% de proteína bruta.
  - ✓ Fornecer concentrados à razão de 1 kg por cada 2,5-3 litros de leite produzidos.
- Búfalos secos:
  - ✓ Dieta moderada em proteínas com fibras adequadas para manter o peso corporal.
- Búfalas grávidas:
  - ✓ Aumentar a quantidade de alimentos durante o último trimestre.
  - ✓ Suplemento com cálcio e fósforo para prevenir a febre do leite.

- Vitelos:
  - ✓ Fornecer colostro imediatamente após o nascimento.
  - ✓ Introduzir os alimentos para animais de criação após 15 dias e incentivar a ingestão de alimentos sólidos até aos 2-3 meses.

Gestão da alimentação

- Alimentar os búfalos duas vezes por dia, de manhã cedo e ao fim da tarde, para evitar o stress térmico.
- Manter os compartimentos de alimentação a uma altura confortável para minimizar o desperdício.
- Remover imediatamente os restos de alimentos para animais para evitar a deterioração e a infestação de pragas.

Medidas nutricionais especiais

- Suplementação:
  - ✓ Acrescentar gordura ou desviar a gordura dos búfalos de alto rendimento para aumentar a energia.
  - ✓ Fornecer levedura ou probióticos para melhorar a digestão.
- Salgadinhos:
  - ✓ Colocar salinas nos pavilhões para satisfazer os requisitos de sódio e cloreto.
- Aditivos anti-stress térmico:
  - ✓ Utilize misturas de electrólitos ou tampões como o bicarbonato de sódio durante o pico do verão.

Desafios nas regiões tropicais

- Escassez de forragem:
  - ✓ Resolver as carências sazonais através da preparação de silagem e de bancos de forragem.
- Stress térmico:

- ✓ Reduzir o calor metabólico, evitando alimentos ricos em fibras durante o dia.
- ➢ Má qualidade dos alimentos para animais:
  - ✓ Testar regularmente o teor de nutrientes e a contaminação dos alimentos para animais.

Práticas de alimentação económica

- ➢ Utilizar resíduos de culturas, como o restolho de milho ou os topos de cana-de-açúcar, para reduzir os custos.
- ➢ Incorporar subprodutos como os grãos de destilação ou o melaço para obter energia.
- ➢ Promover a cultura de forragens sob irrigação para assegurar o abastecimento durante todo o ano.

Controlo e avaliação

- ➢ Verificar regularmente os índices de condição corporal (ECC) para ajustar as dietas.
- ➢ Monitorizar a produção e a composição do leite para avaliar a adequação da dieta.
- ➢ Efetuar controlos sanitários de rotina para detetar deficiências ou perturbações metabólicas.

Conclusão: O maneio nutricional adequado nas regiões tropicais centra-se no equilíbrio entre energia, proteínas e minerais, ao mesmo tempo que aborda os desafios colocados pelo stress térmico e pela escassez sazonal de forragem. Uma dieta bem planeada aumenta a produtividade, apoia a saúde reprodutiva e promove o bem-estar geral dos búfalos.

Referências

https://agritech.tnau.ac.in/animal_husbandry/animhus_buffalo%20feeding.html#:~:text=A%20milk%20producing%20buffalo%20should,reduces%20intake%20of%20that%20feed.

M. Sarwar, M. A. Khan, M. Nisa, S. A. Bhatti e M. A. Shahzad. Gestão nutricional para a produção de búfalos. Asian-Aust. J. Anim. Sci. Vol. 22, No. 7: 1060 - 1068. julho de 2009.

http://www.agritech.tnau.ac.in/expert_system/cattlebuffalo/Feeding%20management.html

https://buffalopedianew.cirb.res.in/nutrition/

S V Singh, Yallappa M Somagond e Aditya Deshpande. 2021. Nutritional management of dairy animals for sustained production under heat stress scenario. Indian Journal of Animal Sciences 91 (5): 337-349.

https://www.fao.org/4/t0413e/T0413E09.htm

Tuba BÜLBÜL. Necessidades energéticas e nutricionais dos búfalos. Kocatepe Vet J (2010) 3 (2): 55-64.

Ramsawroop e Sandeep Kumar. A review: Práticas de alimentação e estado nutricional búfalas em lactação. The Pharma Innovation Journal 2021; SP-10(6): 182-184.

https://drpashu.com/maintaining-indian-buffalo-health-expert-steps-guide/

Javed, K., Salman, M., Sharif, M., Muneer, H., Muzammal, U., Najam, T., & Iqbal, U. (2022). Exigências nutricionais de búfalos leiteiros. Brazilian Journal of Science, 1(9), 1-8. https://doi.org/10.14295/bjs.v1i9.86

https://www.deheus.co.in/animal-nutrition/cattle/dairy-buffalo

Mohd Azmi AF, Ahmad H, Mohd Nor N, Goh YM, Zamri-Saad M, Abu Bakar MZ, Salleh A, Abdullah P, Jayanegara A, Abu Hassim H. The Impact of Feed Supplementations on Asian Buffaloes: A Review. Animais (Basileia). 2021 Jul 7;11(7):2033. doi: 10.3390/ani11072033.

https://www.msdvetmanual.com/management-and-nutrition/nutrition-dairy-cattle/feeding-and-nutritional-management-of-dairy-cattle

Sabia, E., Napolitano, F., Claps, S., Braghieri, A., Piazzolla, N., Pacelli, C. (2015). Alimentação, nutrição e sustentabilidade em empresas leiteiras: O caso dos búfalos mediterrânicos (Bubalus bubalis). In: Vastola, A. (eds) The Sustainability of Agro-Food and Natural Resource Systems in the Mediterranean Basin. Springer, Cham. https://doi.org/10.1007/978-3-319-16357-4_5

https://krishi.icar.gov.in/jspui/bitstream/123456789/1900/1/compendium.pdf

Capítulo 6

Parasitas externos em Buffalo

Introdução: Os parasitas externos infestam a pele, o pelo ou as superfícies exteriores do corpo dos búfalos. Os parasitas mais comuns são as carraças, os ácaros, as moscas, os piolhos e as pulgas. As condições quentes e húmidas das regiões tropicais favorecem o seu rápido crescimento e a conclusão do ciclo de vida. Os parasitas externos são uma preocupação significativa nos búfalos criados em regiões tropicais devido às condições climáticas favoráveis à proliferação de parasitas. Estes parasitas afectam negativamente a saúde, a produtividade e o bem-estar dos búfalos.

Causas

- Factores ambientais: A humidade elevada, a temperatura e a falta de saneamento criam um ambiente ideal para a reprodução de parasitas.
- Práticas de gestão: A sobrelotação, a limpeza pouco frequente e o alojamento inadequado aumentam o risco de infestação.
- Factores do hospedeiro: A imunidade fraca, a má nutrição e as feridas abertas tornam os búfalos mais susceptíveis à infestação.

Incidência

- A infestação por parasitas externos é muito comum nas regiões tropicais, especialmente durante as estações chuvosa e quente.
- As regiões com vegetação densa e água estagnada têm uma incidência mais elevada devido à abundância de locais de reprodução dos parasitas.

Fisiopatologia

- Os parasitas causam irritação, inflamação e danos na pele.
- Alguns parasitas, como as carraças, alimentam-se de sangue, causando anemia e transmitindo doenças como a babesiose e a anaplasmose.
- Uma infestação persistente pode enfraquecer o sistema imunitário, reduzir o consumo de alimentos e prejudicar o crescimento e a produção de leite.
- Podem ocorrer infecções bacterianas secundárias devido a lesões cutâneas causadas por parasitas.

Sintomas clínicos

- Sinais gerais: Inquietação, coçar, morder ou esfregar-se contra superfícies.
- Lesões cutâneas: Presença de feridas, crostas e alopécia.
- Sintomas específicos:
  - ✓ Carraças: Visíveis nas dobras da pele, orelhas e úberes. Pode causar anemia e febre da carraça.
  - ✓ Piolhos: Comichão, queda de cabelo e lêndeas visíveis.
  - ✓ Ácaros: Pele espessada, crostas e prurido intenso (sarna).
  - ✓ Moscas: Feridas abertas, especialmente perto dos olhos, nariz e feridas (miíase).
- Redução da produção de leite, mau estado corporal e perda de peso.

Diagnóstico

- Inspeção visual: Identificação de parasitas visíveis na pele, no pelo ou em feridas.
- Exame microscópico: Raspagem da pele para identificação de ácaros ou piolhos.
- História clínica: Avaliação dos padrões de pastoreio, alojamento e outros factores ambientais.

- Hematologia: Verificar a existência de anemia em caso de infestações graves (carraças ou piolhos).

Tratamento

- Tratamento químico:
  - ✓ Acaricidas: Amitraz, Deltametrina ou Cipermetrina em sprays ou imersões para carraças e ácaros.
  - ✓ Insecticidas: Sprays à base de permetrina para moscas e piolhos.
  - ✓ Ivermectina: Forma injetável eficaz contra piolhos, ácaros e certas espécies de carraças.
- Tratamento de feridas: Limpar e tratar as feridas com anti-sépticos e antibióticos se houver miíase (larvas de mosca).
- Terapia de apoio:
  - ✓ Suplementos de ferro para a anemia causada por parasitas sugadores de sangue.
  - ✓ Antipiréticos ou anti-inflamatórios se ocorrer uma infeção sistémica.

Medidas de controlo

- Gestão ambiental:
  - ✓ Limpeza regular das zonas de habitação.
  - ✓ Eliminar a água estagnada para evitar a reprodução de moscas.
  - ✓ Manter as condições de higiene, removendo o estrume e os detritos orgânicos.
- Controlo biológico:
  - ✓ Utilização de predadores como aves ou agentes biológicos para controlar as populações de parasitas.
- Controlo químico:
  - ✓ Aplicação periódica de insecticidas ou acaricidas.

- ✓ Utilizar formulações de aplicação direta ou pontual para um controlo a longo prazo.

➢ Gestão Integrada das Pragas (IPM):

- ✓ Combinação de medidas de controlo ambiental, biológico e químico.

Prevenção

➢ Práticas de gestão:

- ✓ Evitar a sobrelotação dos alojamentos e das zonas de pastagem.
- ✓ Proporcionar ventilação e luz solar adequadas nos abrigos.
- ✓ Rodar as pastagens para reduzir a exposição às carraças e às moscas.

➢ Medidas profilácticas:

- ✓ Imersão ou pulverização regular com acaricidas.
- ✓ Administrar ivermectina como medida preventiva em zonas de alto risco.

➢ Higiene dos búfalos:

- ✓ Limpar os búfalos regularmente para remover a sujidade e os parasitas.
- ✓ Inspecionar os animais frequentemente para detetar precocemente a infestação.

➢ Vacinação:

- ✓ Utilizar vacinas contra doenças transmitidas por carraças, quando disponíveis.

Conclusão: Os parasitas externos representam um desafio significativo para a criação de búfalos nas regiões tropicais. O controlo e a prevenção eficazes dependem de uma abordagem integrada que combine uma gestão adequada, tratamentos químicos de rotina e higiene ambiental. A deteção e a intervenção precoces minimizam os efeitos adversos na saúde e na produtividade dos búfalos.

Referências

https://www.fao.org/4/t1265e/t1285e06.htm

https://agritech.tnau.ac.in/expert_system/cattlebuffalo/Parasitic%20Diseases%20of%20Cattle%20and%20Buffalo.html

https://agriculture.vikaspedia.in/viewcontent/agriculture/livestock/general-management-practices-of-livestock/external-parasites-of-ruminants?lgn=en

Aamir Sharif, Muhammad Umer, Faisal Masood Pansota, Tanveer Ahmad e Muhammad Qamar Bilal. Parasitic Control in Dairy Buffaloes (Controlo de parasitas em búfalos leiteiros). International Journal of Agriculture Innovations and Research. 2(6): 967-970.

https://in.virbac.com/cattle/diseases/parasites-in-cattle

https://kn.vikaspedia.in/agriculture/livestock/general-management-practices-of-livestock/external-parasites-of-ruminants

Pérez de León, Adalberto A. et al. Ectoparasitas de bovinos. Clínicas Veterinárias: Food Animal Practice, Volume 36, Número 1, 173 - 185.

Christensen C. M. (1982). Parasitas externos do gado leiteiro. Journal of dairy science, 65(11), 2189-2193. https://doi.org/10.3168/jds.S0022-0302(82)82481-8

Bengis RG, Gakuya F, Munyeme M, Shiferaw DF, Kock RA, Chardonnet P. Infecções e Parasitas de Búfalos Africanos em Liberdade. In: Caron A, Cornélis D, Chardonnet P, Prins HHT, eds. Ecology and Management of the African Buffalo. Ecology, Biodiversity and Conservation (Ecologia, Biodiversidade e Conservação). Cambridge University Press; 2023:239-268.

Batista, H.R., Sarturi, C., Stelmachtchuk, F.N. et al. Prevalência e fatores de risco associados à infestação por ectoparasitas em búfalos em um ecossistema amazônico. Parasitas Vetores 11, 335 (2018). https://doi.org/10.1186/s13071-018-2917-2

Parasitas internos em Buffalo

Introdução: O parasitismo interno em búfalos refere-se à infestação por helmintos (vermes) e protozoários que vivem no interior do animal. Os parasitas internos comuns incluem lombrigas, ténias, vermes do fígado e parasitas protozoários como os coccídios. As infestações conduzem frequentemente a um fraco crescimento, a uma diminuição da produção de leite e, em casos graves, à morte. Os parasitas internos são uma grande preocupação para os búfalos, especialmente nas regiões tropicais, onde as condições climáticas favorecem o seu ciclo de vida e a sua propagação. Estes parasitas podem afetar o trato gastrointestinal, o fígado, os pulmões e outros órgãos, levando a perdas significativas de saúde e produtividade.

Causas

- Factores ambientais: Os climas quentes e húmidos favorecem a sobrevivência e o desenvolvimento de larvas e ovos de parasitas no ambiente.
- Práticas de gestão deficientes: Sobrelotação, saneamento inadequado e falta de desparasitação regular.
- Pastoreio em pastagens contaminadas: Ingestão de ovos ou larvas de parasitas provenientes de erva, água ou solo contaminados com fezes.
- Suscetibilidade do hospedeiro: Os animais jovens e imunocomprometidos são mais vulneráveis.

Incidência

- O parasitismo interno é muito comum nas regiões tropicais, sobretudo durante e após a estação das chuvas.

- Os parasitas mais comuns incluem:
  - ✓ Vermes gastrointestinais: *Haemonchus*, *Trichostrongylus*, *Ostertagia*.
  - ✓ Vermes do fígado: *Fasciola hepatica* e *Fasciola gigantica*.
  - ✓ Vermes pulmonares: *Dictyocaulus viviparus*.
  - ✓ Protozoários: *Eimeria* (coccidiose).

Fisiopatologia

- Vermes gastrointestinais:
  - ✓ Danificam o revestimento intestinal, reduzindo a absorção de nutrientes e causando diarreia e anemia.
  - ✓ As infestações graves podem levar a bloqueios intestinais.
- Fitopatógenos:
  - ✓ Migram através do fígado, causando danos nos tecidos, fibrose e obstrução das vias biliares.
  - ✓ Predispõem os animais a infecções bacterianas secundárias como o *Clostridium novyi*.
- Vermes pulmonares:
  - ✓ Causa bronquite, pneumonia e dificuldades respiratórias.
- Coccidia:
  - ✓ Destroem as células epiteliais intestinais, provocando diarreia hemorrágica e desidratação.

Sintomas clínicos

- Sinais gerais:
  - ✓ Pouco ganho ou perda de peso.
  - ✓ Pelo áspero e mau estado corporal.
  - ✓ Anemia (membranas mucosas pálidas).
  - ✓ Redução da produção de leite.
- Sintomas específicos:

- ✓ Vermes gastrointestinais: Diarreia (por vezes com sangue), cólicas e redução do apetite.
- ✓ Fígado: Icterícia, mandíbula em garrafa (edema sob a mandíbula) e letargia.
- ✓ Vermes pulmonares: Tosse, corrimento nasal e respiração difícil.
- ✓ Coccidiose: Diarreia com sangue ou mucoide, desidratação e fraqueza.

Diagnóstico

- ➢ Exame de fezes: Deteção de ovos ou larvas de parasitas ao microscópio.
- ➢ Testes serológicos: ELISA para vermes do fígado e outros parasitas específicos.
- ➢ Necropsia: Exame do fígado, pulmões e intestinos para deteção de parasitas.
- ➢ História clínica e sintomas: Considerar os factores ambientais e de gestão juntamente com os sintomas.

Tratamento

- ➢ Anti-helmínticos:
  - ✓ Vermes gastrointestinais: Albendazol, Fenbendazol ou levamisole.
  - ✓ Fitopatógenos: Triclabendazol ou oxiclozanida.
  - ✓ Vermes pulmonares: Ivermectina ou doramectina.
- ➢ Coccidia: Amprolium ou toltrazuril.
- ➢ Terapia de apoio:
  - ✓ Suplementação de ferro e vitaminas para a anemia.
  - ✓ Soluções de reidratação oral para a desidratação.
- ➢ Terapia combinada: Utilizar anti-helmínticos de largo espetro para infestações mistas.

Medidas de controlo

- Gestão das pastagens:
  - ✓ Rodar as áreas de pastagem para evitar a acumulação de contaminação.
  - ✓ Evitar o sobrepastoreio, uma vez que obriga os animais a pastar mais perto do solo, onde as larvas são abundantes.
- Saneamento:
  - ✓ Limpar regularmente a água e as zonas de alimentação.
  - ✓ Remover as fezes dos compartimentos e abrigos para reduzir a contaminação ambiental.
- Desparasitação regular:
  - ✓ Desenvolver um programa de desparasitação baseado na prevalência local de parasitas e nos padrões de resistência.
  - ✓ Fazer uma rotação das classes de anti-helmínticos para evitar a resistência.

Prevenção

- Medidas profilácticas:
  - ✓ Desparasitação estratégica durante as estações de alto risco (antes e depois das estações das chuvas).
  - ✓ Tratar os novos animais antes de os introduzir no rebanho.
- Higiene:
  - ✓ Fornecer água limpa e alimentos para animais em contentores elevados para evitar a contaminação.
  - ✓ Manter uma drenagem adequada à volta dos currais e das pastagens para reduzir o encharcamento.
- Gestão nutricional:
  - ✓ Fornecer uma nutrição equilibrada para reforçar a imunidade e melhorar a resistência contra as infecções parasitárias.

- Vacinação:
  - ✓ Para certas doenças parasitárias (quando há vacinas disponíveis, como para a coccidiose).
- Monitorização periódica:
  - ✓ Contagem regular de ovos nas fezes para avaliar a carga parasitária e a eficácia do tratamento.

Conclusão: Os parasitas internos são um problema persistente na criação de búfalos em regiões tropicais, exigindo uma combinação de gestão adequada, desparasitação estratégica e controlo ambiental. A prevenção e o tratamento eficazes asseguram uma melhor produtividade, saúde e bem-estar dos búfalos nestes ambientes difíceis.

Referências

https://agriculture.vikaspedia.in/viewcontent/agriculture/livestock/general-management-practices-of-livestock/internal-parasites-of-ruminants?lgn=en

yoti, Singh NK, Juyal PD. Prevalence of gastro-intestinal parasites in buffalo calves from different agro-climatic zones of Punjab. J Parasit Dis. 2014 Dec;38(4):367-70. doi: 10.1007/s12639-013-0259-8.

Krishnamoorthy, P., Lakshmi, H. K., Jacob, S. S., Suresh, K. P., & Patil, S. S. (2024). Gado leiteiro e búfalos que abrigam parasitas gastrointestinais em várias zonas e regiões climáticas estabelecidas por cientometria. Veterinary parasitology, regional studies and reports, 47, 100966. https://doi.org/10.1016/j.vprsr.2023.100966

Ara I, Ahmed J, Dipta PM, Nath SD, Akter T, Adnan MR, Deb B, Alam S, Chowdhury QMMK, Husna A, Rahman MM, Rahman MM. Prevalência e gravidade dos parasitas gastrointestinais em vitelos de búfalo na divisão de Sylhet do Bangladesh. J Parasit Dis. 2021 Sep;45(3):620-626. doi: 10.1007/s12639-020-01339-w.

Bărburaş D.A., Cozma V., Ionică A.M., Abbas I., Bărburaş R., Mircean V., D'Amico G., Dubey J.P., Györke A. 2022: Parasitas intestinais de bezerros búfalos da Roménia: caraterização molecular de Cryptosporidium spp. e Giardia duodenalis, e o primeiro relatório de Eimeria bareillyi. Folia Parasitol. 69: 015.

Tavassoli, M., Dalir-Naghadeh, B., Valipour, S., Maghsoudlo, M., 2018. Prevalência de parasitas gastrointestinais em de búfalo de água (Bubalus bubalis) criados com gado no sistema de agricultura familiar no noroeste do Irã. Ata Vet Eurasia 44: 6-11.

Gunathilaka, Nayana, Niroshana, Dimuthu, Amarasinghe, Deepika, Udayanga, Lahiru, Prevalência de infecções parasitárias gastrointestinais e avaliação do programa de desparasitação entre bovinos e búfalos no distrito de Gampaha, Sri Lanka, BioMed Research International, 2018, 3048373, 10 páginas, 2018. https://doi.org/10.1155/2018/3048373

Maheshwarreddy Krishnareddy Dappawar, Bapurao Sambhaji Khillare, Babasaheb Wamanrao Narladkar e Gajendra Namdeo Bhangale. 2020. Parasitas gastrointestinais de búfalos da área de Udgir de Marathwada: uma avaliação coprológica. Buffalo Bulletin. 39(3): 285-291.

Kusum Thapa Magar, e Tirth Raj Ghimire. Intestinal Parasites in the Fecal Samples of Male Buffalo Calves (Bubalus bubalis) in

Gorkha, Nepal. Revista Internacional de Parasitologia Médica e Ciências Epidemiológicas. Vol. 4, No. 2, 2023, 45-49. Doi 10.34172/ijmpes.3125

Bilal, M.Q, A. Hameed e T. Ahmad. Prevalência de parasitas gastrointestinais em vitelos de búfalo e vaca nas zonas rurais de Toba Tek Singh, Paquistão. The Journal of Animal & Plant Sciences 19(2): 2009, Pages: 67-70.

Capítulo 8

Brucelose em búfalos

Introdução: A brucelose nos búfalos é causada pela bactéria *Brucella*, que infecta principalmente o sistema reprodutor. A brucelose é uma doença bacteriana altamente contagiosa que afecta o gado, incluindo os búfalos, e constitui uma preocupação significativa nas regiões tropicais devido ao seu impacto tanto na saúde animal como na saúde pública. Afecta principalmente os órgãos reprodutores dos búfalos e de outros animais, causando infertilidade e falhas reprodutivas, além de representar um risco zoonótico para os seres humanos. A doença caracteriza-se pelo aborto nas fêmeas prenhes, pela redução da fertilidade tanto nos machos como nas fêmeas e pela transmissão ao ser humano (zoonose), onde é conhecida como febre undulante ou febre de Malta. Nas regiões tropicais, onde a criação de búfalos é predominante, a brucelose pode levar a perdas económicas significativas e representa um risco grave para a saúde pública.

Causas

A brucelose é causada por várias espécies do género *Brucella.*

- *Brucella abortus*: Afecta o gado bovino, búfalos e outras espécies pecuárias.
- *Brucella melitensis*: Afecta principalmente ovinos e caprinos, mas também pode infetar búfalos.
- *Brucella suis*: Afecta os suínos, mas também pode infetar os búfalos.
- *Brucella canis*: Embora mais frequentemente associada aos cães, pode ocasionalmente afetar os búfalos.

As bactérias *Brucella* são transmitidas através do contacto com secreções de animais infectados, principalmente durante o aborto, o parto ou através de leite, sémen ou alimentos contaminados. As bactérias entram através das membranas mucosas da boca, do nariz ou do trato genital.

Incidência

- A brucelose é endémica em muitas regiões tropicais e subtropicais, incluindo partes de África, Ásia e América Latina, onde a criação de búfalos é predominante.
- A incidência da brucelose é particularmente elevada em zonas com práticas de gestão deficientes, tais como medidas de quarentena inadequadas, movimentos descontrolados de animais e cuidados veterinários insuficientes.
- A doença é comum nos sistemas de criação de búfalos, tanto comerciais como de pequenos agricultores, nas regiões tropicais, frequentemente devido ao contacto estreito entre os animais e as populações humanas.

Fisiopatologia

- Via de infeção: A bactéria *Brucella* entra no corpo através das membranas mucosas e espalha-se através da corrente sanguínea para atingir os órgãos reprodutores, especialmente o útero, a placenta e as glândulas mamárias.
- Impacto no sistema reprodutor:
  - ✓ Nas mulheres, provoca o aborto, sobretudo nas últimas fases da gravidez, sendo o feto muitas vezes expulso prematuramente.
  - ✓ A bactéria também pode causar placentite (inflamação da placenta), resultando na morte do feto.

- ✓ Nos homens, *a Brucella* pode infetar os testículos, provocando orquite (inflamação dos testículos) e redução da qualidade do esperma.

- ➢ Infecções crónicas: A doença pode tornar-se crónica, com a disseminação intermitente de bactérias na urina, no leite e nas secreções genitais, perpetuando o ciclo de infeção.

Sintomas clínicos

- ➢ Fêmeas:
  - ✓ Aborto no final da gestação (geralmente na primeira ou segunda gravidez).
  - ✓ Retenção da placenta após um aborto.
  - ✓ Redução da produção ou da qualidade do leite.
  - ✓ Infertilidade devido a abortos repetidos.
  - ✓ Febre, letargia e redução do apetite durante a infeção aguda.
- ➢ Homens:
  - ✓ Orquite (testículos inchados e dolorosos).
  - ✓ Diminuição da libido e infertilidade.
  - ✓ Artrite ou claudicação em casos graves.
- ➢ Sintomas zoonóticos em seres humanos:
  - ✓ Febre, arrepios, suores (especialmente febre intermitente).
  - ✓ Dores nas articulações, fadiga e dores musculares.
  - ✓ Em casos graves, pode causar endocardite, artrite ou sintomas neurológicos.

Diagnóstico

- ➢ Diagnóstico clínico: A brucelose pode ser suspeitada com base em sintomas clínicos como aborto, retenção de placenta e infertilidade. No entanto, a confirmação requer testes laboratoriais.

- Testes serológicos:
  - ✓ Teste do Rosa Bengala (RBT): Um teste rápido utilizado para detetar anticorpos contra a *Brucella.*
  - ✓ Teste de fixação do complemento (CFT): Um teste mais sensível para a deteção de anticorpos contra a Brucella.
  - ✓ Ensaio de imunoabsorção enzimática (ELISA): Utilizado para o diagnóstico de infecções crónicas.
- Métodos culturais:
  - ✓ O isolamento da bactéria *Brucella* do sangue, leite ou tecidos é o método de diagnóstico definitivo.
- PCR (Reação em cadeia da polimerase): Utilizada para a deteção molecular do ADN *da Brucella* em amostras clínicas.

Tratamento

- Antibióticos:
  - ✓ O tratamento é um desafio porque as bactérias *Brucella* podem formar organismos intracelulares, tornando-as mais difíceis de erradicar.
  - ✓ A tetraciclina, a estreptomicina e a doxiciclina são normalmente utilizadas para tratar casos agudos tanto em animais como em seres humanos.
  - ✓ Nos casos crónicos, pode ser necessário um tratamento a longo prazo, incluindo cursos prolongados de antibióticos.
  - ✓ No entanto, o tratamento não é, em geral, prático ou eficaz nos animais de criação, nomeadamente para evitar a transmissão.
- Abate: Os animais infectados devem ser abatidos para evitar uma maior propagação da doença no efetivo, especialmente em casos de aborto grave ou de infeção crónica.

Controlo

- Vacinação:
  - ✓ Existem vacinas como a RB51 e a estirpe 19 de B. abortus para os búfalos, embora a sua utilização varie consoante a região e o país.
  - ✓ A vacinação ajuda a reduzir a incidência do aborto e da infertilidade e a controlar a propagação da doença.
  - ✓ A vacinação é normalmente direcionada para as novilhas antes da sua primeira época de reprodução.
- Quarentena e testes:
  - ✓ Os novos animais devem ser colocados em quarentena e testados para a brucelose antes de serem introduzidos no efetivo.
  - ✓ Devem ser efectuados rastreios e testes regulares nas zonas endémicas.
- Medidas de biossegurança:
  - ✓ Devem ser implementadas práticas rigorosas de higiene e saneamento para evitar a introdução e a propagação da bactéria *Brucella*.
  - ✓ Utilizar equipamento, utensílios de alimentação e sistemas de ordenha separados para os animais infectados.

Prevenção

- Controlo da circulação de animais: Restringir a circulação de animais provenientes de zonas positivas para a brucelose, a fim de evitar a propagação da doença.
- Deteção precoce e abate: Identificar precocemente os animais infectados e abatê-los para evitar uma maior propagação no efetivo.

- Higiene do leite: O leite de animais infectados não deve ser consumido e deve ser efectuada uma pasteurização adequada para evitar a transmissão aos seres humanos.
- Educação e sensibilização: Os agricultores e os trabalhadores devem ser informados sobre os riscos zoonóticos da brucelose e a importância do equipamento de proteção individual (EPI) quando manuseiam animais infectados.

Conclusões: A brucelose é uma grande preocupação na criação de búfalos em regiões tropicais devido ao seu impacto na saúde reprodutiva e ao risco de transmissão zoonótica. O controlo e a prevenção da doença requerem uma combinação de vacinação, práticas de gestão eficazes e testes regulares. Através da implementação de medidas de biossegurança, do abate de animais infectados e da garantia de saneamento e vacinação adequados, a brucelose pode ser gerida eficazmente e o risco para os animais e para os seres humanos minimizado.

Borriello G, Capparelli R, Bianco M, Fenizia D, Alfano F, Capuano F, Ercolini D, Parisi A, Roperto S, Iannelli D. Resistência genética à Brucella abortus no búfalo de água (Bubalus bubalis). Infect Immun. 2006 Apr;74(4):2115-20. doi: 10.1128/IAI.74.4.2115-2120.2006.

Adesiyun A.A., Fosgate G.T., Persad A., Campbell M., Seebaransingh R. & Stewart-Johnson A. 2010. Estudo comparativo das respostas de bovinos e búfalos (Bubalus bubalis) à inoculação experimental de Brucella abortus biovar 1 pela via intraconjuntival - um relatório preliminar. Trop. Anim. Health Prod. 42(8):1685-1694.

Adesiyun A.A., Fosgate G.T., Seebaransingh R., Brown G., Stoute S. & Stewart-Johnson A. 2011. Virulência da Brucella abortus isolada de bovinos e búfalos de água. Trop. Anim. Health Prod. 43(1):13-16.

Akhtar S. & Mirza M.A. 1995. Taxas de seroconversão na descendência de bovinos e búfalos seropositivos e seronegativos para Brucella abortus. Rev. Sci. Tech. 14(3):711-718.

Al Dahouk S., Tomaso H., Nöckler K., Neubauer H. & Frangoulidis D. 2003. Laboratory-based diagnosis of brucellosis: a review of the literature. I. Técnicas de deteção e identificação direta de Brucella spp. Clin. Lab. 49(9/10):487-505.

Borriello G., Peletto S., Lucibelli M.G., Acutis P.L., Ercolini D. & Galiero G. 2013. Relação entre a origem geográfica e a ocorrência de biovares de Brucella abortus em rebanhos de vacas e búfalos. Appl. Environ. Microbiol. 79(3):1039-1043.

Caporale V., Bonfini B., Di Giannatale E., Di Provvido A., Forcella S., Giovannini A., Tittarelli M. & Scacchia M. 2010. Eficácia da estirpe RB51 da vacina contra Brucella abortus em comparação com a estirpe 19 da vacina de referência contra Brucella abortus em búfalos de água. Vet. Ital. 46(1):13-19.

Fosgate G.T., Adesiyun A.A., Hird D.W., Hietala S.K. & Ryan J. 2002. Isolamento de Brucella abortus biovar 1 de bovinos e búfalos de água em Trinidad. Vet. Rec. 151(9):272-273.

Fosgate G.T., Adesiyun A.A., Hird D.W., Johnson W.O., Hietala S.K., Schurig G.G., Ryan J. & Diptee M.D. 2003. Evaluation of brucellosis RB51 vaccine in domestic water buffalo (Bubalus bubalis) in Trinidad. Prev. Vet. Med. 58:211-215.

Gentile A. 1957. Brucelose em búfalos. Vet. Ital. 8:591-596.

Guarino A., Fusco G., Serpe L., Gallo P., Di Matteo A., Urbani G., Tittarelli M., Di Ventura M. & Condoleo R. 2001. ELISA indireto para o diagnóstico da brucelose em búfalos de água (Bubalus bubalis) em Itália. Vet. Rec. 149(2):88-90.

Jamal S.M., Afzal M. & Ahmed S. 2003. A resposta imunitária de cobaias e vitelos búfalos à vacina contra a estirpe 19 de Brucella abortus preparada localmente. Rev. Sci. Tech. 22(3):893-897.

Kumar M. & Chand P. 2011. Melhoria do diagnóstico de infecções por Brucella abortus em búfalos de água naturalmente infectados (Bubalus bubalis) utilizando um ELISA com um sistema indicador baseado na proteína G. Trop. Anim. Health Prod. 43(8):1493-1499.

Martínez D., Thompson C., Draghi G., Canavesio V., Jacobo R., Zimmer P., Elena S., Nicola A.M. & de Echaide S.T. 2014. Feno- e genotipagem de Brucella abortus biovar 5 isolado de um feto de búfalo de água (Bubalus bubalis): primeiro caso relatado nas Américas. Vet. Microbiol. 173(1/2):172-176.

Megid J., Albert D., Fagliari J.J., Paes A.C., Listoni F.P., Pinto M.R., Ribeiro M.G., Thiébaud M., Ueno T. & Garin-Bastuji B. 2005. Isolamento de Brucella abortus de bovinos e búfalos de água no Brasil. Vet. Rec. 156(5):147-148.

Montagnaro S., Longo M., Mallardo K., Pisanelli G., De Martino L., Fusco G., Baldi L., Pagnini U. & Iovane G. 2008. Avaliação de um ensaio de polarização de fluorescência para a deteção de anticorpos séricos contra Brucella abortus em búfalos de água

(Bubalus bubalis). Vet. Immunol. Immunopathol. 125(1/2):135-142.

Capítulo-9

Febre aftosa (FMD) em búfalos

Introdução: A febre aftosa é causada pelo vírus da febre aftosa (VFA), que é um membro da família *Picornaviridae*. A febre aftosa é uma doença viral altamente contagiosa que afecta animais de casco fendido, como bovinos, búfalos, suínos, ovinos e caprinos, e constitui uma ameaça significativa para as indústrias pecuárias nas regiões tropicais. A febre aftosa causa perdas económicas consideráveis devido aos seus efeitos na saúde animal, na produtividade e nas restrições comerciais. É uma das doenças animais mais contagiosas, capaz de se propagar rapidamente entre animais e entre regiões. Esta doença é uma grande preocupação nas regiões tropicais devido à elevada população de animais susceptíveis, às condições ambientais favoráveis à sobrevivência do vírus e à dificuldade em controlar o movimento dos animais. A febre aftosa é caracterizada pelo desenvolvimento de vesículas (bolhas) na boca, nas patas e, por vezes, no úbere. Embora a febre aftosa não seja tipicamente fatal em animais adultos, pode causar graves perdas económicas através da diminuição da produtividade, aumento dos custos veterinários e restrições comerciais. A doença é particularmente perigosa nas regiões tropicais, onde a elevada densidade populacional de animais susceptíveis, as más práticas de biossegurança e as condições ambientais favorecem a propagação do vírus.

Causas

A febre aftosa é causada pelo vírus da febre aftosa (FMDV), que existe em vários serótipos: Serotipo O, Serotipo A, Serotipo C,

Serotipo Ásia 1 e Serotipo SAT 1, 2 e 3 (Territórios da África do Sul).

O vírus pode sobreviver em muitos ambientes e pode ser transmitido através de:

- Contacto direto: Entre animais infectados e susceptíveis.
- Transmissão por via aérea: O vírus pode ser transmitido a longas distâncias através de aerossóis no ar, especialmente em confinamentos fechados ou regiões agrícolas densas.
- Objectos contaminados: Tais como alimentos para animais, água, equipamento e veículos de transporte.
- Fómites: Como roupas, sapatos e veículos.
- Vectores: Certos insectos, como as moscas que picam, também podem transportar o vírus.

Incidência

A febre aftosa é endémica em muitas partes da Ásia, África e América do Sul, onde a criação de búfalos é predominante. A incidência da doença tende a atingir o seu pico nas regiões tropicais durante determinadas alturas do ano, muitas vezes em correlação com:

- Elevada densidade de gado.
- Más práticas de biossegurança.
- Deslocação frequente de animais entre regiões ou países.
- Condições climáticas que favorecem a sobrevivência e a transmissão do vírus.

A doença pode ter surtos sazonais em áreas tropicais, particularmente durante as estações húmidas ou chuvosas, quando a persistência viral no ambiente é maior.

Fisiopatologia

- Entrada e Replicação do Vírus: O vírus da febre aftosa entra no corpo através das membranas mucosas da boca, nariz ou olhos. Depois, espalha-se rapidamente pela corrente sanguínea e replica-se em tecidos, particularmente na cavidade oral, nas patas e, por vezes, no úbere.
- Formação de lesões: O vírus provoca a formação de vesículas (bolhas) na boca, nas patas e à volta do úbere. Estas vesículas rompem-se, resultando em feridas dolorosas que podem afetar a capacidade do animal de comer e de se mover, levando à redução do consumo de alimentos e à perda de peso.
- Disseminação do vírus: Os animais infectados excretam o vírus na saliva, no corrimento nasal, nas fezes, na urina e no leite. O vírus é altamente contagioso e a disseminação pode continuar durante semanas após a recuperação clínica.

Sintomas clínicos

- Febre: A febre alta é frequentemente o primeiro sinal clínico nos búfalos (e noutros animais), que dura normalmente 2-3 dias.
- Lesões na boca: Bolhas (vesículas) na boca, língua e lábios, que se rompem e formam úlceras dolorosas.
- Lesões nos pés: Bolhas e úlceras nos cascos, causando frequentemente claudicação e dificuldade em andar. As lesões nas patas podem causar infecções secundárias e abcessos.
- Mastite: As lesões no úbere podem provocar inflamação dolorosa e mastite, reduzindo a produção de leite.
- Baba e salivação excessiva: Devido a lesões na boca.
- Coxeio: Causada por lesões nas patas, o que dificulta a posição de pé ou a marcha dos animais.

- Redução do apetite e perda de peso: Devido a lesões orais que tornam a alimentação dolorosa.
- Aborto: As búfalas grávidas podem abortar devido a stress ou infeção.

Em casos graves, os animais podem ficar debilitados e até morrer, especialmente se surgirem infecções bacterianas secundárias ou complicações.

Diagnóstico

- Diagnóstico clínico: A presença de lesões típicas na boca, patas e úbere, juntamente com outros sinais como a febre, é sugestiva de febre aftosa.
- Testes laboratoriais:
  - ✓ Isolamento do vírus: O vírus pode ser isolado a partir de amostras de tecido (por exemplo, de vesículas ou sangue) num ambiente laboratorial.
  - ✓ RT-PCR (Reação em cadeia da polimerase com transcrição reversa): Para detetar o material genético do vírus.
  - ✓ Testes serológicos: O ELISA e o teste de neutralização do vírus podem detetar anticorpos contra o vírus da febre aftosa, confirmando a exposição.
- Diagnóstico diferencial: A febre aftosa deve ser diferenciada de outras doenças com sinais clínicos semelhantes, como a estomatite vesicular, a febre catarral e a febre aftosa causada por outros agentes.

Tratamento: Não existe um tratamento específico para a febre aftosa nos búfalos. A gestão da doença centra-se em cuidados de apoio para aliviar os sintomas e prevenir infecções secundárias:

- Controlo da dor: Os medicamentos anti-inflamatórios, como os anti-inflamatórios não esteróides (AINEs), podem ajudar a controlar a dor e a febre.
- Tratamento de feridas: Cuidar de lesões na boca, cascos e úbere para evitar infecções bacterianas secundárias.
- Hidratação: Fornecimento de fluidos e electrólitos para evitar a desidratação, especialmente em animais com apetite reduzido e febre.
- Antibióticos: Para tratar infecções bacterianas secundárias que podem surgir de tecidos danificados, especialmente nos cascos e no úbere.
- Isolamento: Os animais infectados devem ser isolados dos animais saudáveis para evitar a transmissão.

Controlo

- Quarentena: Todos os animais suspeitos de estarem infectados com febre aftosa devem ser imediatamente colocados em quarentena para evitar uma maior propagação.
- Restrições de movimento: Limitar a circulação de animais, especialmente a partir de regiões infectadas, é fundamental para controlar os surtos.
- Abate: Os animais infectados, especialmente os que apresentam sinais clínicos graves, podem ser abatidos para evitar uma maior propagação da doença.

Prevenção

- Vacinação:
    - ✓ A vacinação é a forma mais eficaz de prevenir surtos de febre aftosa. Estão disponíveis vacinas que fornecem proteção contra múltiplos serotipos, embora devam ser adaptadas ao serotipo predominante do VFA na região.

- ✓ As campanhas de vacinação deveriam ser direcionadas para zonas de alto risco e deveriam incluir tanto a vacinação de rotina de animais susceptíveis como a vacinação de emergência durante os surtos.

- ➢ Medidas de biossegurança:
  - ✓ As práticas rigorosas de biossegurança, incluindo a desinfeção das explorações, dos veículos de transporte e do equipamento, são essenciais para reduzir o risco de introdução da febre aftosa.
  - ✓ Assegurar que os trabalhadores agrícolas e os visitantes cumprem os protocolos de higiene e desinfeção adequados.
- ➢ Vigilância e controlo:
  - ✓ A vigilância regular da febre aftosa e a implementação de sistemas de deteção precoce são cruciais para controlar rapidamente os surtos.
  - ✓ A notificação precoce de casos suspeitos às autoridades é necessária para uma resposta rápida.
- ➢ Controlo da circulação: Limitar a circulação de animais de zonas endémicas de febre aftosa para regiões não endémicas é essencial para reduzir o risco de transmissão.

Conclusão: A febre aftosa é uma ameaça grave para a criação de búfalos nas regiões tropicais, causando perdas económicas significativas através da redução da produtividade e de restrições comerciais. A prevenção e o controlo da febre aftosa requerem uma abordagem integrada que inclua a vacinação, medidas rigorosas de biossegurança e uma vigilância eficaz. Ao implementar estas medidas, a propagação da febre aftosa pode ser minimizada, ajudando a proteger tanto as populações de búfalos como os meios de subsistência dos agricultores.

https://www.msdvetmanual.com/infectious-diseases/foot-and-mouth-disease/foot-and-mouth-disease-in-animals#Clinical-Findings_v23374862

https://www.woah.org/en/disease/foot-and-mouth-disease/

Bengis, R. G., Thomson, G. R., Hedger, R. S., De Vos, V., & Pini, A. (1986). A febre aftosa e o búfalo africano (Syncerus caffer). 1. Os portadores como fonte de infeção para o gado. The Onderstepoort journal of veterinary research, 53(2), 69-73.

Cortey M, Ferretti L, Pérez-Martín E, Zhang F, de Klerk-Lorist LM, Scott K, Freimanis G, Seago J, Ribeca P, van Schalkwyk L, Juleff ND, Maree FF, Charleston B. Infeção persistente de búfalos africanos (Syncerus caffer) com o vírus da febre aftosa: Limited Viral Evolution and No Evidence of Antibody Neutralization Escape. J Virol. 2019 Jul 17;93(15):e00563-19. doi: 10.1128/JVI.00563-19.

https://en.wikipedia.org/wiki/Foot-and-mouth_disease

Sikombe, T. K. W., Mweene, A. S., Muma, John, Kasanga, C., Sinkala, Y., Banda, F., Mulumba, M., Fana, E. M., Mundia, C., Simuunza, M., Inquérito serológico sobre o vírus da febre aftosa em búfalos (Syncerus caffer) na Zâmbia, Veterinary Medicine International, 2015, 264528, 8 páginas, 2015. https://doi.org/10.1155/2015/264528

Zeedan GSG, Mahmoud AH, Abdalhamed AM e Khafagi MH (2020). Diagnóstico da febre aftosa em bovinos e búfalos em diferentes províncias do Egito. World Vet. J., 10 (1): 43-52. DOI: https://dx.doi.org/10.36380/scil.2020.wvj6

dahemuka, J.C., Aboge, G., Obiero, G. et al. Investigação do vírus da febre aftosa e de outros agentes patogénicos animais em bovinos, búfalos e cabras na interface com o Parque Nacional de Akagera 2017 - 2020. BMC Vet Res 18, 349 (2022). https://doi.org/10.1186/s12917-022-03430-1

https://www.ars.usda.gov/gfra/presentations/Session1/1.1FMD%20presentation%20latest.pdf

Govindaraj, G., Ganesh Kumar, B , Krishnamohan, A., Hegde, R., Kumar, N., Prabhakaran, K., Wadhwan, V. M., Kakker, N., Lokhande, T., Sharma, K., Kanani, A., Limaye, K, N., Pn, A., De, A. K., Khan, T. A., Misri, J., Dash, B. B., Pattnaik, B., & Habibur, R. (2021). Incidência da febre aftosa (FMD) em bovinos e búfalos e seus custos econômicos associados em nível de fazenda na Índia endêmica. Medicina veterinária preventiva, 190, 105318. https://doi.org/10.1016/j.prevetmed.2021.105318

El Damaty HM, Fawzi EM, Neamat-Allah ANF, Elsohaby I, Abdallah A, Farag GK, El-Shazly YA, Mahmmod YS. Characterization of Foot and Mouth Disease Virus Serotype SAT-2 in Swamp Water Buffaloes (Bubalus bubalis) under the Egyptian Smallholder Production System (Caracterização do vírus da febre aftosa do serótipo SAT-2 em búfalos de água do pântano (Bubalus bubalis) no âmbito do sistema de produção de pequenos agricultores egípcios). Animals. 2021; 11(6):1697. https://doi.org/10.3390/ani11061697

Sala JM, Mansilla FC, Miraglia MC, Caspe SG, Perez-Filgueira DM e Capozzo AV (2023) Cinética das respostas de anticorpos induzidas pela vacina contra a febre aftosa em búfalos (Bubalus bubalis): ELISA de avidez como alternativa ao teste de neutralização do vírus. Front. Vet. Sci. 10:1162477. doi: 10.3389/fvets.2023.1162477

Martínez-Burnes J, Barrios-García H, Carvajal-de la Fuente V, Corona-González B, Obregón Alvarez D, Romero-Salas D. Viral Diseases in Water Buffalo (Bubalus bubalis): New Insights and Perspectives. Animals. 2024; 14(6):845. https://doi.org/10.3390/ani14060845

Capítulo-10

Inchaço em búfalos

Introdução: O inchaço, também conhecido como timpanismo ruminal, ocorre quando há uma acumulação anormal de gás no rúmen. O inchaço é caracterizado pela acumulação excessiva de gás no rúmen, que pode levar à distensão do abdómen, a dificuldades respiratórias e, se não for tratado, à morte. O inchaço é uma condição comum e muitas vezes fatal em búfalos, especialmente em regiões tropicais onde as condições ambientais e as práticas de alimentação podem aumentar a sua ocorrência. Pode ocorrer em várias espécies de ruminantes, mas os búfalos são particularmente susceptíveis a esta doença devido aos seus hábitos alimentares, à sua fisiologia digestiva e aos factores ambientais típicos das regiões tropicais. A compreensão das suas causas, sintomas, diagnóstico e medidas de controlo é essencial para uma gestão eficaz.

O inchaço pode ser classificado em dois tipos:

- Inchaço por gás livre: Quando o gás se acumula no rúmen mas não é corretamente eructado (expelido através de arrotos).
- Estômago espumoso: Causado pela formação de espuma no rúmen, que retém o gás, impedindo a sua expulsão normal.

Nas regiões tropicais, o inchaço é particularmente preocupante devido à elevada ingestão de pastagens exuberantes e leguminosas, às condições climáticas que favorecem o rápido crescimento das plantas e aos desafios na gestão da alimentação e da saúde.

Causas: O inchaço nos búfalos pode resultar de vários factores, que podem ser classificados em dois tipos principais:

- Inchaço primário (espumoso): Causada pelo consumo de certos tipos de forragens exuberantes que produzem espuma estável ou espuma no rúmen.
  - ✓ Leguminosas: As forragens como o trevo, a luzerna e certas gramíneas tropicais podem produzir substâncias pegajosas quando são decompostas pelos micróbios do rúmen, provocando um inchaço espumoso.
  - ✓ Elevado teor de humidade nas pastagens: As gramíneas frescas e exuberantes com elevado teor de água são mais susceptíveis de causar inchaço.
  - ✓ Sobrecarga de grãos: A alimentação repentina com cereais ricos em hidratos de carbono pode perturbar a função ruminal normal e provocar fermentação, levando à produção de gás e ao inchaço espumoso.
- Inchaço secundário (gás livre): Este tipo de inchaço ocorre quando há uma obstrução física ou uma avaria no trato digestivo, impedindo a libertação normal de gás.
  - ✓ Obstruções do esófago: Bloqueio físico devido a partículas de alimentos, objectos estranhos ou inchaço.
  - ✓ Atonia ruminal ou perturbações da motilidade: Em certos casos, quando o rúmen não se contrai ou quando o peristaltismo é insuficiente, pode ocorrer uma acumulação de gás.
  - ✓ Ingestão de ácidos ou toxinas: A ingestão de plantas ou produtos químicos tóxicos pode interferir com a digestão normal, provocando a acumulação de gases.

Incidência: O inchaço é um problema de saúde significativo nos búfalos, particularmente em regiões tropicais onde são comuns pastagens luxuriantes. Os factores que contribuem para a elevada incidência de inchaço nestas áreas incluem

- Variações sazonais: O inchaço é mais comum durante a estação das chuvas, quando ocorre um rápido crescimento das plantas, especialmente no caso das leguminosas e das gramíneas jovens e tenras.
- Alterações na dieta: Alterações súbitas na dieta, como a introdução de alimentos ricos em proteínas ou em humidade, podem aumentar o risco de inchaço.
- Práticas de alimentação: A alimentação incorrecta ou excessiva de forragens exuberantes sem fibras ou fibras grosseiras adequadas pode predispor os búfalos ao inchaço.

Fisiopatologia

- Produção e retenção de gases: Em condições normais, os gases produzidos durante a fermentação dos alimentos no rúmen são libertados através de arrotos (eructação). Contudo, no inchaço, a libertação normal de gás é prejudicada, quer devido a um bloqueio físico, quer porque o gás fica preso em bolhas de espuma.
  - ✓ No Bloat espumoso: O gás fica preso numa espuma estável dentro do rúmen, impedindo a sua libertação.
  - ✓ Em Free Gas Bloat: O gás acumula-se em resultado de uma falha na motilidade ruminal normal ou de uma obstrução física do esófago.
- Distensão do rúmen: O rúmen distende à medida que o gás se acumula, causando um aumento da pressão nos órgãos circundantes. Esta pressão pode interferir com o diafragma, causando dificuldade em respirar (angústia respiratória) e conduzindo a problemas circulatórios.

- Dificuldades cardiovasculares e respiratórias: A distensão do rúmen pode pressionar o diafragma e os pulmões, prejudicando a respiração e levando a uma deficiência de oxigénio. Podem também ocorrer choque circulatório e acidose metabólica.

Sintomas clínicos

Os sinais clínicos de inchaço podem variar dependendo da gravidade e do tipo de inchaço, mas normalmente incluem:

- Abdómen distendido: O sinal mais óbvio de inchaço é uma protuberância visível do lado esquerdo do abdómen, que é frequentemente apertado e firme ao toque.
- Abdómen doloroso: O búfalo pode apresentar sinais de desconforto, como inquietação, pontapés no abdómen e ranger de dentes.
- Angústia respiratória: Dificuldade em respirar devido à pressão exercida sobre os pulmões e o diafragma. O búfalo pode respirar rapidamente e com esforço.
- Diminuição do apetite e letargia: Em fases avançadas, os búfalos podem ficar fracos e perder o apetite.
- Baba ou espuma na boca: Especialmente no inchaço espumoso, pode observar-se saliva espumosa.
- Colapso e morte: Em casos graves, se não for tratado, o inchaço pode levar ao colapso, coma e morte devido a insuficiência respiratória ou choque.

Diagnóstico

- Exame clínico: O diagnóstico de inchaço é geralmente feito com base nos sinais clínicos, especialmente o abdómen distendido caraterístico.

- Auscultação: A auscultação do rúmen com um estetoscópio pode revelar sons anormais, como a ausência de movimentos ruminais normais.
- Exame rectal: O exame rectal pode revelar um rúmen distendido ou sinais de atonia ruminal.
- Análise do fluido ruminal: Em alguns casos, a análise do líquido ruminal pode ser necessária para confirmar o tipo de inchaço (espumoso ou gás livre).
- Ultrassonografia: Pode ajudar a visualizar a extensão da distensão ruminal e a excluir outras causas de distensão abdominal.

Tratamento

- Para o Bloat espumoso:
  - ✓ Agentes de descongelamento: A administração de agentes antiespumantes, como o poloxaleno ou o óleo mineral, ajuda a quebrar a espuma e a permitir a saída do gás.
  - ✓ Trocarização do rúmen: Em casos graves, pode ser introduzido um trocarte (agulha afiada) no rúmen para libertar o gás.
  - ✓ Medidas de alívio da timpanite: Passagem de uma sonda gástrica para aliviar a pressão e permitir a saída do gás.
  - ✓ Medicação oral: A administração oral de carvão ativado ou de substâncias semelhantes a detergentes pode ajudar a quebrar a espuma e a aliviar a obstrução.
- Para o inchaço dos gases grátis:
  - ✓ Estimulação do rúmen: Estimular a motilidade ruminal utilizando medicamentos como os procinéticos (por exemplo, neostigmina).

- ✓ Passagem da sonda nasogástrica: É frequentemente utilizada para aliviar o gás acumulado no rúmen, permitindo a saída de gás pela boca.
- ✓ Antibióticos: Se estiverem presentes infecções bacterianas secundárias, podem ser administrados antibióticos de largo espetro.

- Casos graves: Em casos extremos de inchaço, quando o búfalo se encontra em estado crítico, a eutanásia pode ser considerada para evitar sofrimento desnecessário.

Controlo e Prevenção

- Práticas de alimentação corretas: Introduzir gradualmente novas forragens, especialmente leguminosas com elevado teor de proteínas, e evitar mudanças bruscas na dieta pode prevenir o inchaço.
- Fornecimento de fibras adequadas: Assegurar que os búfalos recebem fibra suficiente na sua dieta (através de fibras) pode ajudar a prevenir o inchaço espumoso.
- Evitar a sobrealimentação de forragens exuberantes: Limitar a ingestão de forragens com elevado teor de humidade e de proteínas, especialmente durante as épocas de maior crescimento.
- Acesso a água limpa: Assegurar que os búfalos tenham acesso a água limpa e fresca pode ajudar a manter o bom funcionamento do rúmen.
- Utilização de agentes antiespumantes: A utilização regular de agentes antiespumantes em áreas onde o inchaço é comum pode reduzir a incidência.

- Monitorização regular: Monitorizar os búfalos para detetar sinais precoces de inchaço, especialmente durante períodos de alto risco, permite uma intervenção precoce.
- Saúde do rúmen: A manutenção da saúde geral do rúmen através de probióticos ou inoculantes ruminais pode ajudar a melhorar a digestão e a evitar o inchaço.

Conclusão: O inchaço é uma condição potencialmente fatal em búfalos de regiões tropicais, causada principalmente por práticas de alimentação inadequadas, pastagens exuberantes e mudanças repentinas na dieta. A deteção precoce e o tratamento adequado são fundamentais para evitar complicações graves. Os agricultores devem adotar medidas preventivas, como a introdução gradual de novas forragens, assegurando uma ingestão adequada de fibras, e monitorizando os primeiros sinais da doença. Através de uma gestão adequada, o inchaço pode ser efetivamente controlado, melhorando a saúde e a produtividade dos búfalos.

Referências

Tamadhir A.A. Alhamed, Abdulbari A. Alfaris, Mohammed A.Y. AlAmery. 2015. Timpanismo recorrente em búfalos. Bas. J. Vet. Res. 14(2): 9-16.

Marzok, Mohamed, Moustafa, Alaa, El-khodery, Sabry e Müller, Kerstin. (2015). Obstrução esofágica em búfalos de água (Bubalus bubalis): um estudo retrospetivo de 44 casos (2006-2013). Jornal Turco de Ciências Veterinárias e Animais. 39(2). Artigo 17. https://doi.org/10.3906/vet-1410-4

P. Pothiappan, R. Suresh Kumar, M. Thangapandiyan e G.D. Rao. 2015. Gestão bem-sucedida da paramistomose associada ao inchaço secundário com torção uterina em uma búfala grávida. Buffalo Bulletin. 34(3): 257-260.

Ashraf M. Abu-Seida e Oday S. Al-Abbadi. Timpanismo Ruminal Recorrente Causado por Trichobezoars em Búfalos (Bubalus bubalis): A Series Report. Thai J Vet Med. 2014. 44(1): 147-151.

Sirigireddy Sivajothi e Bhavanam Sudhakara Reddy. 2020. Gestão da timpania recorrente devido à infeção por Gastrothylax crumenifer em búfalos. Buffalo Bulletin. 39(3): 365-369.

Capítulo 11

Cetose em búfalos

Introdução: A cetose, também conhecida como acetonemia, é uma condição causada pela produção excessiva de corpos cetónicos (acetona, acetoacetato e beta-hidroxibutirato) no sangue, que são subprodutos do metabolismo das gorduras. A cetose é uma perturbação metabólica que ocorre em animais leiteiros de elevada produção, como as búfalas, especialmente durante as fases iniciais da lactação. Resulta da acumulação de corpos cetónicos no sangue devido a um desequilíbrio entre a ingestão e o gasto de energia. Quando as necessidades energéticas da búfala excedem a sua ingestão alimentar, o organismo começa a decompor as reservas de gordura para produzir energia. Este processo leva à formação de corpos cetónicos, que, em excesso, podem causar uma série de sintomas e complicações de saúde. A cetose é comummente observada em búfalos leiteiros de alto rendimento, mas pode afetar qualquer búfalo com um défice de energia, particularmente em regiões tropicais onde o stress térmico, os desafios nutricionais e as práticas de gestão podem exacerbar a condição.

Causas: A principal causa de cetose nas búfalas é um défice energético durante o início da lactação, embora vários factores possam contribuir para o desenvolvimento desta doença nas regiões tropicais:

- Balanço energético negativo (NEB): Esta é a principal causa, ocorrendo quando a produção de energia da búfala (produção de leite) excede a sua ingestão de energia (consumo de ração). Isto pode ser exacerbado por uma nutrição deficiente, uma produção de leite elevada ou estratégias de alimentação inadequadas.

- Alimentação de má qualidade ou insuficiente: Nas regiões tropicais, os búfalos pastam frequentemente em forragens de má qualidade ou são alimentados com concentrados insuficientes, o que leva a um baixo consumo de energia.
- Stress térmico: As temperaturas elevadas nos climas tropicais podem reduzir o apetite e a ingestão de alimentos dos búfalos, contribuindo ainda mais para um balanço energético negativo.
- Doenças simultâneas: Doenças como mastite, retenção de placenta ou infecções uterinas podem causar stress e redução do apetite, levando a défices de energia e cetose.
- Elevadas exigências de lactação: As búfalas de alto rendimento com maior produção de leite correm um risco acrescido de cetose, particularmente quando não conseguem satisfazer as necessidades energéticas da produção de leite.
- Manejo inadequado da transição: Um maneio inadequado durante o período de transição (da seca para a lactação) pode aumentar o risco de cetose.

Incidência

- Período de alto risco: A cetose é mais frequentemente observada no início do período de lactação, especialmente durante as primeiras 2 a 4 semanas após o parto. Durante este período, a búfala tem grandes necessidades energéticas para a produção de leite, mas pode não ter uma ingestão alimentar suficiente para satisfazer essas necessidades.
- Prevalência geográfica: Nas regiões tropicais, a cetose pode ser mais prevalente devido aos efeitos combinados de temperaturas ambiente elevadas, que podem reduzir a ingestão

de alimentos, e de forragens de má qualidade disponíveis durante certas estações.

- Búfalos leiteiros: A cetose é mais comum em búfalas de alta produção que são geneticamente predispostas a produzir grandes quantidades de leite.

Fisiopatologia

- Mobilização de gordura: Quando a ingestão de energia de uma búfala é insuficiente para satisfazer as necessidades da lactação, o seu corpo começa a mobilizar as reservas de gordura do tecido adiposo para fornecer energia. Esta gordura é decomposta em ácidos gordos livres, que são transportados para o fígado.
- Produção de corpos cetónicos: No fígado, os ácidos gordos livres são convertidos em acetil-CoA, que por sua vez é convertido em corpos cetónicos (acetona, acetoacetato e beta-hidroxibutirato). Estas cetonas são libertadas na corrente sanguínea.
- Produção excessiva de cetonas: Quando a taxa de degradação das gorduras excede a capacidade do fígado para converter acetil-CoA em energia, a concentração de cetonas no sangue torna-se excessiva, levando à cetose. As cetonas podem causar desequilíbrios ácido-base sistémicos e perturbar os processos metabólicos normais.
- Efeitos negativos nos sistemas orgânicos: Níveis elevados de cetonas podem ter efeitos tóxicos no fígado, nos rins e no sistema nervoso. As cetonas em excesso são excretadas na urina e no leite, o que pode levar à desidratação e à perda de electrólitos.

Sintomas clínicos

- Redução da produção de leite: Um dos primeiros e mais visíveis sinais de cetose nas búfalas é uma redução significativa da produção de leite, uma vez que o animal é incapaz de manter a energia necessária para a síntese do leite.
- Perda de apetite: Um búfalo que sofra de cetose pode apresentar uma redução acentuada da ingestão de alimentos ou uma anorexia completa.
- Perda de peso: O búfalo pode apresentar uma perda de peso progressiva, que se deve frequentemente à degradação do tecido adiposo e muscular para satisfazer as necessidades energéticas.
- Odor caraterístico (hálito de acetona): Um odor caraterístico doce ou frutado no hálito, que é causado pela acumulação de acetona, um corpo cetónico, é um sinal caraterístico da cetose.
- Fraqueza e letargia: Os búfalos podem parecer letárgicos, fracos e menos reactivos devido ao desequilíbrio metabólico.
- Diarreia: Os búfalos cetóticos podem apresentar perturbações digestivas, incluindo diarreia.
- Sintomas neurológicos: Em casos graves, a cetose pode levar a perturbações do sistema nervoso central, tais como cambalhotas, tremores e incoordenação.
- Aumento da ingestão de água: O búfalo pode apresentar um aumento da sede (polidipsia) e da micção devido à desidratação e a desequilíbrios electrolíticos.
- Cetonúria: A presença de cetonas na urina, detetável através de análises à urina, é um sinal de diagnóstico de cetose.

Diagnóstico

- Sinais clínicos: O diagnóstico baseia-se frequentemente na presença de sinais clínicos, em particular na redução da produção de leite, no hálito de acetona e na perda de peso.
- Exames de urina: A presença de cetonas na urina pode ser detectada através de testes específicos com fita adesiva. As cetonas, como a acetona e o acetoacetato, são excretadas na urina em concentrações elevadas.
- Análises ao sangue: As análises ao sangue podem medir os níveis de beta-hidroxibutirato (BHBA), que são tipicamente elevados em búfalos que sofrem de cetose. Níveis elevados de cetonas no sangue (acima de 1,2 mmol/L) são indicativos de cetose.
- Testes no leite: As cetonas também podem ser medidas em amostras de leite. Níveis elevados de cetonas no leite estão associados a cetose.
- Líquido ruminal: A análise do fluido ruminal pode fornecer informações sobre a disfunção digestiva que pode contribuir para a cetose.

Tratamento

- Suplementação energética: O fornecimento de fontes de energia facilmente digeríveis, como a glucose, o propilenoglicol ou o ácido butírico, pode ajudar no tratamento imediato da cetose. O propilenoglicol é normalmente administrado por via oral ou através de encharcamento.
- Glicose intravenosa: Em casos graves, a infusão intravenosa de glicose pode fornecer energia imediata ao búfalo e reduzir a produção de cetonas.

- Corticosteróides: Em alguns casos, os corticosteróides podem ser utilizados para reduzir a produção de cetonas, embora a sua utilização deva ser cuidadosamente monitorizada.
- Drenagem oral: Em casos menos graves, podem ser utilizadas formulações orais de encharcamento contendo suplementos energéticos como melaço, glicerol ou propilenoglicol.
- Estimulantes do apetite: Os medicamentos que estimulam o apetite, como as vitaminas do complexo B e B12, podem ajudar a melhorar a ingestão de alimentos.
- Vitaminas e electrólitos: A suplementação com vitaminas A, D e E e o fornecimento de electrólitos (como o cálcio e o fósforo) podem ajudar na recuperação.
- Antibióticos: Se estiverem presentes infecções secundárias, podem ser utilizados antibióticos de largo espetro.

Controlo e Prevenção

- Gestão da energia: A medida preventiva mais importante é assegurar um equilíbrio energético adequado no início do período de lactação. Os búfalos devem ser alimentados com uma dieta equilibrada com concentrados e fibras adequados para satisfazer as suas necessidades energéticas.
- Dieta de transição: A dieta durante o período seco deve ser cuidadosamente gerida para evitar mudanças súbitas na ingestão de nutrientes quando a búfala começa a amamentar.
- Reduzir o stress térmico: Devem ser tomadas medidas adequadas de alojamento e arrefecimento durante as estações quentes para evitar o stress térmico, que pode reduzir o consumo de ração e agravar a cetose.
- Monitorizar a condição corporal: A monitorização regular dos índices de condição corporal (ECC) e da produção de leite

pode ajudar a detetar sinais precoces de cetose, permitindo uma intervenção mais rápida.

- Alimentação com alimentos altamente energéticos: Os concentrados de alta qualidade, incluindo grãos, suplementos proteicos e forragens com elevado teor de fibras, podem ajudar a evitar o aparecimento de cetose, especialmente em búfalos de alto rendimento.
- Propilenoglicol profilático: Em búfalas de alto risco (por exemplo, aquelas com alta produção de leite), uma dose profilática de propilenoglicol ou suplementos similares pode ser administrada para prevenir a cetose durante o início da lactação.
- Monitorização regular: Análises regulares ao sangue e à urina para deteção de corpos cetónicos podem ajudar no diagnóstico precoce, especialmente em animais de alto risco.

Conclusão: A cetose é um distúrbio metabólico grave que pode afetar as búfalas nas regiões tropicais, particularmente as que se encontram no início da lactação e têm uma elevada produção de leite. A gestão eficaz da nutrição, do equilíbrio energético e do stress é fundamental para prevenir a cetose. A deteção e intervenção precoces são fundamentais para o sucesso do tratamento, e os criadores devem adotar estratégias como a alimentação de transição adequada, a monitorização da condição corporal e o fornecimento de energia suplementar para gerir eficazmente esta condição.

Referências

Kumar A, Sindhu N, Kumar P, Kumar T, Charaya G, Surbhi, Jain VK, Sridhar. Incidence and clinical vital parameters in primary ketosis of Murrah buffaloes (Incidência e parâmetros clínicos vitais na cetose primária dos búfalos Murrah). Vet World. 2015 Sep;8(9):1083-7. doi: 10.14202/vetworld.2015.1083-1087.

https://agriculture.vikaspedia.in/viewcontent/agriculture/livestock/cattle-buffalo/ketosis-in-dairy-animals-and-its-management?lgn=en

Youssef, M.A., El-Khodery, S.A., El-deeb, W.M. et al. Cetose em búfalos (Bubalus bubalis): achados clínicos e nível de stress oxidativo associado. Trop Anim Health Prod 42, 1771-1777 (2010). https://doi.org/10.1007/s11250-010-9636-9

Gurpreet Bali, Kafil Hussain, W.A.A. Razzaque, Utsav Sharma e S.A. Beigh. 2016. Estudos clínico-bioquímicos de cetose em búfalos (bubalus bubalis). Buffalo Bulletin. 35(1): 27-32.

Savita, AP Singh, TC Nayak, R Yadav e S Marwaha. Gestão clínico-terapêutica da cetose num búfalo: Um relato de caso. Jornal de Estudos de Entomologia e Zoologia 2020; 8(1): 1174-1176.

Nasir, A., Sikandar, A., Shakoor, A., Kashif, M., Tabish, R. W., Hussain, A., ... Iqbal, M. U. (2023). Deteção de cetose subclínica em rebanhos de búfalos leiteiros de Tehsil Jhang, Punjab, Paquistão. Buffalo Bulletin, 42(3), 305-311. https://doi.org/10.56825/bufbu.2023.4233089

E. Fiore, A. Lisuzzo, L. Laghi, K. J. Harvatine, E. Mazzotta, M. C. Alterisio, P. Ciaramella, C. Zhu, B. Contiero, V. Faillace e J. Guccione. 2023. Avaliação metabolómica do soro de processos etiológicos que predispõem à cetose em búfalas de água durante o início da lactação. J. Dairy Sci. 106:3465-3476.

Kumar A, Sindhu N, Kumar P, Kumar T, Charaya G, Surbhi, Jain VK, Sridhar (2015) Incidência e parâmetros clínicos vitais na cetose primária de búfalos Murrah, Veterinary World 8(9): 1083-1087.

Capítulo-12

Febre do leite em búfalos

Introdução: A febre do leite, também conhecida como hipocalcemia, é uma doença metabólica que afecta principalmente os animais leiteiros de alta produção, incluindo os búfalos. A febre do leite é caracterizada por uma deficiência de cálcio no sangue, que conduz a uma série de sintomas. O cálcio é crucial para a função muscular, a condução nervosa e o funcionamento metabólico correto. Nas búfalas leiteiras, um rápido aumento da procura de cálcio durante a lactação pode ultrapassar a capacidade da vaca para mobilizar o cálcio das reservas, levando a níveis baixos de cálcio no sangue e à febre vitular. Ocorre normalmente no período pós-parto, especialmente nas fases iniciais da lactação, quando a procura de cálcio aumenta devido à produção de leite. Este distúrbio é comum em búfalas de alto rendimento em regiões tropicais devido a vários factores ambientais e relacionados com a gestão que exacerbam a condição.

Causas: A principal causa da febre do leite nos búfalos é a hipocalcemia (níveis baixos de cálcio no sangue), que é frequentemente desencadeada pelos seguintes factores:

- Aumento da procura de cálcio durante o parto: A procura de cálcio aumenta imediatamente após o parto devido ao início da lactação. Se a búfala não for capaz de satisfazer esta procura através da ingestão alimentar e da mobilização das reservas ósseas, pode desenvolver-se febre do leite.
- Ingestão inadequada de cálcio: Dietas com baixo teor de cálcio ou suplementação mineral insuficiente durante o período seco podem contribuir para a febre do leite. Nas regiões tropicais, a

disponibilidade de forragens ricas em cálcio pode ser limitada, e os agricultores podem não suplementar com minerais adequados.

- Desequilíbrio de fósforo e magnésio: Níveis baixos de magnésio ou um desequilíbrio entre o cálcio e o fósforo podem prejudicar o metabolismo do cálcio e aumentar o risco de febre do leite.
- Risco aumentado em búfalas mais velhas: Búfalas mais velhas, particularmente aquelas com um histórico de alta produção de leite, são mais propensas à febre do leite. Isto deve-se ao facto de a sua capacidade de mobilizar o cálcio das reservas ósseas poder diminuir com a idade.
- Obesidade: As búfalas demasiado condicionadas, particularmente as que têm reservas excessivas de gordura, são mais susceptíveis de sofrer de febre do leite, uma vez que tendem a ter um mecanismo de mobilização de cálcio menos eficiente durante a lactação.
- Stress térmico: Nas regiões tropicais, o stress térmico pode reduzir a ingestão de alimentos, o que por sua vez leva a uma deficiência na ingestão de cálcio, exacerbando o risco de febre do leite.
- Factores dietéticos: As dietas com elevado teor de catiões e aniões (DCAD), que são comuns em certos sistemas de alimentação, podem prejudicar o metabolismo do cálcio e aumentar a suscetibilidade à febre do leite.

Incidência

- Início da lactação: A febre do leite ocorre normalmente nas primeiras 48 horas após o parto, quando a procura de cálcio para o colostro e a produção de leite atinge o seu pico.

- Período de alto risco: Búfalas leiteiras na segunda lactação e nas seguintes são mais propensas à febre do leite. A incidência também tende a aumentar em búfalas que tiveram um histórico de alta produção de leite.
- Prevalência geográfica: A incidência da febre do leite é mais elevada nas regiões tropicais devido à combinação de factores como o stress térmico, forragens de baixa qualidade e fraca suplementação mineral. Estes factores podem impedir as búfalas de consumir cálcio adequado, especialmente na altura do parto.
- Febre do leite subclínica: Para além da febre do leite clínica, a hipocalcemia subclínica (baixo nível de cálcio no sangue sem sintomas visíveis) também é comum e pode afetar a saúde geral do búfalo, a fertilidade e a produção de leite.

Fisiopatologia

- Homeostase do cálcio: O cálcio desempenha um papel fundamental na contração muscular, na função nervosa e na atividade enzimática. O corpo regula os níveis de cálcio no sangue através de uma combinação de ingestão alimentar, reabsorção óssea e excreção renal.
- Rápida demanda de cálcio: No parto, a procura de cálcio aumenta significativamente devido à necessidade de cálcio no colostro e na produção de leite. Normalmente, o corpo compensa esta situação aumentando a absorção de cálcio pelos intestinos, mobilizando o cálcio dos ossos e reduzindo a excreção de cálcio pelos rins.
- Mobilização prejudicada de cálcio: Em búfalos com febre do leite, o corpo não consegue responder adequadamente ao aumento da demanda por cálcio. A incapacidade de mobilizar

o cálcio das reservas ósseas resulta em baixos níveis de cálcio no soro (hipocalcemia), levando a fraqueza muscular, diminuição da circulação sanguínea e outros sinais clínicos.

- Fraqueza muscular e paralisia: O cálcio é essencial para a contração muscular. Quando os níveis de cálcio no sangue baixam, os músculos, incluindo os do útero e do coração, tornam-se fracos, levando a sinais de paralisia e incapacidade de se manter de pé.
- Acidose: Em alguns casos, a acidose metabólica pode acompanhar a febre do leite, particularmente em casos de desequilíbrio de cálcio.

Sintomas clínicos: Os sintomas clínicos da febre do leite podem variar consoante a gravidade da hipocalcemia.

- Fase 1 (ligeira): Inquietação e tremores musculares. Ligeira ataxia (dificuldade em mover-se). Diminuição do apetite e da produção de leite.
- Fase 2 (Moderada): Incapacidade de ficar de pé ou dificuldade em ficar de pé. Recumbência esternal (deitado sobre o peito). Fraqueza muscular e diminuição dos reflexos. Extremidades frias e respiração rápida. Redução da motilidade ruminal.
- Fase 3 (grave): Paralisia completa ou reclinação (incapacidade de se levantar). Coma em casos extremos. Taquicardia (ritmo cardíaco acelerado) e hipotermia (temperatura corporal baixa). Sons intestinais diminuídos ou ausentes. Em casos graves e não tratados, pode ocorrer a morte.

Diagnóstico

- Sintomas clínicos: O diagnóstico da febre do leite baseia-se normalmente nos sinais clínicos, especialmente na incapacidade da búfala para se manter de pé após o parto.

- Análises de sangue: As análises ao sangue para medir os níveis de cálcio no soro são definitivas para o diagnóstico da febre vitular. Uma concentração de cálcio inferior a 8,5 mg/dL (2,1 mmol/L) é indicativa de hipocalcemia.
- Exames do cálcio no leite: Os níveis de cálcio no leite também podem ser testados para ajudar a diagnosticar a hipocalcemia subclínica.
- Análise da urina: Nalguns casos, as amostras de urina podem mostrar uma baixa excreção de cálcio, confirmando ainda mais o diagnóstico.

Tratamento

- Suplementação de cálcio: O principal tratamento para a febre do leite é a administração intravenosa de cálcio. O gluconato de cálcio é normalmente utilizado e é administrado lentamente para evitar complicações como arritmias cardíacas.
  - ✓ Pode ser administrado um gotejamento de cálcio para fornecer um fornecimento constante de cálcio.
  - ✓ O borogluconato de cálcio é frequentemente utilizado para administração intramuscular ou subcutânea em casos ligeiros.
- Cálcio oral: Em casos menos graves, podem ser administrados suplementos orais de cálcio (como sais de cálcio) para melhorar os níveis de cálcio.
- Glicose intravenosa: Em alguns casos, a glicose intravenosa pode ajudar a estimular a libertação de insulina, o que aumenta a mobilização de cálcio do osso.
- Suplementação de magnésio: Uma vez que o magnésio é essencial para o metabolismo adequado do cálcio, o magnésio

pode ser suplementado, especialmente se houver suspeita de baixo teor de magnésio.

- Tratamento sintomático: Outros tratamentos de apoio incluem a manutenção da hidratação, o fornecimento de calor e o apoio à motilidade ruminal.
- Reposicionamento: Nos casos em que o búfalo está no chão e não consegue levantar-se, é necessário um reposicionamento cuidadoso para evitar lesões adicionais.

Controlo e Prevenção

- Suplementação de cálcio: O melhor método para prevenir a febre do leite é assegurar uma ingestão adequada de cálcio antes e depois do parto. As búfalas devem receber alimentos de alta qualidade e ser suplementadas com cálcio durante o período seco, particularmente nas últimas 2 a 3 semanas antes do parto.
- Suplementação de magnésio e fósforo: A suplementação com magnésio e fósforo pode ajudar a melhorar o metabolismo do cálcio e reduzir o risco de febre do leite.
- Estratégia de alimentação correta: Fornecer uma dieta equilibrada rica em minerais e oligoelementos. O período seco deve ser gerido para evitar a obesidade e assegurar reservas de cálcio adequadas para a lactação.
- Evitar o condicionamento excessivo: Búfalas excessivamente condicionadas correm maior risco de febre do leite. Devem ser alimentadas com uma dieta controlada durante o período seco para manter um índice de condição corporal (ECC) ótimo.
- Forragens ricas em cálcio: Assegurar que os búfalos têm acesso a forragens ricas em cálcio e evitar dietas que

promovam deficiências de cálcio, tais como rações com elevado teor de catiões e aniões (DCAD).

- Suplementação de vitamina D antes do parto: A suplementação com vitamina D antes do parto pode ajudar a búfala a absorver o cálcio de forma mais eficaz e reduzir o risco de febre do leite.
- Monitorizar os níveis de cálcio no sangue: A monitorização regular dos níveis de cálcio no sangue, particularmente em búfalas de alto risco, pode ajudar a detetar a febre do leite subclínica e permitir uma intervenção precoce.

Conclusão: A febre do leite é um distúrbio metabólico comum em búfalas, particularmente na fase inicial da lactação. É causada por uma queda súbita nos níveis de cálcio no sangue, geralmente desencadeada pelo aumento da procura de cálcio durante a lactação. A deteção precoce e o tratamento imediato com suplementação de cálcio são fundamentais para gerir eficazmente esta doença. Estratégias preventivas centradas numa nutrição adequada, suplementação de cálcio e magnésio e uma gestão cuidadosa do período seco são essenciais para reduzir a incidência da febre do leite, especialmente nas regiões tropicais.

Referências

Sweety e Pradeep Kumar. Hipocalcemia (febre do leite) em búfalos: Um relato de caso. The Pharma Innovation Journal 2021; SP-10(11): 2474-2475.

http://www.agritech.tnau.ac.in/expert_system/cattlebuffalo/parturient.html

https://agriculture.vikaspedia.in/viewcontent/agriculture/livestock/cattle-buffalo/milk-fever-prevention-strategies-with-special-emphasis-on-nutritional-management?lgn=en

Kulajit Kalita e Chayanika Mazumder. Tratamento bem sucedido da febre do leite numa búfala: Um relato de caso. The Pharma Innovation Journal 2023; 12(1): 1688-1689.

Hariom, Sonu e R.P. Diwakar. Management of Milk Fever in Cattle and Buffalo (Gestão da febre do leite em bovinos e búfalos). Agrospheres: e-Newsletter, (2021) 2(11), 4-5.

Seif E. Salem, Eman I.M Ismail, Mohamed Darwish, Marwa, M., Mona Salah Eldeen e Ehdaa O. Hamed. Algumas alterações hematobioquímicas em búfalas que sofrem de febre do leite com rasto de tratamento. Egyptian Journal of Animal Health 4, 3 (2024), 218-226.

A. M. Syed, T. A. Shafi, M. F. M. F. Siddiqui, M. P. Sakhare e P. M. Mane. Paresis Parturient in a Buffalo. Indian J. Vet. Med. Vol. 40, No. 2, 2020 pp. 51-52.

http://www.agritech.tnau.ac.in/expert_system/cattlebuffalo/downer.html

https://www.pashudhanpraharee.com/milk-fever/

Capítulo-13

Tetania da relva em Buffalo

Introdução: A tetania da erva, também conhecida como tetania hipomagnesémica ou deficiência de magnésio, é uma doença por deficiência de magnésio e uma perturbação metabólica que afecta principalmente os ruminantes em lactação, como as búfalas, durante o período inicial da lactação, quando as suas necessidades de magnésio aumentam devido à produção de leite, especialmente em regiões com condições nutricionais específicas. É comummente observada em búfalas em lactação quando estas pastam em pastagens com baixo teor de magnésio. A condição é particularmente prevalente em regiões tropicais, onde as condições climáticas e de forragem podem levar a desequilíbrios de magnésio na dieta dos búfalos. Caracteriza-se pelo aparecimento súbito de sintomas como espasmos musculares, tremores e, em casos graves, convulsões ou morte. O magnésio é essencial para a função muscular e nervosa normal, e a sua deficiência leva à perturbação da atividade neurológica e muscular normal.

Causas: A principal causa da tetania da erva nos búfalos é a hipomagnesemia, uma condição em que os níveis de magnésio no sangue se tornam criticamente baixos.

- Baixo teor de magnésio no pasto: A erva fresca, especialmente a erva jovem e exuberante, que é comum nas regiões tropicais, é frequentemente pobre em magnésio. A tetania da erva está particularmente associada a pastagens de crescimento rápido, onde o magnésio é diluído por níveis elevados de azoto e potássio.

- Aumento da necessidade de magnésio: Durante a lactação, as búfalas necessitam de maiores quantidades de magnésio para satisfazer as exigências da produção de leite . Se a dieta não fornecer magnésio suficiente, podem surgir deficiências.
- Dieta desequilibrada: As dietas ricas em potássio ou amónio (provenientes de fertilizantes ou do consumo de certos tipos de forragens) podem interferir com a absorção de magnésio, exacerbando o risco de tetania da erva.
- Absorção reduzida de magnésio: Algumas pastagens são ricas em azoto ou potássio, o que pode interferir com a absorção de magnésio no trato digestivo. Esta situação é comum durante a estação das chuvas, quando cresce uma erva exuberante e rica em azoto.
- Stress e transporte: O stress, como o transporte, as alterações climáticas súbitas ou a transição de pastagens secas para pastagens exuberantes, pode desencadear a tetania do capim nos búfalos.
- Condições subjacentes: Outros distúrbios ou deficiências metabólicas, como desequilíbrios de cálcio ou sódio, podem aumentar a suscetibilidade à tetania das gramíneas.

Incidência: A tetania da erva é mais comum em búfalas em lactação devido às suas necessidades acrescidas de magnésio para a produção de leite. A incidência tende a aumentar durante:

- A estação das chuvas: Quando as pastagens estão a crescer rapidamente e os níveis de magnésio na erva estão diluídos.
- Início da lactação: O período logo após o parto, quando a procura de magnésio aumenta devido à produção de leite.

- Climas quentes e húmidos: As regiões tropicais com elevada pluviosidade podem ter um risco acrescido de tetania das gramíneas devido ao elevado teor de potássio nas pastagens.
- Animais jovens: Embora afectem mais frequentemente as fêmeas adultas, os búfalos jovens com taxas de crescimento elevadas ou ingestão alimentar insuficiente também podem ser afectados.

A incidência também pode ser influenciada pelas práticas de gestão, incluindo a qualidade das pastagens, a alimentação suplementar e a suplementação mineral.

Fisiopatologia

- O papel do magnésio no organismo: O magnésio é essencial para o funcionamento normal dos músculos e nervos. Desempenha um papel vital nas reacções enzimáticas, na produção de energia celular e na manutenção do equilíbrio eletrolítico. O magnésio é especialmente importante para o relaxamento muscular e para o bom funcionamento do coração e do sistema nervoso.
- Deficiência: Na ausência de magnésio adequado, as células musculares tornam-se mais excitáveis e mais propensas a espasmos. O baixo nível de magnésio também afecta a condução nervosa, levando a uma hiperexcitabilidade do sistema nervoso central.
- Disfunção Neuromuscular: A disponibilidade reduzida de magnésio resulta numa perturbação do equilíbrio do cálcio e do sódio nas células musculares, causando espasmos musculares, tetania e, em casos graves, convulsões ou paralisia. Os músculos do coração também podem ser afectados, levando a arritmias.

- Metabolismo prejudicado do cálcio e do fósforo: O magnésio desempenha um papel importante na regulação da absorção de cálcio e fósforo. A sua deficiência pode prejudicar o metabolismo ósseo e perturbar ainda mais o equilíbrio cálcio-fósforo.

Sintomas clínicos: Os sinais clínicos da tetania da erva aparecem tipicamente de repente, muitas vezes depois de o búfalo ter estado a pastar em pastagens deficientes em magnésio durante algum tempo. Os sintomas podem variar de leves a graves e incluem:

- Hiperexcitabilidade: O búfalo pode tornar-se demasiado sensível aos estímulos.
- Tremores musculares: Contração ou tremor dos músculos, particularmente nas pernas, pescoço e face.
- Ataxia: Movimentos descoordenados ou tropeções em resultado de fraqueza muscular.
- Tetania: Espasmos musculares graves, que podem provocar o colapso ou a queda do búfalo.
- Rigidez: Rigidez na marcha, em que o búfalo pode mover-se com dificuldade.
- Recumbência esternal: O búfalo pode deitar-se e ser incapaz de se levantar, exibindo uma posição esternal (no peito).
- Convulsões: Em casos graves, o búfalo pode sofrer convulsões ou ataques.
- Perda de apetite: Redução da alimentação e relutância em pastar.
- Dificuldade respiratória: Aumento da frequência respiratória devido a espasmos musculares e perturbações do sistema nervoso.

- Ritmo cardíaco acelerado: Pode ser observada taquicardia, ou um ritmo cardíaco elevado, devido à deficiência de magnésio.
- Morte: Se não for tratada, a tetania das gramíneas pode levar à insuficiência respiratória e à morte nas 12 a 24 horas seguintes ao seu aparecimento.

Diagnóstico

- Sinais clínicos: A tetania da erva é diagnosticada principalmente através da observação de sinais clínicos. O aparecimento súbito de tremores musculares, ataxia e decúbito num búfalo em lactação que tenha estado a pastar em pastagens deficientes em magnésio é um forte indicador.
- Análises de sangue: São colhidas amostras de sangue para verificar os níveis de magnésio no soro. Uma concentração inferior a 1,8 mg/dL é diagnóstico de hipomagnesémia.
- Exames de urina: As amostras de urina também podem ser analisadas para determinar os níveis de magnésio, embora não sejam tão definitivas como as análises ao sangue.
- Testes ao leite: Nas búfalas em lactação, os níveis baixos de magnésio no leite podem também ser indicativos de tetania das gramíneas.

Tratamento

- Magnésio intravenoso: O principal tratamento para a tetania das gramíneas é a administração intravenosa de magnésio. O sulfato de magnésio ou gluconato de magnésio é geralmente administrado para restaurar rapidamente os níveis de magnésio na corrente sanguínea. Também pode ser utilizado um gotejamento de magnésio para fornecer um fornecimento contínuo de magnésio ao longo do tempo.

- Magnésio oral: Em casos ligeiros ou como terapia de apoio, podem ser administrados ao búfalo suplementos orais de magnésio (como o óxido de magnésio).
- Cálcio: Se também se suspeitar de deficiência de cálcio, pode ser administrado um suplemento de cálcio.
- Sedação: Em alguns casos, podem ser utilizados medicamentos sedativos para ajudar a controlar a agitação extrema ou os espasmos musculares.
- Hidratação: Assegurar que o búfalo está bem hidratado é importante para a recuperação geral.
- Controlo: O búfalo deve ser monitorizado de perto para verificar a melhoria após o tratamento, incluindo o regresso da função muscular normal e da atividade ruminal.

Controlo e Prevenção

- Suplementação com magnésio: Para prevenir a tetania da erva, é essencial assegurar que as búfalas tenham magnésio adequado na sua dieta. Devem ser fornecidas forragens ricas em magnésio ou suplementos (por exemplo, óxido de magnésio, sulfato de magnésio), particularmente durante o início do período de lactação e quando pastam em pastagens deficientes em magnésio.
- Licks minerais: Fornecer lambidas minerais contendo magnésio e cálcio para assegurar uma ingestão adequada durante os períodos seco e de lactação.
- Dieta equilibrada: Alimentar os búfalos com uma dieta equilibrada que inclua níveis adequados de magnésio, cálcio e fósforo. A suplementação deve ser adaptada às deficiências específicas da forragem local.
- Gestão Preventiva:

- ✓ Evite pastar em pastagens exuberantes e de crescimento rápido, que tendem a ser pobres em magnésio.
- ✓ Proceder à rotação das pastagens para garantir o acesso a zonas de pastagem ricas em magnésio.

- ➢ Magnésio na água: O fornecimento de água enriquecida com magnésio pode ajudar a prevenir o desenvolvimento da doença.
- ➢ Reduzir o stress: Minimizar os factores de stress, tais como alterações súbitas na dieta ou no ambiente, para evitar desencadear uma deficiência de magnésio em búfalos vulneráveis.

Conclusão: A tetania de gramíneas em búfalos de regiões tropicais é causada principalmente pela deficiência de magnésio, que é exacerbada pela ingestão inadequada de magnésio, particularmente em búfalas lactantes que pastam em pastagens exuberantes e de crescimento rápido. É caracterizada por tremores musculares, ataxia, convulsões e, se não for tratada, pode resultar em morte. A deteção precoce e o tratamento imediato com suplementação de magnésio são cruciais para uma recuperação bem sucedida. As estratégias preventivas, incluindo a suplementação com magnésio, a gestão da dieta e a redução do stress, são fundamentais para controlar a tetania das gramíneas e assegurar a saúde e a produtividade dos búfalos nas regiões tropicais.

P.S. Niranjan, Udeybir, Shiva Pratap Singh, Jaswant Singh e D.N. Verma. Tetania de gramíneas em bezerros búfalos - Um relato de caso. Intas Polivet (2007) Vol. 8 No. II: 371.

https://vetmed.iastate.edu/sites/default/files/vdpam/Extension/Iowa%20Cattleman%2042%284%2925%20Grass%20tetany.pdf

https://www.msdvetmanual.com/metabolic-disorders/disorders-of-magnesium-metabolism/hypomagnesemic-tetany-in-cattle-and-sheep

https://www.agric.wa.gov.au/livestock-biosecurity/grass-tetany-beef-cattle-prevention-and-treatment

https://extension.psu.edu/grass-tetany-a-disease-of-many-challenges

https://www.dpi.nsw.gov.au/__data/assets/pdf_file/0008/110888/Grass-tetany-in-cattle-treatment-and-prevention.pdf

https://www.asi.k-state.edu/doc/forage/fora15.pdf

https://en.wikipedia.org/wiki/Grass_tetany

https://www.mla.com.au/research-and-development/animal-health-welfare-and-biosecurity/diseases/nutritional/grass-tetany/

Capítulo-14

Ferida de larva em búfalo

Introdução: As feridas causadas por larvas, também conhecidas como miíase, são causadas pelas larvas de várias espécies de moscas que infestam a pele e a carne dos animais, geralmente em torno de feridas abertas, áreas sujas ou orifícios do corpo. As moscas põem ovos na ferida ou no corpo do búfalo e, após a eclosão, as larvas (larvas) penetram no tecido, causando danos e infeção. Uma ferida de larva em búfalos é uma infeção causada por larvas de moscas (geralmente moscas varejeiras) que infestam feridas abertas ou áreas negligenciadas do corpo do animal. Esta doença é mais comum nos búfalos das regiões tropicais devido ao clima húmido e quente, que favorece a proliferação de moscas. Esta doença é comum nas regiões tropicais devido às condições favoráveis à atividade das moscas, como a humidade elevada e o calor, que são ideais para a sua reprodução. A infestação por larvas pode ser um problema de saúde significativo na criação de búfalos, causando não só uma infeção local, mas também podendo levar a complicações sistémicas se não for tratada.

Causas: A principal causa das feridas causadas por larvas nos búfalos é a infestação por moscas, que ocorre devido aos seguintes factores.

- Moscas: Os culpados mais comuns são as moscas varejeiras (família: Calliphoridae), especialmente as espécies *Lucilia sericata* e *Calliphora vicina*, que põem ovos em matéria orgânica húmida e em decomposição, como estrume ou uma ferida aberta. Os ovos eclodem em larvas, que se transformam em larvas que se enterram na pele e nos tecidos do animal.

- Feridas abertas: Os búfalos com feridas ou lesões na pele são mais susceptíveis à infestação por larvas. As moscas são atraídas pela humidade, odores ou carne em decomposição.
- Falta de saneamento: Os búfalos que vivem em condições pouco higiénicas ou que têm áreas de vida pouco limpas (por exemplo, acumulação excessiva de estrume, camas molhadas) correm um maior risco de infestação por moscas.
- Cuidados de higiene negligenciados: A escovagem e a limpeza inadequadas do búfalo podem provocar feridas e chagas abertas, aumentando o risco de infestação de moscas.
- Humidade elevada e temperaturas quentes: Os climas tropicais proporcionam condições ideais para a rápida reprodução das moscas. As temperaturas quentes e os elevados níveis de humidade favorecem a reprodução das moscas, tornando as infestações de larvas mais comuns.
- Animais fracos ou imunocomprometidos: Os búfalos que estão fracos, doentes ou stressados têm uma capacidade reduzida de se defenderem de infecções, o que os torna mais propensos a infestações de larvas.

Incidência: As feridas causadas por larvas são particularmente comuns nas regiões tropicais onde o clima favorece a atividade das moscas durante todo o ano. A incidência de feridas causadas por larvas em búfalos aumenta durante:

- A estação das chuvas: As condições de humidade criam ambientes favoráveis à reprodução e à postura de ovos das moscas.
- Más condições de maneio: Os búfalos que não são limpos regularmente, alojados corretamente ou tratados têm mais

probabilidades de desenvolver feridas abertas e problemas de pele que podem atrair moscas.

- Negligência dos ferimentos: Se as feridas, cortes ou escoriações não forem imediatamente tratados, tornam-se locais de reprodução de moscas.

A incidência é também mais elevada nos animais mais velhos, nos búfalos imaturos e nos que têm uma saúde fraca ou uma imunidade comprometida. As feridas cirúrgicas pós- ou os traumatismos relacionados com o parto são também mais vulneráveis à infestação por larvas.

Fisiopatologia: A fisiopatologia das feridas causadas por larvas envolve a infestação de larvas de moscas na carne do búfalo, o que causa danos diretos nos tecidos. O processo inclui:

- Colocação de ovos de mosca: A mosca varejeira fêmea põe ovos em áreas húmidas ou infectadas, especialmente feridas, áreas sujas de estrume e dobras da pele.
- Desenvolvimento das larvas: Quando os ovos eclodem, as larvas (larvas) alimentam-se de tecido morto e de exsudados da ferida. À medida que crescem, as larvas penetram mais profundamente no tecido, causando mais danos nos tecidos.
- Necrose dos tecidos: A atividade alimentar das larvas leva à necrose do tecido circundante, criando uma área inflamada e infetada que pode produzir uma descarga com mau cheiro.
- Infeção e inflamação: As larvas segregam enzimas digestivas que decompõem os tecidos, provocando inflamação, inchaço e infeção. A ferida pode ficar infetada secundariamente com bactérias, levando a complicações como a sépsis.
- Produção de toxinas: Algumas espécies de larvas podem também libertar toxinas que prejudicam ainda mais a saúde do

búfalo, levando a complicações sistémicas se não forem tratadas.

- Anemia: Em casos graves, a infestação por larvas pode resultar em perda de sangue, contribuindo para a anemia devido à alimentação nos vasos sanguíneos.
- Odor desagradável: A decomposição dos tecidos e a atividade bacteriana produzem um cheiro desagradável caraterístico, que pode atrair ainda mais moscas, agravando a situação.

Sintomas clínicos

- Larvas visíveis: As áreas infectadas têm normalmente larvas visíveis a rastejar à volta da ferida ou incrustadas no tecido.
- Inchaço e vermelhidão: A área afetada fica inchada, inflamada e vermelha devido à infeção e inflamação.
- Dor e claudicação: O búfalo pode apresentar sinais de dor, como coxear ou evitar pressionar a zona afetada, sobretudo se a ferida for nas patas ou nos cascos.
- Odor desagradável: A ferida emana uma secreção com mau cheiro devido à decomposição do tecido e à atividade bacteriana.
- Feridas abertas: A ferida pode parecer húmida, com danos visíveis nos tecidos ou necrose.
- Sintomas sistémicos: Em casos graves, o búfalo pode apresentar sinais de febre, diminuição do apetite e letargia. Isto indica uma infeção sistémica que pode levar à septicemia.
- Anemia: Se a infestação for grande e prolongada, o búfalo pode apresentar sinais de anemia, tais como membranas mucosas pálidas, fraqueza e produtividade reduzida.

Diagnóstico: O diagnóstico das feridas provocadas por larvas nos búfalos é essencialmente clínico, com base no aspeto da ferida e na presença de larvas.

- Exame físico: Os veterinários inspeccionam o búfalo para detetar feridas visíveis, larvas e outros sinais de infeção, como inchaço e vermelhidão.
- Cultura da ferida: Pode ser efectuada uma cultura da ferida para identificar quaisquer infecções bacterianas secundárias.
- Exames de sangue: Podem ser feitas análises ao sangue para avaliar a anemia, a infeção ou os efeitos sistémicos da infestação por larvas.

Tratamento: O tratamento de feridas causadas por larvas em búfalos envolve várias etapas.

- Remoção das larvas: O primeiro passo é remover as larvas da ferida, o que pode ser feito com pinças, pinças ou irrigando a ferida com água e soluções anti-sépticas.
- Desbridamento: O tecido necrótico e infetado à volta da ferida deve ser cuidadosamente desbridado (removido) para promover a cicatrização e evitar novas infecções.
- Antibióticos: Podem ser administrados antibióticos sistémicos para tratar infecções bacterianas que possam ter ocorrido como resultado da infestação.
- Tratamento tópico: A ferida deve ser limpa com soluções anti-sépticas e podem ser aplicadas pomadas antibióticas tópicas na ferida.
- Alívio da dor: Podem ser utilizados medicamentos anti-inflamatórios não esteróides (AINEs) para reduzir a dor e a inflamação.

- Cuidados de apoio: Em casos de anemia grave ou de infeção sistémica, podem ser necessários fluidos e transfusões de sangue para estabilizar o búfalo.
- Controlo das moscas: Após o tratamento, as moscas devem ser controladas no ambiente para evitar a reinfestação. Isto inclui a utilização de insecticidas ou repelentes de moscas e a limpeza da área de vida do búfalo.

Controlo e prevenção: A prevenção de feridas causadas por larvas envolve uma combinação de boas práticas de gestão, controlo de moscas e cuidados com as feridas.

- Saneamento: Mantenha o ambiente de vida do búfalo limpo e seco. Remova o estrume regularmente e assegure-se de que a cama é mudada para reduzir a atração de moscas.
- Tratamento de feridas: Tratar imediatamente quaisquer cortes, abrasões ou feridas com soluções anti-sépticas e cobri-los para evitar atrair moscas.
- Controlo das moscas: Utilizar insecticidas ou repelentes de moscas para controlar as populações de moscas, especialmente durante os meses quentes e húmidos. Utilizar armadilhas para moscas ou pulverizações na exploração.
- Cuidados adequados: A escovagem e a limpeza regulares do búfalo ajudarão a identificar precocemente quaisquer feridas ou lesões cutâneas.
- Alojamento à prova de moscas: Utilizar medidas à prova de moscas nas zonas de alojamento, como redes ou ecrãs, para limitar a exposição às moscas.
- Minimizar o stress: Reduzir os factores de stress (por exemplo, transporte, sobrelotação) que podem provocar lesões ou

enfraquecer a imunidade, tornando o búfalo mais vulnerável a infestações.

- Abate: Em casos graves de infestação por larvas que não possam ser tratados eficazmente, o animal pode ter de ser abatido para evitar o sofrimento e a propagação da infeção a outros animais.

Conclusão: As feridas causadas por larvas em búfalos de regiões tropicais são uma preocupação significativa, especialmente quando ocorrem em feridas abertas ou em áreas negligenciadas da pele. Estas infestações podem levar a danos graves nos tecidos, infecções e até à morte, se não forem prontamente tratadas. A prevenção através de boas práticas de higiene, controlo de moscas e cuidados regulares com as feridas é essencial para gerir este problema na criação de búfalos. A intervenção oportuna com desbridamento, antibióticos e cuidados de apoio pode ajudar a tratar as infestações de larvas e restaurar a saúde do búfalo.

Referências

Katoch R, Godara R, Yadav A, Sharma S, Ahmad I. Ocorrência de Chrysomya bezziana num búfalo em Jammu. J Parasit Dis. 2014 Dec;38(4):420-2. doi: 10.1007/s12639-013-0263-z.

M. A. Rahman, M. A. Hossain e M. R. Alam. 2009. Avaliação clínica de diferentes regimes de tratamento para a gestão da miíase em bovinos. Bangladesh. J. Vet. Med. 7(2): 348 - 352.

https://www.pashudhanpraharee.com/management-of-maggot-wound-in-livestock/

https://www.msdvetmanual.com/integumentary-system/flies/facultative-myiasis-producing-flies-of-animals

Sunny B, Sulthana L, James A, Sivakumar T. Infestação por larvas: Várias modalidades de tratamento. J Am Coll Clin Wound Spec. 2018 Mar 30;8(1-3):51-53. doi: 10.1016/j.jccw.2018.03.002.

Praveen Kumar, Anup Yadav, Lokesh, Umed Singh Mehra, Rajendra Yadav e Pankaj Kumar. 2018. Gestão Terapêutica da Ferida de Miíase devido a Lesão Traumática na Gengiva de um Bezerro de Búfalo Murrah. Int.J.Curr.Microbiol.App.Sci. 7(11): 2979-2983. doi: https:

Choudhary V, Choudhary M, Pandey S, Chauhan VD, Hasnani JJ (2016) Maggot debridement therapy as primary tool to treat chronic wound of animals, Veterinary World, 9(4): 403-409.

https://vetericyn.com/blog/five-of-the-most-common-wounds-in-cattle/?srsltid=AfmBOop3InhAq1VqL0dAD0Nh4Gga7MNCQeJpt1ZUqJuf9AS2nxH-r6a6

https://garhwalpost.in/managing-maggots/

Capítulo 15

Mastite em búfalos

Introdução: A mastite é uma inflamação da glândula mamária, frequentemente causada por uma infeção bacteriana, mas também pode ser devida a lesões físicas, irritação química ou stress térmico. Nas regiões tropicais, as búfalas são particularmente vulneráveis à mastite devido a factores de stress ambiental e a práticas de maneio inadequadas que favorecem a proliferação de agentes patogénicos. É uma doença comum nas búfalas leiteiras e tem implicações económicas significativas para a indústria de produção de leite. A mastite leva a uma redução da produção de leite, à deterioração da qualidade do leite e a possíveis efeitos sistémicos na saúde da búfala. Pode ser aguda ou crónica e pode envolver um ou mais quartos do úbere. A mastite nas búfalas é particularmente prevalente nas regiões tropicais devido aos factores ambientais e de gestão que exacerbam a doença, tais como temperaturas elevadas, falta de higiene e humidade elevada, que proporcionam condições favoráveis ao crescimento microbiano.

Causas: A mastite pode ser causada por vários factores, sendo os mais comuns as infecções bacterianas.

- Infecções bacterianas: Estas são a principal causa de mastite nas búfalas. As bactérias mais comuns responsáveis são Staphylococcus aureus, Streptococcus agalactiae, Escherichia coli, Klebsiella spp., Mycoplasma spp., Pseudomonas aeruginosa e Corynebacterium spp.
- Factores ambientais: A humidade elevada, o stress térmico, a ventilação deficiente e as condições não higiénicas contribuem

para a proliferação de bactérias. Moscas, insectos e roupa de cama húmida podem aumentar o risco de infeção.

- Lesões mecânicas: Técnicas de ordenha inadequadas, manuseamento brusco ou equipamento de ordenha defeituoso podem causar traumatismos no úbere, provocando inflamação.
- Má higiene: Úberes sujos, falta de limpeza adequada durante a ordenha e fontes de água ou alimentos contaminados podem aumentar o risco de infeção.
- Deficiências nutricionais: A falta de nutrientes essenciais ou um desequilíbrio na dieta pode reduzir a imunidade, tornando os búfalos mais susceptíveis a infecções.
- Factores de stress: O stress térmico, a sobrelotação, as más condições de alojamento e o transporte podem diminuir a resistência das búfalas à mastite.
- Equipamento de ordenha contaminado: O equipamento ou utensílios de ordenha não higiénicos podem transferir bactérias para o úbere.

Incidência: A incidência de mastite em búfalas é mais elevada nas regiões tropicais devido à combinação de calor, humidade e práticas agrícolas que favorecem a sobrevivência dos agentes patogénicos.

- Os climas tropicais oferecem condições ideais para o crescimento bacteriano, particularmente na estação das chuvas, quando os níveis de humidade são elevados.
- Práticas de maneio: As búfalas alojadas em más condições sanitárias, em que o úbere não é limpo regularmente, correm um maior risco de mastite. Para além disso, a ordenha manual sem práticas de higiene adequadas pode aumentar o risco.

- Idade e paridade: As búfalas mais velhas e as que têm um maior número de lactações tendem a ter uma maior incidência de mastite.
- Práticas de higiene: As explorações leiteiras com protocolos de higiene inadequados ou que não implementam um programa de limpeza regular das vacas, das camas e do equipamento de ordenha registam uma maior incidência de mastite.

Fisiopatologia: A mastite nas búfalas começa geralmente com a infeção da glândula mamária por microorganismos. A fisiopatologia da mastite segue os seguintes passos.

- Invasão bacteriana: As bactérias invadem a glândula mamária através do canal da teta, especialmente se a teta estiver danificada ou não for corretamente higienizada.
- Resposta à inflamação: O sistema imunitário do corpo responde produzindo mediadores inflamatórios, como as citocinas e as prostaglandinas. Isto resulta em inchaço, calor, dor e, por vezes, vermelhidão no úbere afetado.
- Danos aos tecidos: As bactérias proliferam no úbere, causando danos no tecido mamário e na barreira sangue-leite, o que leva à fuga de glóbulos brancos (WBCs) e proteínas para o leite.
- Aumento das células somáticas do leite: Observa-se um aumento significativo da contagem de células somáticas (CCS) como resposta à infeção, uma vez que o organismo tenta combater a infeção.
- Formação de abcessos: Em casos graves, podem formar-se abcessos no tecido mamário.
- Alterações na qualidade do leite: O leite pode ficar coagulado, aguado ou com sangue, dependendo da gravidade da infeção.

A produção de leite é reduzida e o leite pode ter um sabor ou cheiro desagradável.

Sintomas clínicos: A mastite pode apresentar uma vasta gama de sintomas, dependendo da gravidade da infeção.

- Mastite aguda:
  - ✓ Úbere inchado, quente e doloroso.
  - ✓ Febre e mal-estar geral.
  - ✓ Redução da produção de leite.
  - ✓ Presença de coágulos, pus ou sangue no leite.
  - ✓ Danos nas tetas ou lesões nas tetas devido a fricção constante ou infeção.
  - ✓ Vermelhidão e endurecimento da zona afetada.
- Mastite crónica:
  - ✓ Infeção persistente de baixo grau no úbere.
  - ✓ Redução da produção de leite ao longo do tempo.
  - ✓ Espessamento do tecido do úbere.
  - ✓ Menos células somáticas no leite, mas ainda assim anormalmente elevado.
  - ✓ Ocorrência repetida de abcessos no úbere.
  - ✓ Alterações do leite (alteração do sabor, da textura ou do aspeto).

Diagnóstico: O diagnóstico da mastite baseia-se numa combinação de exame clínico e testes laboratoriais.

- Exame clínico: Inspeção do úbere para detetar inchaço, calor e sinais de inflamação. Examinar também o leite para detetar anomalias (como coágulos ou pus).
- Contagem de células somáticas (CCS): A CCS elevada é um indicador de inflamação e infeção no úbere. Pode ser medida

pelo California Mastitis Test (CMT) ou por outras técnicas laboratoriais.

- Cultura bacteriana: Pode colher-se uma amostra de leite e fazer-se uma cultura para identificar a bactéria causadora. Isto permite um tratamento antibiótico direcionado.
- Teste de sensibilidade ao leite: Este teste é efectuado para determinar quais os antibióticos mais eficazes no tratamento da infeção.
- Ultra-sons: Em casos graves ou crónicos, a ecografia pode ser utilizada para identificar abcessos ou outros danos estruturais no úbere.

Tratamento: O tratamento da mastite nas búfalas envolve intervenções locais e sistémicas.

- Antibióticos: Administração de antibióticos sistémicos (orais ou injectáveis) com base na cultura bacteriana e no teste de sensibilidade.
- Antibióticos intramamários: Utilização de infusões de antibióticos intramamários para tratar diretamente o úbere afetado.
- Medicamentos anti-inflamatórios: Os anti-inflamatórios não esteróides (AINEs) podem ser utilizados para reduzir a inflamação e aliviar a dor.
- Cuidados de apoio: Fornecer nutrição, hidratação e conforto adequados ao búfalo afetado.
- Higienização das tetas: A limpeza e a higienização regulares das tetinas antes e depois da ordenha podem ajudar a reduzir o risco de novas infecções.
- Drenagem de abcessos: Em caso de formação de abcessos, pode ser necessária uma drenagem cirúrgica.

Controlo e prevenção: A prevenção da mastite implica a aplicação de boas práticas de gestão e de higiene.

- Saneamento: Limpar regularmente o úbere da búfala e o equipamento de ordenha. Manter um ambiente limpo e seco para a búfala.
- Técnicas de ordenha: Utilizar técnicas e equipamento de ordenha adequados para evitar traumas no úbere e nas tetas.
- Controlo das moscas: Implementar estratégias de controlo das moscas, uma vez que estas podem introduzir bactérias em feridas ou tetas abertas.
- Abate: Se uma búfala tem mastite crónica que não pode ser tratada eficazmente, considere o abate para evitar mais perdas na produção de leite.
- Nutrição adequada: Assegurar uma dieta bem equilibrada para apoiar o sistema imunitário e a saúde geral do búfalo.
- Sistemas de arrefecimento: Fornecer sistemas de arrefecimento adequados ou sombra durante o tempo quente para reduzir o stress térmico, que pode contribuir para a mastite.
- Terapia para vacas secas: Administrar antibióticos ou outros tratamentos no final do período de lactação para evitar infecções durante o período seco.
- Vacinação: Em alguns casos, podem estar disponíveis vacinas para certos organismos causadores de mastite, como o Streptococcus agalactiae.

Conclusão: A mastite é uma preocupação significativa na criação de búfalas leiteiras, especialmente em regiões tropicais, onde os factores ambientais exacerbam a sua ocorrência. A deteção atempada, o tratamento adequado e as estratégias de prevenção são essenciais para gerir eficazmente a mastite. A monitorização regular da qualidade do leite, a manutenção de uma boa higiene e a prestação de cuidados adequados podem reduzir significativamente o risco de mastite e melhorar a saúde e a produtividade das búfalas nas explorações leiteiras tropicais.

Referências

A. Fagiolo & O. Lai (2007) Mastitis in buffalo, Italian Journal of Animal Science, 6:sup2, 200-206, DOI: 10.4081/ijas.2007.s2.200

Guccione, J., D'Andrea, L., Pesce, A. et al. Terapia antibiótica para búfalas secas: efeito da administração intramamária de cloxacilina benzatina contra a mastite por Staphylococcus aureus em búfalas leiteiras. BMC Vet Res 16, 191 (2020). https://doi.org/10.1186/s12917-020-02410-7

Singha, S., Koop, G., Ceciliani, F., Derks, M., Hoque, M. A., Hossain, M. K., Howlader, M. M. R., Rahman, M. M., Khatun, M., Boqvist, S., & Persson, Y. (2023). A prevalência e o risco fatores de mastite subclínica em búfalos de água (Bubalis bubalis) em Bangladesh. Research in veterinary science, 158, 17-25. https://doi.org/10.1016/j.rvsc.2023.03.004

B.K. Singh, S.V. Singh e H.N. Singh. Gangrenous Mastitis in a Buffalo -A case report. INTAS POLIVET (2006) Vol. 7 No. I :16-17.

Ali T, Kamran, Raziq A, Wazir I, Ullah R, Shah P, Ali MI, Han B e Liu G (2021) Prevalência de agentes patogénicos da mastite e suscetibilidade antimicrobiana de isolados de bovinos e búfalos no noroeste do Paquistão. Front. Vet. Sci. 8:746755. doi: 10.3389/fvets.2021.746755

Patil, N. A., Satbige, A. S., Awati, B., & Halmandge, S. (2021). Manejo terapêutico da mastite subclínica em búfalas. Boletim Buffalo, 40(1), 157-160. Recuperado de https://kuojs.lib.ku.ac.th/index.php/BufBu/article/view/2815

Restucci B, Dipineto L, Martano M, Balestrieri A, Ciccarelli D, Russo TP, Varriale L, Maiolino P. Achados histopatológicos e microbiológicos na mastite crónica de búfala: evidência de estruturas linfóides terciárias. J Vet Sci. 2019 maio;20(3):e28. doi: 10.4142/jvs.2019.20.e28.

https://www.slideshare.net/slideshow/mastitis-in-cattle-buffalo/234102931

Zhang X, Li Y, Zhang Y, Yao Z, Zou W, Nie P, Yang L. Um novo método para detetar mastite de búfalo usando ultrassonografia de úbere baseada em rede de aprendizado profundo. Animals. 2024; 14(5):707. https://doi.org/10.3390/ani14050707

El-Ashker, M., Gwida, M., Tomaso, H., Monecke, S., Ehricht, R., El-Gohary, F., & Hotzel, H. (2015). Staphylococci em bovinos e búfalos com mastite em Dakahlia Governorate, Egito. Journal of dairy science, 98(11), 7450-7459. https://doi.org/10.3168/jds.2015-9432

Hardenberg, F. 2016. Clinical and subclinical mastitis in dairy cattle and buffaloes in Bihar, India: Prevalência, principais agentes patogénicos e factores de risco. Uppsala, Suécia: Universidade Sueca de Ciências Agrícolas.

Nanagouda Appanagouda Patil, Ajay Suryakant Satbige, Basavaraj Awati e Sandeep Halmandge. Therapeutic management of subclinical mastitis in buffaloes (Gestão terapêutica da mastite subclínica em búfalas). Buffalo Bulletin. 2021; 40(1): 157-160.

Rajesh Chhabra, Garima Shrinet, Rahul Yadav e Saurab Jyoti Talukdar. 2020. Prevalência de Mastite Sub Clínica em uma Fazenda Organizada de Leite de Búfalo junto com Antibiograma. Int. J. Curr. Microbiol. App. Sci. 9(01): 1605-1612.

Jadhav, A.B., Ingole, S.D., Bharucha, S.V. et al. Milk miRNA expression in buffaloes as a potential biomarker for mastitis. BMC Vet Res 20, 150 (2024). https://doi.org/10.1186/s12917-024-04002-1

Capítulo 16

Deteção de calor em Búfalos

Introdução: A deteção eficiente do cio é crucial para o sucesso da reprodução em búfalas, especialmente em regiões tropicais onde o stress ambiental, as variações sazonais e os desafios de gestão podem suprimir o comportamento do cio. A deteção precisa do cio assegura uma inseminação atempada, melhorando as taxas de conceção e o desempenho reprodutivo.

Importância da deteção de calor

- Aumenta a eficiência reprodutiva, permitindo a inseminação artificial (IA) ou o acasalamento natural em tempo útil.
- Reduz os intervalos entre partos, melhorando a produtividade do efetivo.
- Minimiza os custos associados à falta de ciclos de cio ou à reprodução repetida.

Desafios na deteção de calor em búfalos

Cio silencioso:

- Comum nos búfalos, especialmente nas regiões tropicais devido ao stress térmico e à má nutrição.
- As búfalas podem não apresentar sinais evidentes de cio.

Cio noturno:

- As búfalas apresentam frequentemente um comportamento de cio durante as horas mais frescas do dia (de manhã cedo ou à noite).

Stress ambiental:

- As temperaturas e a humidade elevadas nas regiões tropicais podem suprimir o comportamento do cio.

Padrões sazonais de reprodução:

- As búfalas apresentam uma atividade reprodutiva reduzida durante os meses de verão (anestro de verão).

Sinais de cio em búfalas

Sinais comportamentais:

- Inquietação e movimentos frequentes.
- Montar ou tentar montar outros animais.
- Permanecer imóvel quando montado (standing heat).
- Berro ou vocalização.

Sinais físicos:

- Inchaço e vermelhidão da vulva.
- Corrimento vaginal claro, semelhante a muco.
- Micção frequente.
- Levantamento da cauda e lambedura frequente da zona genital.

Sinais subtis:

- Redução da ingestão de alimentos ou da produção de leite.
- Aumento da interação com os companheiros de rebanho.

Métodos de deteção de calor

Observação visual:

- Observar os búfalos 2 a 3 vezes por dia, sobretudo nas horas mais frescas.
- Monitorizar os sinais comportamentais e físicos do cio.

Teaser Bull:

- Utilizar um touro vasectomizado ou androgenizado para identificar as fêmeas em cio.

Cauda Giz ou tinta:

- Aplicar giz ou tinta na cabeça da cauda; a perda de giz indica atividade de montagem.

Auxiliares de deteção de cio:

- Utilizar detectores de calor ou pedómetros para identificar o aumento da atividade.

Testes hormonais:

- Teste de progesterona através de amostras de leite ou de sangue para confirmar o cio.

Ultrassonografia:

- Utilizar a ultrassonografia trans-rectal para identificar o desenvolvimento folicular e confirmar o cio.

Monitorização comportamental:

- Sistemas automatizados que utilizam rastreadores de atividade ou acelerómetros.

Factores que afectam a deteção de calor

- Nutrição: Dietas equilibradas com energia, proteínas e minerais adequados contribuem para a saúde reprodutiva.
- Alojamento: Proporcionar sombra, ventilação adequada e sistemas de arrefecimento para reduzir o stress térmico.
- Estado de saúde: Gerir os distúrbios reprodutivos como o anestro, quistos e endometrite que interferem com o cio.
- Sazonalidade: Abordar o anestro estival através da gestão ambiental e de protocolos de sincronização hormonal.

Estratégias de gestão

- Sincronização do cio: Utilizar protocolos hormonais (por exemplo, PGF2α, GnRH) para induzir e sincronizar ciclos de cio.
- Monitorização regular: Formar os trabalhadores agrícolas para observar sinais de cio e manter registos de reprodução.
- Melhorar o conforto: Utilizar aspersores, ventoinhas e áreas sombreadas para aliviar o stress térmico nas regiões tropicais.

Conclusão: A deteção eficaz do cio em búfalas em regiões tropicais requer uma combinação de observação, ferramentas e práticas de gestão adaptadas aos desafios ambientais e fisiológicos. A formação do pessoal, a utilização de auxiliares de deteção e a manutenção de uma óptima saúde e nutrição do efetivo podem melhorar a deteção do cio e o sucesso reprodutivo dos búfalos.

Referências

Rao TKS, Kumar N, Kumar P, Chaurasia S e Patel NB. (2013). Técnicas de deteção de calor em bovinos e búfalos. Vet. World. 6(6):363-369.

Suthar, V. S. e Dhami, A. J. 2010. Métodos de deteção de cio em búfalas. Veterinary World Vol.3(2): 94-96.

Selvam RM, Archunan G. A combinatorial model for effective estrus detection in Murrah buffalo. Vet World. 2017 Feb;10(2):209-213.

https://www.pashudhanpraharee.com/heat-detection-in-cattle-and-buffalo-an-overview/

https://www.dairyknowledge.in/sites/default/files/heat_detection_in_dairy_animals-_what_why_and_how.pdf

https://www.cargill.co.in/en/heat-detection-in-cattle_-tips-and-techniques

https://extension.msstate.edu/sites/default/files/publications/publications/P2610_web.pdf

http://www.agritech.tnau.ac.in/expert_system/cattlebuffalo/Breeding%20management%20of%20cattle%20and%20buffaloes-2.html

https://dairy.extension.wisc.edu/articles/estrus-detection-estrus-detection-aids/

Kennady Vijayalakshmya, Ranjeet Vermab, Habibur Rahmanc, Hanuman Prasad Yadavd, Meenakshi Virmania, Dharmendra Kumare e Vikas Choudhiry. Factores que influenciam o anestro sazonal em búfalas e estratégias para superar o anestro estival em búfalas. Biological Rhythm Research. https://doi.

V. V. Gamit, T. K. S. Rao, S. S. Parikh e P. M. Gamit. Auxiliares avançados de deteção de calor e suas aplicações em fazendas de gado leiteiro. Revista acadêmica de agricultura e ciências veterinárias. Sch J Agric Vet Sci 2015; 2(4A):287-294.

Riaz U, Idris M, Ahmed M, Ali F, Yang L. Infrared Thermography as a Potential Non-Invasive Tool for Estrus Detection in Cattle and Buffaloes. Animals (Basel). 2023 Apr 21;13(8):1425. doi: 10.3390/ani13081425.

Kandasamy Karthikeyan, Samuthirapandi Muniasamy, Devaraj Sankar Ganesh, Shanmugam Achiraman, Veluchamy Ramesh Saravanakumar e Govindaraju Archunan. Faecal chemical cues in water buffalo that facilitate estrus detection. Animal Reproduction Science. Volume 138, Números 3-4, maio de 2013, Páginas 163-167.

H. M. Warriach, D. M. McGill, R. D. Bush, P. C. Wynn e K. R. Chohan. A Review of Recent Developments in Buffalo Reproduction - A Review. Asian-Australasian Journal of Animal

Sciences (AJAS) 2015; 28(3): 451-455. https://doi.org/10.5713/ajas.14.0259

https://www.cabidigitallibrary.org/doi/pdf/10.5555/20053131574

https://extension.msstate.edu/sites/default/files/publications/publications/P2610_web.pdf

https://www.partners-in-reproduction.com/management/breeding-strategy/heat-detection/

Rao TKS, Kumar N, Kumar P, Chaurasia S e Patel NB (2013) Técnicas de deteção de calor em bovinos e búfalos, 6(6):363-369, doi:10.5455/vetworld.2013.363-369

https://extension.uga.edu/publications/detail.html?number=B1212&title=heat-detection-strategies-for-dairy-cattle

https://www.ctahr.hawaii.edu/oc/freepubs/pdf/LM-15.pdf

https://www.cargill.co.in/en/heat-detection-in-cattle_-tips-and-techniques

https://dairy.extension.wisc.edu/articles/estrus-detection-estrus-detection-aids/

https://extension.umn.edu/beef-cow-calf/cattle-estrus-detection

https://nrcmithun.icar.gov.in/sites/default/files/files/Folder%202.pdf

https://www.nadis.org.uk/disease-a-z/cattle/fertility-in-dairy-herds/part-2-heat-detection/

Capítulo-17

Inseminação artificial em búfalos

Introdução: A inseminação artificial (IA) é uma tecnologia reprodutiva amplamente praticada na criação de búfalos que oferece melhoramento genético, controlo de doenças e eficiência reprodutiva. No entanto, o seu sucesso em regiões tropicais depende da abordagem dos desafios ambientais e de gestão específicos dos búfalos e da sua fisiologia.

Importância da Inseminação Artificial

- Permite o melhoramento genético através da utilização de sémen de reprodutores superiores.
- Reduz a propagação de doenças sexualmente transmissíveis (por exemplo, brucelose, leptospirose).
- Facilita os programas de reprodução planeados, melhorando a eficiência reprodutiva e de produção.
- Permite a utilização de sémen criopreservado para reprodução durante todo o ano.

Desafios da IA nas regiões tropicais

- Stress térmico: As temperaturas e a humidade elevadas suprimem a expressão do cio e a fertilidade.
- Sazonalidade: As búfalas apresentam uma atividade reprodutiva reduzida durante o verão (anestro sazonal).
- Cio silencioso: Muitas búfalas apresentam sinais de cio fracos ou não visíveis, o que complica o momento da IA.
- Técnicas de IA deficientes: A falta de técnicos qualificados pode resultar em baixas taxas de conceção.
- Questões de gestão: A nutrição e as condições de alojamento insuficientes têm impacto no desempenho reprodutivo.

Etapas da Inseminação Artificial

- Seleção de búfalos:
  - ✓ Assegurar que o animal é saudável, está em boas condições corporais e apresenta sinais claros de cio.
- Deteção de cio:
  - ✓ Observar os sinais comportamentais e físicos de calor.
  - ✓ Utilizar auxiliares de deteção do cio, se necessário (por exemplo, pedómetros, touros provocadores).
- Preparação do sémen:
  - ✓ Utilizar sémen criopreservado de alta qualidade de reprodutores comprovados.
  - ✓ Descongelar o sémen a 37°C durante 30-45 segundos imediatamente antes da inseminação.
- Procedimento de inseminação:
  - ✓ Prender o búfalo para garantir a sua segurança.
  - ✓ Limpar a vulva com uma solução anti-séptica.
  - ✓ Realizar a inseminação reto-vaginal, assegurando a deposição exacta do sémen no corpo uterino.

Calendário da IA

- Realizar a IA 12-18 horas após o início do cio para obter taxas de conceção óptimas.
- Se os sinais de cio persistirem, efetuar uma segunda IA 8-12 horas após a primeira.

Factores que influenciam o sucesso da IA

- Sincronização do cio: Os protocolos hormonais (por exemplo, PGF2α, GnRH) podem ajudar a sincronizar o cio em búfalas.
- Nutrição: Uma suplementação adequada de energia, proteínas e minerais melhora a saúde reprodutiva.

- Alojamento e gestão do stress: Proporcionar sombra, ventoinhas e aspersores para reduzir o stress térmico.
- Técnicos qualificados: A formação adequada dos técnicos de IA assegura o manuseamento e a deposição corretos do sémen.
- Qualidade do sémen: Utilizar sémen de touros geneticamente superiores, avaliados quanto à motilidade e viabilidade.

Vantagens da IA nos búfalos

- Melhoramento genético: Permite a criação selectiva de caraterísticas como a produção de leite e a resistência a doenças.
- Controlo de doenças: Minimiza o risco de propagação de doenças venéreas através do acasalamento natural.
- Económica: Reduz a necessidade de manter os touros na exploração.
- Flexibilidade: Permite a utilização de sémen de reprodutores distantes ou falecidos.

Desvantagens da IA

- Requer pessoal formado para ser bem sucedido.
- Dependência de uma deteção exacta do cio.
- São necessários equipamentos e instalações de armazenamento de sémen.
- Os factores de stress ambiental nas regiões tropicais podem reduzir as taxas de conceção.

Estratégias para melhorar o sucesso da IA em regiões tropicais

- Sincronização do cio: Utilizar protocolos hormonais para induzir e sincronizar o cio, especialmente durante períodos de cio silencioso ou anestro sazonal.

- Gestão melhorada: Manter uma nutrição adequada, reduzir o stress térmico e assegurar o bem-estar dos animais.
- Programas de formação: Formar técnicos e agricultores em técnicas de IA, deteção de cios e manuseamento de sémen.
- Integração tecnológica: Utilizar ferramentas como a ultrassonografia e os monitores de atividade para aumentar a precisão da IA.
- Registos de reprodução: Manter registos precisos para acompanhar o desempenho reprodutivo e identificar os animais que não concebem.

Conclusão: A IA em búfalos constitui uma ferramenta poderosa para aumentar a produtividade e a qualidade genética nas regiões tropicais. O sucesso depende da resposta aos desafios únicos colocados pelo clima, pela sazonalidade e pela fisiologia animal através de uma gestão competente, de tecnologias adequadas e de melhores práticas de criação.

Gianluca Neglia, Donato de Nicola, Luigi Esposito, Angela Salzano, Michael John D'Occhio e Gerardo Fatone. 2020. Manejo reprodutivo em búfalos por inseminação artificial Links do autor abrem painel de sobreposição. Theriogenology. 150: 166-172.

https://ahd.aptonline.in/AHMS/Views/HomePages/hsym.aspx

https://www.fao.org/4/t1265e/t1280e01.htm

Riaz U, Hassan M, Husnain A, Naveed MI, Singh J, Ahmad N. Effect of timing of artificial insemination in relation to onset of standing estrus on pregnancy per AI in Nili-Ravi buffalo. Anim

Reprod. 2018 Dec 5;15(4):1231-1235. doi: 10.21451/1984-3143-AR2017-0015.

Umair Riaz, Mubbashar Hassan, Ali Husnain, Muhammad Ilyas Naveed, Jaswant Singh, Nasim Ahmad. Effect of timing of artificial insemination in relation to onset of standing estrus on pregnancy per AI in Nili-Ravi buffalo. Anim Reprod, vol.15, n4, p.1231-1235, 2018. http://dx.doi.org/10.21451/1984-3143-AR2017-0015

Ciornei SG e Roşca P (2023) Atualizando o protocolo de inseminação artificial em tempo fixo (FTAI) em búfalos romenos. Front. Vet. Sci. 10:1265060. doi: 10.3389/fvets.2023.1265060

M.A. Hamid. Estudo sobre o efeito do tempo de inseminação na taxa de gravidez de búfalas do Bangladesh em criação intensiva. SAARC J. Agri., 16(2): 143-152 (2018). DOI: https://doi.org/10.3329/sja.v16i2.40266

Gutiérrez-Añez, J.C., Camacho de Gutiérrez, A., Nava-Trujillo, H. (2022). Aplicação de Inseminação Artificial em Tempo Fixo em Búfalos de Água. Em: Chauhan, M.S., Selokar, N. (eds) Biotechnological Applications in Buffalo Research. Springer, Singapore. https://doi.org/10.1007/978-981-16-7531-7_15

P.S. Baruselli, N.A.T. Carvalho, L.U. Gimenes, G.A. Crepaldi. Inseminação artificial em tempo fixo em búfalas. Ital. J. Anim. Sci. 6(Suppl. 2): 107-118, 2007.

Nelcio Antonio Tonizza de Carvalho, Júlia Gleyci Soares de Carvalho, José Nélio de Sousa Sales, Rodrigo Caron Macari e Pietro Sampaio Baruselli. Diferentes momentos para a realização da inseminação artificial cronometrada quando se utiliza um protocolo baseado em P4/E2/eCG em búfalas. Ciência Rural, Santa Maria, v.50:4, e20190784, 2020.

Devkota B, Shah S, Gautam G. Reproduction and Fertility of Buffaloes in Nepal (Reprodução e fertilidade dos búfalos no Nepal). Animals. 2023; 13(1):70. https://doi.org/10.3390/ani13010070

Ferrer, A. V., Atabay, E. C., Atabay, E. P., Tadeo, R. D., Apolinario, J. R. e Dela Cruz, C. F. (2021). Taxa de conceção de búfalas leiteiras pós-parto (Bubalus bubalis) suplementadas com progesterona após inseminação artificial cronometrada. Jornal Internacional de Tecnologia Agrícola 2021Vol. 17(5):1699-1710.

Barile V.L. 2016. Inseminação artificial em tempo fixo em búfalas. In: Teriogenologia Bubalina. Ed. Purohit G.N.

https://www-pub.iaea.org/MTCD/Publications/PDF/TE_1480_web.pdf

V B Dixit, R K Sharma, A Bharadwaj, P Sikka e S K Phulia. 2016. Uma abordagem inovadora para medir as competências em matéria de inseminação artificial em búfalas. Indian Journal of Animal Sciences 86 (2): 213-215.

de Nicola D, Vinale F, Salzano A, d'Errico G, Vassetti A, D'Onofrio N, Balestrieri ML, Neglia G. Milk Metabolomics Reveals Potential Biomarkers for Early Prediction of Pregnancy in Buffaloes Having Undergone Artificial Insemination. Animals. 2020; 10(5):758. https://doi.org/10.3390/ani10050758

https://voicelessindia.org/vegalog/f/artificial-insemination-in-cows-buffaloes

Capítulo 18

Diagnóstico de gravidez em búfalas

Introdução: O diagnóstico de gravidez (DP) em búfalas é uma ferramenta de gestão fundamental para melhorar a eficiência reprodutiva e reduzir as perdas económicas. O diagnóstico atempado ajuda a identificar os animais não prenhes para a reprodução e assegura cuidados adequados às búfalas prenhes, especialmente nas condições difíceis das regiões tropicais.

Importância do diagnóstico de gravidez

- Melhora a eficiência reprodutiva: Permite a reprodução atempada de búfalas não grávidas.
- Optimiza a gestão nutricional: Adapta os programas de alimentação às necessidades das búfalas prenhes.
- Evita perdas económicas: Reduz o intervalo entre partos e assegura uma gestão produtiva do efetivo.
- Monitorização da saúde: Permite a deteção precoce de anomalias reprodutivas ou complicações relacionadas com a gravidez.

Métodos de diagnóstico de gravidez

Palpação rectal: Um método comum e económico realizado 35-60 dias após o parto.

- Procedimento:
  - ✓ Prender o búfalo para garantir a sua segurança.
  - ✓ Introduzir uma mão lubrificada e enluvada no reto.
  - ✓ Procurar sinais específicos como a presença de um corpo lúteo (CL), aumento do útero ou membranas fetais.
- Vantagens:
  - ✓ Baixo custo.

- ✓ Resultados rápidos.

- ➢ Desvantagens:
  - ✓ Requer pessoal qualificado.
  - ✓ Pode causar stress ou lesões se for incorretamente executado.

Exame de ultra-sons: Um método não invasivo e preciso que utiliza a ultrassonografia trans-rectal, adequado para detetar a gravidez logo aos 25-30 dias após o parto.

- ➢ Procedimento:
  - ✓ Utilizar um scanner de ultra-sons portátil.
  - ✓ Observar o útero para ver se há um saco gestacional, um embrião ou batimentos cardíacos.
- ➢ Vantagens:
  - ✓ Elevada precisão.
  - ✓ Detecta a viabilidade embrionária e gravidezes múltiplas.
  - ✓ Identifica as anomalias do aparelho reprodutor.
- ➢ Desvantagens:
  - ✓ O equipamento é caro.
  - ✓ Requer pessoal formado.

Ensaios hormonais: Mede as hormonas associadas à gravidez no sangue ou no leite.

- ➢ Tipos:
  - ✓ Teste de progesterona: Níveis elevados 21-23 dias após a inseminação indicam gravidez.
  - ✓ Glicoproteínas associadas à gravidez (PAGs): Detectadas no sangue a partir de 28-30 dias após a conceção.
- ➢ Vantagens:
  - ✓ Não invasivo e simples.

- ✓ Útil quando a palpação rectal ou a ecografia não estão disponíveis.
- Desvantagens:
  - ✓ Falsos positivos devido a CL persistente ou perda embrionária.

Observação comportamental: Monitorização do comportamento do cio 18-24 dias após a inseminação.

- ✓ Sinais: A ausência de cio pode indicar gravidez.
- ✓ Vantagens: Simples e económico.
- ✓ Desvantagens: O cio silencioso ou a fase lútea prolongada podem levar a diagnósticos incorrectos.

Desafios nas regiões tropicais

- Stress térmico: Reduz as taxas de conceção, complicando a confirmação da gravidez.
- Problemas reprodutivos subclínicos: Maior prevalência de cio silencioso, infecções uterinas e perdas embrionárias.
- Limitações de recursos: Falta de acesso a ferramentas de diagnóstico avançadas, como a ecografia.
- Sensibilização dos agricultores: Pouco conhecimento dos métodos de diagnóstico da gravidez entre os pequenos agricultores.

Estratégias para um diagnóstico eficaz da gravidez

- Programas de formação: Formar veterinários e agricultores em palpação rectal e monitorização do cio.
- Integração de métodos: Combinar ensaios hormonais e ultra-sons para uma maior precisão.
- Nutrição e gestão: Resolver as deficiências para melhorar a fertilidade e a manutenção da gravidez.

- Campanhas de sensibilização: Educar os agricultores sobre a importância e a oportunidade do diagnóstico de gravidez.

Momento do diagnóstico de gravidez

- Efetuar o diagnóstico inicial aos 30-60 dias após a reprodução.
- Confirmar novamente a gravidez aos 90-120 dias para assegurar a viabilidade fetal e detetar eventuais perdas embrionárias.

Vantagens do diagnóstico precoce da gravidez

- Facilita a recria de animais não prenhes.
- Reduz os intervalos entre partos.
- Melhora a produtividade e a rentabilidade do efetivo.

Conclusão: O diagnóstico de gravidez é um aspeto essencial do maneio reprodutivo na criação de búfalos. A adoção de métodos adequados baseados nos recursos e nos desafios ambientais das regiões tropicais pode aumentar a eficiência reprodutiva e a produtividade global. Combinando técnicas tradicionais e avançadas com formação adequada, os agricultores podem ultrapassar os desafios únicos dos climas tropicais.

Balhara AK, Gupta M, Singh S, Mohanty AK, Singh I. Early pregnancy diagnosis in bovines: current status and future diretions. ScientificWorldJournal. 2013 Dec 5;2013:958540. doi: 10.1155/2013/958540.

https://www.ivis.org/library/bubaline-theriogenology/approaches-for-diagnosis-of-pregnancy-female-buffaloes

Perera, B. M., Pathiraja, N., Abeywardena, S. A., Motha, M. X., & Abeygunawardena, H. (1980). Early pregnancy diagnosis in buffaloes from plasma progesterone concentration. The Veterinary record, 106(5), 104-106. https://doi.org/10.1136/vr.106.5.104

Olimpia Barbato e Vittoria Lucia Barile. O diagnóstico de gestação em espécies de búfalos: Métodos Laboratoriais. Journal of Buffalo Science, 2012, 1, 157-162.

Roseline D. Tadeo, Eufrocina P. Atabay, Edwin C. Atabay, Danica D. Matias, Zeshalyn P. Fajardo, Jhon Paul R. Apolinario, Carlito F. Dela Cruz e Ramesh C. Tilwani. Early pregnancy diagnosis in water buffaloes through detection of Pregnancy-associated glycoprotein (PAG) in milk using Enzyme-link immunosorbent assay. Thai J Vet Med. 2021. 51(1): 35-41.

Sarangi, A., Ghosh, M., Sangwan, S. et al. Exploration of urinary metabolite dynamicity for early detection of pregnancy in water buffaloes (Exploração da dinâmica dos metabolitos urinários para deteção precoce da gravidez em búfalas). Sci Rep 12, 16295 (2022). https://doi.org/10.1038/s41598-022-20298-1

Barile VL, Menchetti L, Casano AB, Brecchia G, Melo de Sousa N, Zelli R, Canali C, Beckers JF, Barbato O. Approaches to Identify Pregnancy Failure in Buffalo Cows. Animals. 2021; 11(2):487. https://doi.org/10.3390/ani11020487

Batra K, Sehrawat A, Kumar A, Singh M, Kaur R, Yadav DC, Singh N e Maan S (2024) Identificação de biomarcadores circulatórios baseados em microRNA para o diagnóstico precoce da gravidez em búfalas. Front. Cell Dev. Biol. 12:1386241. doi: 10.3389/fcell.2024.1386241

Yazıcı, E., Yılmaz, O., Özenç, E., Uçar, M., & Çeli K, H. A. (2024). Estimativa da idade gestacional em búfalas (Bubalus bubalis) por ultrassonografia transabdominal e transretal. Animal reproduction science, 261, 107408. https://doi.org/10.1016/j.anireprosci.2023.107408

Wilasinee Inyawilert, Yu-Jing Liao, Pin-Chi Tang, Kwanruan Junsong e Vuttikai Paungsukpaibool. 2020.Determinação da gravidez precoce em búfalas do pântano (bubalus bubalis) usando citologia vaginal. Boletim Bufalo. 39(2): 237-245.

Mohanty, A.K., Kumar, S., Jena, M.K. (2022). Avanços tecnológicos para o diagnóstico precoce da gravidez em bovinos e búfalos. Em: Kumaresan, A., Srivastava, A.K. (eds) Frontier Technologies in Bovine Reproduction. Springer, Singapore. https://doi.org/10.1007/978-981-19-3072-0_4

Rahman SM, Saha SS (2020). Avaliação de três testes de diagnóstico de gravidez não invasivos (teste de inibição de germinação de sementes modificado, teste de cloreto de bário na urina e teste de sulfato de cobre no leite) em búfalas. Adv. Anim. Vet. Sci. 8(11): 1225-1231.

Codognoto, V. M., de Souza, F. F., Cataldi, T. R., Labate, C. A., de Camargo, L. S., Esteves Trindade, P. H., da Rosa Filho, R. R., de Oliveira, D. J. B., & Oba, E. (2024). Abordagem proteómica revela marcadores urinários para o diagnóstico precoce da gestação em búfalas. Journal of proteomics, 290, 105036. https://doi.org/10.1016/j.jprot.2023.105036

Tadeo, Roseline D., Atabay, Eufrocina P., Atabay, Edwin C., Matias, Danica D., Fajardo, Zeshalyn P., Apolinario, Jhon Paul R., Dela Cruz, Carlito F. e Tilwani, Ramesh C. (2021). Diagnóstico precoce da gravidez em búfalas de água através da deteção da glicoproteína associada à gravidez (PAG) no leite usando o ensaio de imunoabsorção enzimática. The Thai Journal of Veterinary Medicine. 51(1): Artigo 6. DOI: https://doi.org/10.56808/2985-1130.3090

Inyawilert, W., Liao, Y.-J., Tang, P.-C., Junsong, K., & Paungsukpaibool, V. (2020). Determinação da gravidez precoce em búfalas do pântano (Bubalus bubalis) usando citologia vaginal. Buffalo Bulletin, 39(2), 237-245.

Capítulo-19

Gestão de búfalas prenhes

Introdução: O maneio eficaz de búfalas prenhes em regiões tropicais é crucial para assegurar a sua saúde, o desenvolvimento bem sucedido do feto e uma produtividade óptima após o parto. Tendo em conta os desafios colocados pelas temperaturas elevadas, a humidade e os recursos alimentares variáveis, é essencial uma abordagem orientada para os cuidados a prestar.

Objectivos da gestão

- Assegurar a saúde e o bem-estar das búfalas prenhes.
- Promovem um crescimento e desenvolvimento fetal ótimo.
- Preparar a búfala para um parto e uma lactação sem problemas.
- Minimizar o stress térmico e as deficiências nutricionais típicas das regiões tropicais.

Manejo nutricional: A gravidez aumenta significativamente as necessidades nutricionais das búfalas, especialmente durante o último trimestre.

Diretrizes de alimentação

- Dieta equilibrada:
  - ✓ Energia: Fornecer hidratos de carbono adequados para a manutenção e o crescimento fetal.
  - ✓ Proteínas: Fontes de proteínas de qualidade para a alimentação animal, tais como bagaços de oleaginosas.
  - ✓ Minerais e Vitaminas: Cálcio e fósforo: Para o desenvolvimento ósseo do feto e a prevenção de distúrbios metabólicos como a febre do leite. Vitamina A, D e E: Assegurar a suplementação através de forragens verdes ou misturas minerais.

- ✓ Fibra: Incluir alimentos grosseiros como feno ou silagem para uma digestão correta.
- ✓ Alimentos concentrados: Incluir 1-2 kg de concentrados por dia, consoante a fase de gestação e a condição corporal.

➢ Disponibilidade de água

- ✓ Fornecer sempre água limpa e fresca, uma vez que as regiões tropicais podem causar desidratação devido ao stress térmico.

➢ Evitar a sobrealimentação

- ✓ Evitar o sobrecondicionamento, que pode levar à distócia (parto difícil).

Gestão de abrigos e habitações: O ambiente habitacional nas regiões tropicais deve ser concebido de modo a minimizar o stress térmico e a garantir o conforto.

➢ Ventilação

- ✓ Assegurar uma circulação de ar adequada no abrigo.
- ✓ Utilizar ventoinhas ou sistemas de nebulização, se possível.

➢ Sombra

- ✓ Proporcionar amplas áreas de sombra utilizando telhados de colmo, árvores ou lonas resistentes aos raios UV.

➢ Pavimentos

- ✓ Utilize um pavimento não escorregadio, seco e limpo para evitar lesões e infecções.

➢ Requisitos de espaço

- ✓ Proporcionar espaço suficiente para que cada búfalo possa descansar e mover-se confortavelmente, especialmente no último trimestre.

Gestão da saúde

- Vacinação:
  - ✓ Cumprir um calendário rigoroso de vacinação contra doenças como a febre aftosa (FA), a brucelose e a septicemia hemorrágica.
- Desparasitação:
  - ✓ Desparasitar no início da gravidez para assegurar uma absorção adequada dos nutrientes.
- Monitorização de infecções:
  - ✓ Verifique se há sinais de mastite, infecções uterinas ou outros problemas reprodutivos.

Gestão do stress: O calor e a humidade nas regiões tropicais podem causar stress e afetar a gravidez.

- Medidas de arrefecimento:
  - ✓ Providenciar aspersores de água ou recintos para os búfalos se refrescarem.
- Evitar a sobrelotação:
  - ✓ Assegurar espaço suficiente e minimizar a competição entre os animais.

Observação e controlo

- Monitorização diária:
  - ✓ Observar se há alterações no apetite, comportamento ou condição física.
- Pontuação da condição corporal (BCS):
  - ✓ Manter um BCS de 3,5-4,0 (numa escala de 5) para garantir resultados de gravidez saudáveis.
- Sinais de parturição iminente:
  - ✓ O inchaço do úbere, o relaxamento dos ligamentos pélvicos e a descarga de muco são sinais da aproximação do parto.

Exercício

- ✓ Permitir que as búfalas prenhes caminhem ou pastem diariamente para promover a circulação e manter o tónus muscular.

Cuidados no último trimestre: Durante o último trimestre, concentre-se em:

- ➢ Aumento das necessidades nutricionais: Ajustar a dieta para satisfazer as necessidades acrescidas do feto em crescimento.
- ➢ Observações frequentes: Prestar muita atenção aos sinais de angústia, edema ou outras complicações.
- ➢ Isolar antes do parto: Transferir as búfalas prenhes para um recinto de maternidade limpo e bem preparado uma semana antes da data prevista para o parto.

Preparação para o parto

- ➢ Limpar a área da maternidade: Assegurar que a área está limpa, seca e confortável para minimizar as infecções.
- ➢ Assistência durante o parto: Esteja preparado para prestar assistência durante o parto em caso de distócia.

Conclusão: O maneio eficaz de búfalas prenhes em regiões tropicais envolve o fornecimento de uma nutrição equilibrada, a minimização do stress térmico, a garantia de um alojamento limpo e confortável e a monitorização rigorosa da saúde. Com os cuidados adequados, as búfalas podem ter uma gravidez bem sucedida, um parto sem problemas e uma descendência saudável, aumentando a produtividade e o rendimento económico dos agricultores.

https://www.thehindu.com/sci-tech/agriculture/some-tips-for-managing-pregnant-buffaloes/article4095318.ece

http://www.agritech.tnau.ac.in/expert_system/cattlebuffalo/Breeding%20management%20of%20cattle%20and%20buffaloes-2.html

https://agriculture.vikaspedia.in/viewcontent/agriculture/livestock/cattle-buffalo/breeding-management-1/care-management-of-pregnant-animal?lgn=en

http://www.agritech.tnau.ac.in/expert_system/cattlebuffalo/General%20care%20and%20management.html

Mala Singh, R.K. Singh e K.H. Ratika. A Review of Critical Management of Bovines during Gestation, Peri-Parturient and Lactation Period. Int. J. Curr. Microbiol. App. Sci (2018). Edição especial-7: 1436-1444.

Kalasariya RM, Dhami AJ, Hadiya KK, Borkhatariya DN, Patel JA. Effect of peripartum nutritional management on plasma profile of steroid hormones, metabolites, and postpartum fertility in buffaloes. Vet World. 2017 Mar;10(3):302-310. doi: 10.14202/vetworld.2017.302-310.

Tarunkumar Virabhai Sutaria, Prajwalita Tarun Sutaria, Hareshkumar Chhotalal Nakhashi, Babulal Natvarlal Suthar e Vinod Kumar Sharma. 2020. Gestão de hidroalantois em búfalos Mehsana - dois casos. Bufalo Bulletin. 39(1): 93-97.

https://www.slideshare.net/slideshow/care-and-management-of-pregnant-animals-in-ruminants-and-swine/82471112

https://www.ivis.org/library/bubaline-theriogenology/maternal-complications-of-gestation-buffalo-etiology-antenatal

http://www.agritech.tnau.ac.in/expert_system/cattlebuffalo/General%20care%20and%20management.html#:~:text=General%20care%20and%20management%20of%20Pregnant%20animal&text=Extra%20concentrate%20mix%20of%201.25,and%20protection%20from%20thermal%20stress.

https://www.nddb.coop/farmer/animal-nutrition/care-of-pregnant-animals

https://www.dairypesa.com/farming-facts/care-of-pregnant-animals/

https://agriculture.vikaspedia.in/viewcontent/agriculture/livestock/cattle-buffalo/breeding-management-1/care-management-of-pregnant-animal?lgn=en

https://www.slideshare.net/slideshow/care-and-management-of-pregnant-cows-and-ewes/100288982

https://www.sruc.ac.uk/media/lpgpih50/managing-cows-during-pregnancy-leaflet.pdf

http://eagri.org/eagri50/LPM201/lec09.pdf

https://smallfarms.oregonstate.edu/pregnant-animal-care

https://www.feedinglivestock.vic.gov.au/2023/05/23/management-of-heifers-and-cows-before-calving/

https://agritech.tnau.ac.in/animal_husbandry/animhus_cattle_care&management.html

Capítulo 20

Processo de Parto em Búfalas

Introdução: O parto em búfalas é o processo de dar à luz e envolve mudanças fisiológicas, hormonais e comportamentais. A compreensão e o manejo adequados do processo de parto são cruciais para garantir a saúde e o bem-estar tanto da mãe quanto do bezerro recém-nascido.

Fases do Parto: A parturição divide-se em três fases:

Primeira fase: Preparação (6-12 horas)

- Alterações hormonais:
  - ✓ Aumento da libertação de prostaglandinas, oxitocina e relaxina.
  - ✓ Diminuição dos níveis de progesterona para iniciar o trabalho de parto.
- Sinais comportamentais:
  - ✓ Inquietação, deitar-se e levantar-se frequentemente.
  - ✓ Separação do rebanho.
  - ✓ Agitação da cauda e vocalização ocasional.
- Sinais físicos:
  - ✓ Aumento do úbere e secreção de leite (colostro).
  - ✓ Inchaço e relaxamento da vulva.
  - ✓ Corrimento mucoso da vulva.
- Alterações internas:
  - ✓ Dilatação do colo do útero.
  - ✓ Início das contracções uterinas.

Segunda etapa: Entrega do vitelo (1-4 horas)

- Contracções uterinas e abdominais:

- ✓ As contracções rítmicas expulsam o vitelo pelo canal de parto.

- ➢ Aparência do feto:
  - ✓ O saco amniótico aparece na vulva e normalmente rompe-se.
  - ✓ Os membros anteriores e a cabeça do vitelo emergem primeiro (apresentação anterior normal).
- ➢ Expulsão do bezerro:
  - ✓ A maioria dos partos não é assistida, mas pode ser necessária uma intervenção em caso de distócia (parto difícil).

Terceira fase: Expulsão da Placenta (2-12 horas)

- ➢ Separação da Placenta:
  - ✓ As contracções uterinas ajudam a descolar e a expulsar a placenta.
- ➢ Comportamento pós-parto:
  - ✓ A mãe lambe o vitelo para estimular a circulação e a ligação.
- ➢ Controlo:
  - ✓ A retenção da placenta para além de 12 horas requer atenção veterinária.

Sinais de parturição iminente

- ➢ Relaxamento dos ligamentos pélvicos e dos ossos da bacia.
- ➢ Vulva inchada e avermelhada.
- ➢ Úbere distendido com secreção de colostro.
- ➢ Corrimento mucoso da vulva.

Factores que afectam o parto

- ➢ Raça: Algumas raças podem ser mais propensas a complicações.

- Nutrição: Uma ingestão adequada de energia, proteínas e minerais reduz o risco de distocia.
- Idade e paridade: O primeiro parto (novilhas) pode demorar mais tempo em comparação com as búfalas multíparas.
- Práticas de gestão: Ambientes sem stress facilitam a realização de um trabalho sem sobressaltos.

Assistência durante o parto

- Quando intervir:
  - ✓ Trabalho de parto prolongado (mais de 2-3 horas na segunda fase).
  - ✓ Apresentações anómalas (por exemplo, posição pélvica).
  - ✓ Contracções fracas ou ausentes.
- Passos para a assistência:
  - ✓ Assegurar a limpeza e utilizar equipamento higienizado.
  - ✓ Se necessário, ajudar suavemente o vitelo a parir, utilizando cordas ou correntes.
  - ✓ Contacte um veterinário em caso de complicações.

Cuidados após o parto

Para a barragem

- Monitorização: Verificar se há sinais de retenção da placenta, infecções uterinas ou hemorragia.
- Alimentação: Fornecer água quente e alimentos de fácil digestão para apoiar a recuperação. Suplementar os minerais (especialmente o cálcio) para evitar perturbações metabólicas.
- Saúde: Assegurar que a barragem é vacinada e desparasitada conforme necessário.

Para o vitelo

- Respiração: desobstruir as narinas do vitelo e assegurar que ele começa a respirar.
- Alimentação com colostro: Assegurar que o vitelo recebe colostro nas primeiras 2-4 horas.
- Cuidados navais: Aplicar antissético no cordão umbilical para evitar infecções.

Complicações durante o parto

- Distocia (parto difícil):
  - ✓ Causas: Má apresentação, feto grande ou inércia uterina.
  - ✓ Tratamento: Correção manual, fetotomia ou cesariana por um veterinário.
- Placenta retida:
  - ✓ Factores de risco: Deficiências nutricionais ou infecções.
  - ✓ Tratamento: Remoção manual ou administração de medicamentos uterotónicos.
- Hemorragia pós-parto:
  - ✓ É necessária uma intervenção veterinária imediata.

Práticas de gestão para um parto suave

- Proporcionar uma área de parto limpa, tranquila e sem stress.
- Isolar as búfalas numa cela de maternidade uma semana antes da data prevista para o parto.
- Vigiar o búfalo de perto à medida que se aproxima a data do parto.
- Assegurar a presença de pessoal formado para prestar assistência durante o parto, se necessário.

Conclusão: O manejo adequado e a intervenção oportuna durante o parto são vitais para a saúde da búfala e do bezerro recém-nascido. A observação dos sinais de parto, a prestação da assistência necessária e a garantia de cuidados pós-parto podem minimizar as complicações e assegurar um melhor desempenho reprodutivo das búfalas.

https://www.ivis.org/library/bubaline-theriogenology/parturition-and-puerperium-buffalo#:~:text=Similar%20to%20other%20ruminants%2C%20parturition,expulsion%20of%20the%20fetal%20membranes.

https://www.slideshare.net/slideshow/parturition-process-in-mare-and-buffalo-174963636/174963636

Mahesh S. Dodamani, Khaja Mohteshamuddin, S.D. Awati, M.K. Tandle e S.S. Honnapagol. 2010. Study on Calving Pattern in Buffaloes (Estudo sobre o padrão de parto em búfalos). Veterinary World, Vol.3(4):188-190.

Prakash, B. S., & Madan, M. L. (1985). Indução do parto em búfalas de água (Bubalus bubalis). Theriogenology, 23(2), 325-331. https://doi.org/10.1016/0093-691x(85)90034-2

Jainudeen MR. Criação de búfalos/ Ásia. Encyclopedia of Dairy Sciences. 2002:186-93. doi: 10.1016/B0-12-227235-8/00050-X.

Modi, M., Chauhan, R.A.S. e Shukla, S.P. (2023). Process of parturition in buffaloes. The Indian Journal of Animal Reproduction, 23(2), 141-143.

M. González-Lozano, D. Mota-Rojas, A. Orihuela, J. Martínez-Burnes, A. Di Francia, A. Braghieri, J. Berdugo-Gutiérrez, P. Mora-Medina, R. Ramírez-Necoechea e F. Napolitano. Revisão: Behavioral, physiological, and reproductive performance of buffalo cows during eutocic and dystocic parturitions

(Desempenho comportamental, fisiológico e reprodutivo de vacas búfalas durante partos eutócicos e distócicos). Applied Animal Science 36:407-422.

https://livestock.extension.wisc.edu/articles/three-stages-of-bovine-parturition/#:~:text=There%20are%20three%20stages%20to,whether%20or%20not%20to%20intervene.

https://www.bovinevetonline.com/news/education/three-stages-parturition

https://agriculture.vikaspedia.in/viewcontent/agriculture/livestock/cattle-buffalo/breeding-management-1/calving-parturition?lgn=en

https://www.iowabeefcenter.org/calving/processdelivery.html

https://www.extension.purdue.edu/extmedia/as/as-561-w.pdf

https://animal.ifas.ufl.edu/beef_extension/bcsc/2018/proceedings/strickland.pdf

https://agriallis.com/wp-content/uploads/2019/12/INDUCTION-OF-PARTURITION-IN-CATTLE.pdf

https://nationaldairyfarm.com/wp-content/uploads/2023/02/02_Stages-of-Parturition_Alltech-on-farm-support_111522_English.pdf

https://extension.sdstate.edu/calving-dairy-cows-step-step

https://www.nadis.org.uk/disease-a-z/cattle/calving-module/calving-part-1-the-basics/

Capítulo-21

Gestão do vitelo em búfalos

Introdução: O manejo efetivo dos bezerros é essencial para o crescimento, saúde e produtividade dos búfalos, especialmente em regiões tropicais onde desafios como estresse térmico, doenças e deficiências nutricionais podem afetar o desenvolvimento dos bezerros. O cuidado adequado garante a sobrevivência, taxas de crescimento ótimas e desempenho futuro como animais produtivos.

Cuidados imediatos pós-parto

- Estimulação da respiração
  - ✓ Limpar as vias respiratórias: Remover o muco das narinas e da boca com um pano limpo ou por sucção.
  - ✓ Estimular a respiração: Esfregue a barriga da perna com uma toalha seca para estimular a respiração.
- Desinfeção Naval
  - ✓ Porquê: Prevenir infecções umbilicais (doença do umbigo).
  - ✓ Como: Mergulhar o coto umbilical numa solução de iodo a 7% ou num antissético duas vezes por dia durante 2-3 dias.
- Alimentação com colostro
  - ✓ Momento: Alimentar o colostro nas primeiras 2-4 horas após o nascimento.
  - ✓ Quantidade: 10% do peso corporal nas primeiras 24 horas, dividido em 3-4 refeições.
  - ✓ Importância: O colostro fornece anticorpos, energia e nutrientes essenciais.

Gestão da habitação

- Ambiente limpo e seco

- ✓ Conceção: Utilizar canetas bem ventiladas, à sombra e secas.
- ✓ Cama: Forneça camas limpas, como palha ou casca de arroz, e substitua-as regularmente.
- ✓ Drenagem: Assegurar uma drenagem adequada para evitar a acumulação de água e de estrume.

➢ Proteção contra as intempéries

- ✓ Stress térmico: Use ventiladores, aspersores ou sistemas de nebulização para manter os bezerros frescos.
- ✓ Stress pelo frio: Fornecer cobertores ou roupa de cama adicional durante as noites frias.

➢ Isolamento de vitelos doentes

- ✓ Porquê: Prevenir a propagação de doenças.
- ✓ Como: Mantenha compartimentos separados para os vitelos doentes e desinfecte-os regularmente.

Alimentação e nutrição

➢ Alimentação com leite

- ✓ Duração: Alimentar com leite gordo ou substituto do leite durante 8-12 semanas.
- ✓ Frequência: 2-3 refeições por dia.
- ✓ Quantidade: 10-12% do peso corporal diariamente.

➢ Alimentação por rastejamento

- ✓ Quando começar: Com 2-3 semanas de idade.
- ✓ Tipo de alimentação: Alimento de arranque rico em proteínas e em energia.
- ✓ Objetivo: Estimular o desenvolvimento do rúmen e facilitar a transição para o desmame.

➢ Fornecimento de água

- ✓ Quando começar: Com 2-3 semanas de idade.

- ✓ Importância: A água limpa e fresca ajuda a digestão e a hidratação.

- ➢ Introdução à forragem
  - ✓ Calendário: Com 4-6 semanas, introduzir feno de boa qualidade ou forragem verde.
  - ✓ Objetivo: Favorecer o desenvolvimento do rúmen.
- ➢ Suplementação de minerais e vitaminas
  - ✓ Fornecer misturas de minerais para evitar carências e assegurar um crescimento saudável.

Gestão da saúde

- ➢ Calendário de vacinação
  - ✓ Iniciar a vacinação de acordo com a prevalência de doenças locais e os conselhos veterinários (por exemplo, febre aftosa, brucelose, etc.).
- ➢ Desparasitação
  - ✓ Calendário: Primeira desparasitação às 2-3 semanas de idade, depois a cada 2-3 meses.
  - ✓ Método: Utilizar anti-helmínticos de largo espetro, tal como prescrito por um veterinário.
- ➢ Controlo de Parasitas
  - ✓ Proteja os vitelos das carraças, pulgas e moscas através de inspecções e tratamentos regulares.
- ➢ Monitorização da doença
  - ✓ Monitorizar os sinais de doenças comuns como a diarreia, a pneumonia e a doença do umbigo.
  - ✓ Isolar e tratar prontamente os vitelos doentes.

Monitorização do crescimento

- ➢ Controlo do peso: Pesar regularmente os vitelos para monitorizar as taxas de crescimento.

- Indicadores de crescimento: Atingir 300-400 gramas de aumento de peso por dia nos primeiros 6 meses.

Desmame

- Calendário: Os vitelos são desmamados com 8-12 semanas de idade, quando consomem 1-1,5 kg de alimentos sólidos por dia.
- Método: Redução gradual das mamadas de leite para evitar o stress.

Identificação

- Utilizar marcas auriculares, tatuagens ou chips electrónicos para a manutenção e gestão adequadas dos registos.

Socialização

- Introduzir os vitelos no alojamento em grupo após o desmame para promover o comportamento social e reduzir o stress.

Desafios comuns e sua gestão

- Stress térmico: Proporcionar sombra, água fresca e electrólitos durante o calor extremo.
- Diarreia: Assegurar uma higiene correta e um tratamento imediato com soluções de reidratação oral.
- Problemas respiratórios: Manter uma boa ventilação e evitar a sobrelotação.

Benefícios de um maneio adequado dos vitelos

- Taxas de sobrevivência mais elevadas.
- Melhoria do crescimento e da produtividade.
- Atingir precocemente o potencial de reprodução e de ordenha.
- Redução da incidência de doenças.

Conclusão: O manejo eficiente de bezerros em regiões tropicais envolve o fornecimento de nutrição adequada, alojamento e cuidados com a saúde, ao mesmo tempo em que se abordam os desafios climáticos. Essas práticas ajudam a garantir a sobrevivência e o crescimento ideal dos bezerros búfalos, formando a base para um rebanho produtivo e lucrativo.

Referências

https://daf.nt.gov.au/__data/assets/pdf_file/0008/233189/296.pdf

http://www.agritech.tnau.ac.in/expert_system/cattlebuffalo/Calf%20management.html

Harini R, Mahadevappa D Gouri, Ramachandraih M, Vivek M Patil e Umashankar BC. Gestão geral do bezerro de búfalo - uma revisão. Ata Scientific Veterinary Sciences 4.9 (2022): 53-60

K. Prasanthi, R. Mallikarjun, D. Sreekumar, V. Rajaganapathy, R. Ganesan, & K. Natchimuthu. (2023). Gestão de bezerros de búfalo e práticas de cuidados de saúde seguidas por agricultores na região de Yanam de Puduchery. The Indian Veterinary Journal, 100(12), 29-32.

https://agriculture.vikaspedia.in/viewcontent/agriculture/livestock/cattle-buffalo/rearing-of-calves?lgn=en

Choudhary, S., Kamboj, M. L., Ungerfeld, R., & Singh, P. (2022). Calf-cow and bull-cow management in buffaloes: Effects on growth, productive and reproductive performance of mothers and their calves. Reproduction in Domestic Animals, 57, 1428-1439. https://doi.org/10.1111/rda.14219

Lotito, D., Pacifico, E., Matuozzo, S., Musco, N., Iommelli, P., Zicarelli, F., Tudisco, R., Infascelli, F., & Lombardi, P. (2023). Composição, caraterísticas e manejo do colostro para bezerros de búfalo: A Review. Veterinary sciences, 10(5), 358. https://doi.org/10.3390/vetsci10050358

https://www.dairyknowledge.in/sites/default/files/7.0_crp_presentation_on_16th_may_2017-final.pdf

http://buffalopedianew.cirb.res.in/feeding-of-buffalo-calves-from-6-month-of-age/

http://www.agritech.tnau.ac.in/expert_system/cattlebuffalo/Calf%20management.html

https://agritech.tnau.ac.in/expert_system/cattlebuffalo/General%20care%20and%20management.html

https://www.dairypesa.com/farming-facts/care-and-management-of-newly-born-calf/

https://www.dairyknowledge.in/dkp/article/care-new-born-calf

https://www.nddb.coop/services/animalnutrition/cn

https://projectblue.blob.core.windows.net/media/Default/Dairy/Publications/CalfManagementGUide3090_200128_WEB.pdf

https://afs.ca.uky.edu/files/feeding_and_managing_baby_calves_from_birth_to_3_months_of_age.pdf

https://extension.msstate.edu/sites/default/files/publications/publications/p3274.pdf

https://ahdb.org.uk/knowledge-library/dairy-calf-management

Capítulo 22

Colostro artificial para vitelos búfalos

Introdução: Nos casos em que o colostro natural não está disponível ou é insuficiente (devido à morte materna, doença ou baixa produção de leite), o colostro artificial pode ser preparado como um substituto. O colostro artificial fornece anticorpos essenciais, nutrientes e energia necessários para a imunidade e sobrevivência de um bezerro búfalo, especialmente em regiões tropicais onde o stress ambiental e as doenças são prevalentes.

Composição do colostro artificial: Uma boa mistura de colostro artificial deve imitar as propriedades nutricionais e imunológicas do colostro natural. Os componentes são normalmente acessíveis em ambientes agrícolas rurais ou tropicais.

Ingredientes

- Leite gordo fresco: 1 litro (fornecimento de nutrientes de base).
- Gema de ovo: 1-2 ovos (rica em anticorpos e nutrientes).
- Óleo de rícino ou óleo de fígado de bacalhau: 1 colher de sopa (para favorecer a expulsão do mecónio e fornecer vitaminas A e D).
- Glucose ou açúcar: 20-30 gramas (como fonte de energia imediata).
- Sal: Uma pitada (para equilíbrio eletrolítico).
- Suplemento de vitaminas e minerais *(opcional)*: Os suplementos disponíveis no mercado podem melhorar a nutrição se estiverem acessíveis.

Preparação do colostro artificial

- Base de leite: Aquecer o leite até à temperatura corporal (37°C) para garantir a digestibilidade.
- Ingredientes da mistura:
  - ✓ Bata bem a gema de ovo e misture-a com o leite morno.
  - ✓ Adicione a glucose, o óleo de rícino e uma pitada de sal.
  - ✓ Mexa bem para obter uma mistura homogénea.
- Verificar a temperatura: Assegurar que a mistura está morna antes da alimentação para evitar o stress térmico ou o escaldão da boca do vitelo.

Protocolo de alimentação

- Momento: A primeira alimentação deve ocorrer dentro de 2-4 horas após o nascimento, uma vez que o intestino do vitelo é mais permeável aos anticorpos durante este período.
- Quantidade: Dar 10% do peso corporal do vitelo nas primeiras 24 horas, dividido em 3-4 refeições.
- Frequência: Continuar a alimentar com colostro artificial durante as primeiras 24-48 horas, depois mudar para leite gordo ou substituto do leite.

Benefícios do Colostro Artificial

- Apoio imunitário: Proporciona imunidade passiva através dos anticorpos presentes na gema do ovo.
- Aumento de energia: Fornece energia para combater a fraqueza inicial pós-parto.
- Saúde intestinal: Apoia a expulsão do mecónio e previne problemas digestivos precoces.
- Hidratação: Mantém o equilíbrio eletrolítico na ausência de colostro natural.

Precauções

- Higiene: Esterilizar todo o equipamento de alimentação para evitar a introdução de agentes patogénicos. Utilizar ingredientes frescos e limpos.
- Temperatura: Evitar o sobreaquecimento ou a subnutrição da mistura.
- Alimentação atempada: Administrar o mais cedo possível para garantir a absorção dos anticorpos.
- Duração da substituição: Utilizar o colostro artificial apenas durante os primeiros 1-2 dias e depois passar a um regime de alimentação normal.

Conclusão: O colostro artificial é uma alternativa que salva vidas para bezerros búfalos em regiões tropicais quando o colostro natural não está disponível. Ao fornecer anticorpos essenciais, nutrientes e energia, ele garante a sobrevivência do bezerro e um início de vida saudável, ajudando os produtores a manter a produtividade mesmo em circunstâncias difíceis.

Referências

https://www.cargill.co.in/en/importance-of-colostrum-for-new-born-calves

https://artsfoodproducts.com/en/products/col-o-calf?srsltid=AfmBOooO4y0IFiYgSys389Cmddk46zxOGOADUfwmJqXM64Ek8BxUcol

http://ecoursesonline.iasri.res.in/mod/page/view.php?id=126402

Fallon, R. J., Harte, F. J., & Keane, M. G. (1989). Methods of Artificially Feeding Colostrum to the New-Born Calf. Irish

Journal of Agricultural Research, 28(1), 57-63. http://www.jstor.org/stable/25556230

http://www.agritech.tnau.ac.in/expert_system/cattlebuffalo/Calf%20management.html

https://www.publish.csiro.au/ebook/chapter/9780643107427_Chapter5

https://beef.unl.edu/beefwatch/importance-colostrum-newborn-calf

https://www.dairyherd.com/news/education/pros-and-cons-using-colostrum-replacer

Lotito, D., Pacifico, E., Matuozzo, S., Musco, N., Iommelli, P., Zicarelli, F., Tudisco, R., Infascelli, F. e Lombardi, P. Composição, caraterísticas e manejo do colostro para bezerros búfalos: A Review. Vet. Sci. 2023, 10, 358. https://doi.org/10.3390/ vetsci10050358

Pankaj Kumar Singh, M.L. Kamboj, Subhash Chandra, Amit Kumar e Nishant Kumar. Influence of weaning on growth, health and behaviour of buffalo (Bubalus bubalis) calves (Influência do desmame no crescimento, saúde e comportamento dos vitelos de búfalo (Bubalus bubalis). Indian J. Anim. Res., 53(5) 2019: 680-684.

Sanjay Choudhary, M L Kamboj, Shwetambri Jamwal, Prasanna Pal, Devan Arora, Vinayak Ingle, Pawan Singh e S S Lathwal. 2022. Effect of mother contact and voluntary colostrum suckling on growth, health and stress of neonatal buffalo calves. Indian Journal of Animal Sciences 92 (1): 89-95.

https://www.slideshare.net/slideshow/colostrum-management-83324328/83324328

Capítulo 23

Doença Naval/Doença Conjunta em vitelos búfalos

Introdução: A doença naval, ou doença das articulações, é mais comum em búfalos recém-nascidos e ocorre normalmente nas primeiras semanas de vida. Trata-se de uma infeção bacteriana que afecta normalmente os búfalos recém-nascidos pouco depois do nascimento. A infeção afecta normalmente o umbigo (zona umbilical), mas pode estender-se às articulações, aos ossos e a outros órgãos, conduzindo à septicemia. Esta condição resulta num crescimento deficiente, numa vitalidade reduzida e, em casos graves, na morte. A doença é causada por infecções bacterianas que entram no corpo através do cordão umbilical ou da pele danificada e se propagam a outras partes do corpo. Esta doença é particularmente preocupante na criação de búfalos, especialmente nas regiões tropicais, onde as condições ambientais e as práticas de maneio podem predispor os animais a infecções.

Causas: A principal causa da doença naval é a infeção bacteriana. As bactérias tipicamente envolvidas são:

- E. coli (Escherichia coli)
- Streptococcus spp.
- Staphylococcus aureus
- Salmonella spp.
- Trueperella pyogenes (anteriormente Arcanobacterium pyogenes)
- Clostridium spp.

Estas bactérias encontram-se frequentemente no ambiente, especialmente em condições não higiénicas ou em superfícies contaminadas. A infeção também pode resultar de um manuseamento inadequado durante o parto, levando à contaminação do umbigo ou das articulações. Outros factores que contribuem para a infeção incluem:

- Falta de higiene durante o parto, como camas e equipamento sujos e práticas sanitárias deficientes.
- Desinfeção tardia do umbigo ou cuidados inadequados com o cordão umbilical após o nascimento.
- Ingestão inadequada de colostro pelo recém-nascido, o que pode reduzir a imunidade.
- Humidade ou precipitação excessivas em climas tropicais, que podem criar ambientes húmidos que favorecem o crescimento bacteriano.
- Sobrelotação dos compartimentos ou condições de alojamento inadequadas que contribuem para uma ventilação e higiene deficientes.

Incidência: A doença naval/doença articular é mais comum em regiões com más práticas de gestão e condições insalubres. Nas zonas tropicais, onde a elevada humidade e o calor proporcionam condições favoráveis ao crescimento bacteriano, a incidência pode aumentar durante a estação das chuvas.

Os factores que afectam a incidência incluem:

- Higiene: A falta de higiene em torno do parto e nas áreas de alojamento pode aumentar a probabilidade de infecções bacterianas.
- Cuidados com o umbigo: Os vitelos de búfala nascidos em condições em que o umbigo não é desinfectado ou tratado prontamente estão em maior risco.
- Imunidade: Os vitelos que não recebem colostro adequado, que é rico em anticorpos, são mais susceptíveis a infecções.

- Gestão: As explorações com elevada densidade animal, cama inadequada ou ventilação deficiente são mais propensas a surtos.

Fisiopatologia: A doença naval começa quando as bactérias entram no cordão umbilical durante ou logo após o nascimento. Estes agentes patogénicos propagam-se depois aos tecidos circundantes, incluindo as articulações, os ossos e o sangue, provocando:

- Invasão bacteriana: A infeção começa frequentemente no umbigo (cordão umbilical), mas as bactérias podem também infetar as articulações, os ossos ou mesmo os pulmões.
- Desenvolvimento de sépsis: Se não for tratada, a infeção pode levar a uma infeção sistémica (sépsis), que pode envolver vários sistemas de órgãos, particularmente os pulmões, o fígado e os rins.
- Envolvimento das articulações: Nos casos de doença das articulações, as bactérias invadem o líquido sinovial, causando inflamação e formação de pus nas articulações afectadas. Isto pode resultar num aumento das articulações, claudicação e dor.
- Formação de abcessos: A infeção também pode causar a formação de abcessos, o que pode complicar ainda mais a condição.

Sintomas clínicos: Os sinais clínicos da doença naval e da doença articular podem variar consoante a gravidade da infeção e se esta envolve outros sistemas do corpo. Os sintomas típicos incluem:

- Doença Naval (infeção umbilical):
  - ✓ Vermelhidão, inchaço e corrimento na zona do cordão umbilical ou do umbigo.

- ✓ Corrimento espesso e purulento da zona umbilical, que pode ter um odor desagradável.
- ✓ Febre e perda de apetite em alguns casos.
- ✓ Abdómen inchado em casos graves, indicando a propagação da infeção.
- ✓ Podem desenvolver-se abcessos à volta do umbigo.

- ➢ Doença das articulações (Infeção das articulações):
  - ✓ Inchaço e dor numa ou mais articulações (por exemplo, cotovelo, joelho, jarrete).
  - ✓ Coxeio e dificuldade em deslocar-se ou andar.
  - ✓ Febre e depressão geral.
  - ✓ Articulações quentes, inchadas e dolorosas que podem parecer alargadas.
  - ✓ Mobilidade reduzida, rigidez ou claudicação do membro afetado.
  - ✓ Em casos graves, pode haver acumulação de pus ou líquido nas articulações.
- ➢ Sintomas sistémicos (casos graves de sépsis):
  - ✓ Febre alta, desidratação e fraqueza.
  - ✓ Respiração rápida, sinais de dificuldade respiratória.
  - ✓ Taquicardia (aumento do ritmo cardíaco).
  - ✓ Crescimento deficiente e aumento de peso.
  - ✓ Morte, em casos graves não tratados.

Diagnóstico: O diagnóstico da doença naval ou da doença articular baseia-se no exame clínico e nas análises laboratoriais.

- ➢ Exame clínico: Inspeção cuidadosa da zona umbilical, das articulações e da saúde geral do vitelo búfalo. Os sinais de inchaço, corrimento ou abcessos são sugestivos de infeção.

- Cultura bacteriana: Pode ser colhida uma amostra do umbigo ou do fluido articular e fazer-se uma cultura para identificar a bactéria causadora. Isto ajuda a escolher o tratamento adequado.
- Exames de sangue: Um hemograma completo pode revelar glóbulos brancos elevados, indicando infeção ou inflamação.
- Análise do fluido articular: Nos casos de envolvimento das articulações, o fluido da articulação afetada pode ser aspirado e analisado para detetar sinais de infeção, como pus ou uma contagem elevada de glóbulos brancos.

Tratamento: O tratamento depende da gravidade da infeção.

- Antibióticos: Os antibióticos de largo espetro, como a penicilina ou as cefalosporinas, são normalmente utilizados para tratar as infecções bacterianas do . O tratamento pode ter de ser ajustado com base nos resultados da cultura bacteriana e dos testes de sensibilidade.
  - ✓ Podem ser utilizados antibióticos sistémicos (orais ou injectáveis) para a infeção generalizada.
  - ✓ Antibióticos tópicos ou antibióticos intramamários para infecções localizadas na zona do umbigo.
- Medicamentos anti-inflamatórios: Os AINEs (por exemplo, flunixina meglumina ou cetoprofeno) podem ajudar a reduzir a dor e a inflamação.
- Drenagem de abcessos: Em casos graves de abcesso articular ou umbilical, pode ser necessária uma drenagem ou aspiração cirúrgica para remover o pus e promover a cura.
- Cuidados de apoio: Assegurar que o vitelo tem uma nutrição adequada, hidratação e um alojamento confortável para apoiar a recuperação.

- Fluidoterapia: Se o vitelo estiver gravemente desidratado, pode ser necessária uma fluidoterapia intravenosa.

Controlo e prevenção: A prevenção da doença naval e da doença articular envolve boas práticas de gestão, higiene e cuidados neonatais adequados.

- Desinfeção do umbigo: Desinfetar imediatamente o cordão umbilical com um antissético forte (por exemplo, solução de iodo) após o nascimento para evitar a entrada de bactérias.
- Limpeza das áreas de parto: Assegure-se de que a área de parto esteja limpa, seca e livre de contaminantes. A cama e o saneamento adequados podem minimizar a exposição a bactérias.
- Cuidados adequados com o bezerro: Fornecer uma ingestão adequada de colostro para garantir que o bezerro tenha imunidade suficiente. O colostro é essencial para o sistema imunitário do recém-nascido.
- Abate: Em casos de doença articular grave ou crónica, os animais afectados podem ter de ser abatidos para evitar a propagação da infeção.
- Vacinação: Embora não existam vacinas específicas para a doença naval ou articular, assegurar um bom estado geral de saúde e uma gestão adequada pode reduzir o risco de infeção.
- Minimizar o stress: Reduzir a sobrelotação, melhorar a ventilação e assegurar condições de alojamento adequadas para minimizar o stress, que pode diminuir a resposta imunitária.
- Cuidados veterinários imediatos: A deteção e o tratamento precoces dos sintomas podem reduzir a gravidade da doença e evitar complicações.

Conclusão: A doença do umbigo e a doença das articulações são problemas de saúde significativos em búfalos recém-nascidos em regiões tropicais, onde as condições ambientais e as práticas de manejo podem predispor os bezerros à infeção. O diagnóstico precoce e o tratamento eficaz com antibióticos, juntamente com medidas preventivas como a higiene adequada e a desinfeção do umbigo, podem reduzir significativamente a incidência desta doença. Assegurando boas práticas de gestão e prestando cuidados adequados, o risco de doença naval e articular pode ser minimizado, promovendo a saúde e a produtividade dos rebanhos de búfalos.

https://www.thecattlesite.com/diseaseinfo/216/joint-ill-navel-ill#:~:text=Navel%20or%20joint%20ill%20is,where%20the%20bacteria%20spread%20to.

https://www.nadis.org.uk/disease-a-z/cattle/joint-ill-navel-ill-of-calves/

https://www.slideshare.net/slideshow/navel-ill-and-joint-illpptx/262151264

Ganga Naik S, Ananda K J, Kavitha Rani B, Kotresh A M, Shambulingappa B E, e Patel S R. 2011. Doença do umbigo em recém-nascidos bezerros e seu tratamento bem-sucedido. Veterinary World. 4(7): 326-327, DOI:10.5455/vetworld.4.326

https://www.louisavetservice.com/single-post/2018/09/12/navel-ill-is-making-us-ill

https://news.okstate.edu/articles/communications/2020/navel-ill-a-conundrum-of-calf-belly-button-bumps.html https://www.ksre.k-state.edu/news/stories/2022/02/cattle-chat-navel-ill.html

Subhash Kharb, Annu Yadav, Tarun Kumar e Neelesh Sindhu. 2021. Infecções umbilicais em vitelos criados em sistema tradicional e sua gestão. Indian J. Vet. Med. 41(1), 61-64.

Abdullah FFJ, Sadiq MA, Mohammed K, Tijjani A, Abba Y, Chung ELT, Adamu L, Osman AY, Lila MAM, Haron AW e Saharee AZ. Um caso clínico de doença do umbigo e das articulações num vitelo - tratamento médico. International Journal of Livestock Research. 5(5): 103-108.

Capítulo-24

Diarreia em vitelos búfalos

Introdução: A diarreia em vitelos búfalos é caracterizada por fezes frequentes, soltas ou aquosas, frequentemente associadas a desidratação e desequilíbrio eletrolítico. Pode ocorrer como resultado de causas infecciosas (bacterianas, virais, parasitárias) ou não infecciosas (mudanças na dieta, problemas de manejo ou fatores ambientais). A diarreia é um problema de saúde comum e grave nos vitelos búfalos, particularmente nas regiões tropicais, onde as temperaturas elevadas, a humidade e as práticas de maneio inadequadas contribuem para a sua ocorrência. Pode levar à desidratação grave, desnutrição, fraqueza e até mesmo à morte de bezerros jovens se não for tratada prontamente. Nas regiões tropicais, a temperatura ambiente elevada, combinada com falta de higiene, ingestão inadequada de colostro e condições de stress, torna os vitelos particularmente vulneráveis a perturbações gastrointestinais.

Causas

Causas infecciosas:

- Infecções bacterianas:
  - ✓ Escherichia coli (E. coli): Uma das principais causas de diarreia neonatal, especialmente as estirpes enterotoxigénicas que produzem toxinas.
  - ✓ Salmonella spp: Pode provocar uma doença sistémica grave com diarreia, febre e septicemia.
  - ✓ Clostridium perfringens: Produz toxinas que causam um rápido início de diarreia nos vitelos, frequentemente com elevada mortalidade.

- ✓ Campylobacter spp: Outra causa bacteriana de diarreia, frequentemente associada a alimentos e água contaminados.
- ➢ Infecções virais:
  - ✓ Rotavírus: Causa comum de diarreia em vitelos jovens, causando má absorção e desidratação.
  - ✓ Coronavírus: Semelhante ao rotavírus, mas normalmente resulta em casos mais graves com envolvimento sistémico.
  - ✓ Vírus da diarreia viral bovina (BVDV): Pode contribuir para a diarreia como parte de uma infeção viral mais generalizada.
- ➢ Infecções parasitárias:
  - ✓ Coccidia (por exemplo, Eimeria spp.): Parasitas protozoários que podem causar diarreia, especialmente quando os animais estão sob stress.
  - ✓ Estrongilos (vermes redondos), ténias e vermes pulmonares: As infestações parasitárias podem provocar perturbações digestivas e diarreia nos búfalos jovens.

Causas não infecciosas:

- ➢ Factores dietéticos:
  - ✓ As mudanças súbitas no leite ou nos alimentos sólidos, ou a sobrealimentação de leite, podem causar perturbações digestivas nos vitelos.
  - ✓ Os alimentos de má qualidade ou a água contaminada podem provocar irritação intestinal e diarreia.
- ➢ Factores ambientais:
  - ✓ O stress devido à sobrelotação, a temperaturas extremas ou ao transporte pode comprometer o sistema imunitário do vitelo e predispô-lo à diarreia.

- Questões de gestão:
  - ✓ Falta de ingestão correta de colostro: O colostro fornece imunoglobulinas essenciais (anticorpos) ao bezerro nas primeiras horas de vida. Uma ingestão insuficiente enfraquece o sistema imunitário do vitelo, tornando-o mais suscetível a infecções.
  - ✓ A falta de higiene nas áreas de alojamento e alimentação, a cama contaminada e as fontes de água não higiénicas podem facilitar a transmissão de agentes patogénicos.

Incidência: A incidência de diarreia nos vitelos búfalos é relativamente elevada nas regiões tropicais, particularmente durante a estação das chuvas, quando os níveis de humidade são elevados e as condições favorecem o crescimento bacteriano. Alguns factores que contribuem para isso são

- Variações sazonais: A diarreia é mais comum nas estações chuvosas e quentes devido às más condições de alojamento e à elevada humidade.
- Má gestão das explorações agrícolas: As explorações agrícolas com condições sanitárias inadequadas, sobrelotação e nutrição insuficiente estão em maior risco.
- Idade jovem: Os vitelos, especialmente os que têm menos de 3 meses de idade, são mais vulneráveis a infecções e problemas gastrointestinais devido à imaturidade do seu sistema imunitário.

Fisiopatologia: A fisiopatologia da diarreia em vitelos búfalos depende da causa subjacente. No entanto, o mecanismo geral envolve:

- Infeção dos intestinos: Os agentes patogénicos, como bactérias, vírus ou parasitas, invadem a mucosa intestinal e perturbam a digestão e a absorção normais. Isto leva à perda de fluidos, desequilíbrio eletrolítico e inflamação intestinal.

- Produção de toxinas: Muitos agentes patogénicos bacterianos, como a E. coli e o Clostridium spp., produzem toxinas que danificam o revestimento intestinal, prejudicam a absorção de nutrientes e provocam uma resposta inflamatória.
- Má absorção: Danos no revestimento do intestino ou alterações na flora intestinal podem levar à má absorção, em que os nutrientes não são absorvidos adequadamente, levando a uma maior desidratação e perda de peso.
- Desidratação: Uma vez que a diarreia leva à perda de líquidos e electrólitos, instala-se a desidratação, que pode ser grave e pôr a vida em risco se não for tratada.
- Efeitos sistémicos: Em casos graves, as toxinas e a infeção podem entrar na corrente sanguínea, levando à septicemia, que pode causar a falência de órgãos e a morte.

Sintomas clínicos

- Fezes moles ou líquidas: Esta é a caraterística da diarreia, muitas vezes com uma maior frequência de defecação.
- Desidratação: Os sintomas incluem olhos encovados, membranas mucosas secas, redução do turgor da pele e fraqueza.
- Febre: Aumento da temperatura corporal, particularmente em casos de infeção (especialmente bacteriana).
- Falta de apetite e letargia: Os vitelos podem estar menos interessados na alimentação e apresentar sinais de letargia ou fadiga.

- Distensão abdominal: Em alguns casos, especialmente em infecções graves, pode haver inchaço devido à acumulação de gases ou líquidos nos intestinos.
- Perda de peso: A diarreia contínua, especialmente sem tratamento adequado, leva a uma rápida perda de peso e a um crescimento atrofiado.
- Fezes com mau cheiro, cheias de muco ou com sangue: Isto pode indicar infecções mais graves ou sistémicas, como infecções por Salmonella ou Clostridium.

Diagnóstico: O diagnóstico baseia-se nos sintomas clínicos, no historial e nas análises laboratoriais.

- Exame clínico: Inspecionar o vitelo para detetar sinais de diarreia, desidratação e estado geral.
- Análise de fezes: A análise laboratorial de amostras de fezes pode identificar o agente causador (por exemplo, cultura bacteriana, exame parasitológico).
- Análises ao sangue: Análises ao sangue para verificar se há sinais de infeção, desidratação e desequilíbrios electrolíticos.
- Ultrassom ou exame de fezes: Para detetar inflamação intestinal, parasitas intestinais ou outras anomalias estruturais.
- Teste PCR: Para identificar vírus específicos como o rotavírus, o coronavírus ou o BVDV.

Tratamento: O tratamento da diarreia em vitelos búfalos envolve a correção da causa subjacente, a reidratação do vitelo e a prestação de cuidados de apoio.

- Fluidoterapia: O aspeto mais importante do tratamento. Devem ser dadas ao vitelo soluções de reidratação oral (SRO) com electrólitos. Se o vitelo estiver gravemente desidratado, pode ser necessária uma fluidoterapia intravenosa.

- Antibióticos: Podem ser utilizados antibióticos de largo espetro (por exemplo, oxitetraciclina, ceftiofur) se houver suspeita ou confirmação de uma infeção bacteriana.
- Antiprotozoários: Se forem diagnosticadas infecções parasitárias como a coccidiose, podem ser prescritos medicamentos anticoccidianos (por exemplo, sulfonamidas).
- Medicamentos anti-diarreicos: Em alguns casos, os agentes antidiarreicos podem ajudar a reduzir a gravidade dos sintomas (embora sejam menos utilizados no caso de diarreia infecciosa).
- Apoio nutricional: Continuar a alimentar o vitelo com substitutos do leite ou colostro. Evite a sobrealimentação e reintroduza gradualmente alimentos sólidos à medida que o vitelo recupera.
- Antipiréticos: Se o vitelo tiver febre, podem ser utilizados redutores da febre (por exemplo, AINEs como a flunixina meglumina).

Controlo e prevenção: A prevenção é fundamental para reduzir a incidência de diarreia nos vitelos búfalos.

- Higiene: Assegurar camas limpas e secas, água limpa e equipamento desinfectado para a alimentação e a ordenha.
- Ingestão adequada de colostro: Assegurar que os vitelos recebem colostro nas primeiras horas após o nascimento, fornecendo anticorpos essenciais para aumentar a imunidade.
- Vacinação: As vacinas contra doenças como o rotavírus, o coronavírus, a E. coli e o BVDV podem ajudar a prevenir infecções virais e bacterianas.

- Nutrição: Forneça substitutos do leite de alta qualidade e assegure-se de que os vitelos têm uma dieta constante e adequada. Evitar mudanças bruscas na alimentação.
- Gestão ambiental: Minimizar o stress através de uma ventilação adequada, de um alojamento apropriado e da redução da sobrelotação. Em climas tropicais, assegurar um controlo adequado da sombra e da temperatura.
- Desparasitação regular: Estabelecer um programa de desparasitação para prevenir infestações parasitárias.
- Deteção e tratamento precoce: Identificar e tratar rapidamente os vitelos doentes para evitar surtos e minimizar as perdas.

Conclusão: A diarreia em bezerros búfalos em regiões tropicais é um problema de saúde significativo que pode levar a consequências graves, incluindo desidratação, desnutrição e até mesmo a morte. Práticas de gestão adequadas, tais como assegurar uma boa higiene, ingestão adequada de colostro, vacinação atempada e controlo ambiental podem reduzir significativamente a incidência desta doença. O diagnóstico precoce, o tratamento adequado e os cuidados de apoio são essenciais para gerir os vitelos afectados e assegurar a sua recuperação.

Referências

https://www.msdvetmanual.com/digestive-system/intestinal-diseases-in-ruminants/diarrhea-in-neonatal-ruminants#Clinical-Findings_v3263366

Nishant Pandey, Kabita Roy, DK Gupta, AK Singh e Prashant Pandey. Prevalência de diarreia em vitelos búfalos em Jabalpur e arredores, Madhya Pradesh. The Pharma Innovation Journal 2023; 12(3):

N.P. Sunil-Chandra, e S. Mahalingam. Rotavirus-associated diarrhoea in buffalo calves in Sri Lanka. Research in Veterinary Science. Volume 56, Número 3, maio de 1994, Páginas 393-396.

Subhash Malik, Amit Kumar Verma, Amit Kumar, M.K. Gupta e S.D. Sharma. 2012. Incidence of Calf Diarrhea in Cattle and Buffalo Calves in Uttar Pradesh, India. Asian Journal of Animal and Veterinary Advances 7(10):1049-1054. DOI:10.3923/ajava.2012.1049.1054

Rohini Gupta, Aditya Agrawal, PC Shukla, Shailesh Kumar Patel, Naveen Kumar Verma e Kabita Roy. Gestão terapêutica da diarreia aguda em vitelos búfalos pré-desmamados com regimes de combinação de electrólitos à base de plantas. Jornal de Farmacognosia e Fitoquímica 2020; 9(1): 666-671. DOI: https://doi.org/10.22271/phyto.2020.v9.i1k.10521

Rachna Poonia, Sumnil Marwaha, Hemant Dadhich e Manisha Mathur. Estudos bacterianos em vitelos búfalos afectados por diarreia (Bubalus bubalis). International Journal of Advanced Biochemistry Research 2024; 8(1): 191-192. DOI: https://doi.org/10.33545/26174693.2024.v8.i1c.334

Capítulo 25

Distocia em búfalos

Introdução: A distócia, ou parto difícil, qualquer dificuldade durante o processo de nascimento, levando a um parto atrasado ou obstruído, é um problema reprodutivo significativo em búfalas que pode levar a complicações tanto para a mãe quanto para o bezerro. Ocorre quando há uma anormalidade no processo de parto, muitas vezes devido a factores mecânicos ou fisiológicos. Nas regiões tropicais, onde as condições ambientais e as práticas agrícolas podem contribuir para problemas de saúde reprodutiva, a distocia é uma preocupação importante para a produção de leite e carne. Em búfalas, a distocia é uma condição que pode causar sofrimento significativo, prolongar o trabalho de parto e resultar em complicações, como prolapso uterino, retenção de placenta ou até mesmo a morte do bezerro ou da mãe. Nas regiões tropicais, factores como o stress térmico, a má nutrição, a condição corporal inadequada e os problemas de gestão podem exacerbar o risco de distocia. A intervenção atempada é crucial para garantir a saúde da mãe e do vitelo

Causas da distócia: As causas da distocia em búfalas podem ser classificadas em factores maternos e fetais.

Factores maternos:

- Anomalias da estrutura pélvica: Pélvis estreita ou malformada, que pode obstruir a passagem do bezerro durante o parto.
- Anomalias uterinas ou cervicais: Malformações ou lesões do útero ou do colo do útero, como aderências ou traumatismos anteriores, podem dificultar o processo de nascimento.

- Inércia uterina: É a incapacidade do útero de se contrair eficazmente durante o parto. Pode ocorrer devido a hipocalcemia, desnutrição ou traumatismo de parto anterior.
- Exaustão materna: Um trabalho de parto prolongado, especialmente em climas tropicais quentes, pode levar à exaustão materna, dificultando a contração do útero.
- Deficiências nutricionais: Uma nutrição inadequada pode levar a músculos uterinos fracos e a um desenvolvimento deficiente do vitelo, aumentando a probabilidade de distocia.

Factores fetais:

- Bezerro de tamanho grande: Os vitelos maiores do que o normal, muitas vezes devido à genética ou à sobrealimentação, podem resultar num parto difícil.
- Má apresentação: O bezerro pode estar posicionado de forma anormal (por exemplo, apresentação pélvica, cabeça para trás ou pernas dobradas), dificultando o parto.
- Fetos múltiplos: Embora menos comuns, as gravidezes múltiplas podem levar à distócia devido ao espaço insuficiente para todos os fetos no útero.
- Anomalias fetais: As malformações do feto, como a hidrocefalia ou as deformações, podem causar dificuldades no parto.

Incidência de distócia: A incidência de distocia em búfalas pode variar dependendo de factores.

- Idade e paridade: As búfalas mais velhas ou com um historial de partos difíceis têm mais probabilidades de sofrer de distocia. As búfalas que dão à luz pela primeira vez também podem ter dificuldades.

- Raça: Algumas raças de búfalos podem ser mais propensas à distócia, particularmente as de maior tamanho corporal.
- Práticas de maneio: A má nutrição, o alojamento inadequado e a falta de cuidados veterinários corretos podem aumentar o risco de distocia.
- Stress ambiental: O stress térmico em climas tropicais, associado ao mau estado dos animais, pode exacerbar o risco de trabalho difícil.
- Variações sazonais: A incidência de distocia pode ser maior durante as estações quentes e húmidas, quando as búfalas estão mais stressadas e menos aptas fisicamente.

Fisiopatologia da distócia: A fisiopatologia da distocia depende da causa subjacente, mas geralmente envolve interferência na progressão normal do trabalho de parto.

- Falha das contracções uterinas: As contracções uterinas inadequadas ou ineficazes podem impedir a passagem do vitelo pelo canal de parto.
- Obstrução do canal de parto: O posicionamento anormal do feto ou o tamanho excessivo do feto podem obstruir fisicamente o processo de nascimento.
- Lesão dos tecidos: O trabalho de parto prolongado ou a força excessiva durante o parto podem provocar lesões no canal de parto, no útero ou no colo do útero da mãe.
- Infeção e inflamação: A distocia prolongada pode levar a infecções do trato reprodutivo, conduzindo a complicações como retenção da placenta ou infecções uterinas.

Sintomas clínicos: Os sintomas clínicos da distocia em búfalas podem variar consoante a causa.

- Trabalho de parto prolongado: Um trabalho de parto que dure mais de 4-6 horas após a rutura do saco amniótico é frequentemente um sinal de distócia.
- Esforço sem progresso: A búfala apresenta sinais de esforço sem avançar o processo de parto.
- Apresentação fetal anormal: Observação de posições anormais, como pélvis, cabeça para trás ou pernas para trás durante a inspeção.
- Partes fetais visíveis: Abaulamento anormal do períneo, com partes visíveis como a cabeça, pernas ou cauda fora do corpo, sem parto completo.
- Sofrimento materno: Aumento dos sinais de exaustão, como respiração ofegante, suores ou inquietação, indicando frequentemente um trabalho de parto prolongado.
- Corrimento com mau cheiro: Em caso de infeção ou necrose, pode ocorrer um corrimento vaginal com mau cheiro.
- Ausência de batimentos cardíacos do feto: Em casos de sofrimento fetal grave, a ausência de batimentos cardíacos pode indicar morte fetal.

Diagnóstico: O diagnóstico de distocia em búfalas baseia-se num exame clínico minucioso.

- Historial: Considere factores como a idade da búfala, a paridade e quaisquer dificuldades de parto anteriores.
- Exame físico: Palpação do canal de parto para avaliar a posição e o tamanho do feto e eventuais obstruções.
- Ecografia: Em alguns casos, a ecografia pode ajudar a determinar o tamanho do feto e a identificar anomalias.

- Frequência cardíaca fetal: A monitorização do ritmo cardíaco fetal pode ajudar a avaliar o estado do feto durante o trabalho de parto. A ausência de batimentos cardíacos pode indicar sofrimento fetal.

Tratamento: O tratamento da distocia envolve uma intervenção rápida para corrigir a causa do parto difícil e garantir a segurança da mãe e do vitelo.

Intervenções não cirúrgicas:

- Assistência ao parto do vitelo: Se o vitelo estiver mal posicionado, o veterinário pode tentar reposicioná-lo manualmente ou ajudar no parto utilizando a tração ou o posicionamento correto.
- Oxitocina: Em casos de inércia uterina ou de contracções fracas, a administração de oxitocina pode ajudar a estimular contracções mais fortes.
- Lubrificação: É necessária uma lubrificação adequada quando o canal de parto está seco ou quando se utilizam instrumentos para auxiliar o parto.

Intervenções cirúrgicas:

- Cesariana: Nos casos em que o vitelo é demasiado grande, ou em que existe uma obstrução irreversível, pode ser necessária uma cesariana para salvar a vida da mãe e do vitelo.
- Embriotomia: Em casos de malformação fetal, em que o feto está morto, pode ser necessário desmembrá-lo e removê-lo.
- Manipulação corretiva: Em alguns casos, o reposicionamento do feto (por exemplo, virar a cabeça do vitelo ou ajustar os membros) pode ser efectuado com assistência veterinária.

Controlo e prevenção: A prevenção da distocia envolve boas práticas de gestão, nutrição adequada e cuidados veterinários.

- Nutrição adequada: Assegurar uma dieta equilibrada para apoiar o crescimento adequado do feto e a saúde correta do útero. Evitar a sobrealimentação, que pode levar a vitelos demasiado grandes.
- Controlo da saúde: Os controlos veterinários regulares podem ajudar a detetar precocemente quaisquer sinais de anomalias ou complicações na gravidez.
- Reprodução controlada: Selecionar touros com caraterísticas conhecidas de facilidade de parto e evitar a criação de vitelos excessivamente grandes, especialmente em novilhas.
- Ambiente de parto: Proporcionar um ambiente calmo e limpo para o parto. Assegurar que a mãe está livre de stress e de fadiga.
- Gestão dos factores de risco de distocia: Evitar perdas ou ganhos excessivos de condição corporal durante a gestação. Assegurar a suplementação mineral para evitar carências que possam conduzir a inércia uterina ou a um desenvolvimento fetal deficiente.
- Utilização de uma reprodução adequada: Selecionar touros com vitelos de menor tamanho se a mãe tiver uma estrutura pélvica estreita ou restrita.

Conclusão: A distocia em búfalas é uma condição séria, particularmente em regiões tropicais onde o stress ambiental e os problemas de manejo são prevalentes. O reconhecimento precoce, a intervenção oportuna e as medidas preventivas adequadas são essenciais para minimizar o impacto da distocia tanto na mãe quanto no bezerro. O manejo efetivo, incluindo boa nutrição, assistência adequada ao parto e manutenção da saúde ideal, pode reduzir significativamente a incidência de distocia e melhorar o desempenho reprodutivo geral da fazenda.

Parveen Kumar, RA Luthra, Rakesh Kumar, Nitin Soni, Ajit Verma, Sandeep Kumar, Anand Kumar Pandey e Gyan Singh. Um estudo retrospetivo sobre a incidência de distocia em búfalas num centro de referência. The Pharma Innovation Journal 2018; 7(8): 579-581.

Tejpal, Ajay Kumar Ola, Diler Singh, Ashutosh Tripathi, Thirumala Rao Talluri e Ashok Kumar Chaudhary. 2017. Distocia em uma búfala devido a feto hidrocefálico: um relato de caso. Buffalo Bulletin. 36(4): 695-698.

Pravesh Kumar, Amit Sharma, Navneet Vasishta, Shama Khan e Purabi Barman. 2011. Distocia devido a feto relativamente superdimensionado e má-disposição fetal em uma búfala. Vet. World, 2011, Vol.4(12):569-570.

Govind Narayan Purohit, Yogesh Barolia, Chandra Shekhar, Pramod Kumar. Maternal dystocia in cows and buffaloes: a review. Open Journal of Animal Sciences. 1(2): 41-53. doi:10.4236/ojas.2011.12006

Rahawy MA (2019). Distocia clínica em búfalas iraquianas na cidade de Mosul. Adv. Anim. Vet. Sci. 7(8): 715-719.

Ahuja, Ankit K., et al. 2017. Um caso de distócia devido a ascite fetal em Murrah Buffalo. Revista Internacional de Meio Ambiente, Agricultura e Biotecnologia. 2(4).

Parveen Kumar, RA Luthra, Rakesh Kumar, Nitin Soni, Ajit Verma, Sandeep Kumar, Anand Kumar Pandey, Gyan Singh. Um estudo retrospetivo sobre a incidência de distocia em búfalas num centro de referência. Pharma Innovation 2018;7(8):579-581.

Navjot Singh, Navgeet Singh, Bilawal Singh e Khushpreet Singh. 2019. Gestão da distócia em búfalos devido a Dicephalus Ischiopagus Tetrabrachius tetrapus Monster Calf. Int. J. Curr. Microbiol. App. Sci. 8(01): 2398-2400. doi: https://doi.org/10.20546/ijcmas.2019.801.252

ahawy MA (2019). Distócia clínica em búfalas iraquianas na cidade de Mosul. Adv. Anim. Vet. Sci. 7(8): 715-719.

Bellows, R. A., Genho, P. C., Moore, S. A., & Chase, C. C., Jr (1996). Factores que afectam a distocia em novilhas cruzadas Brahman no sudeste subtropical dos Estados Unidos. *Journal of animal science*, *74*(7), 1451-1456. https://doi.org/10.2527/1996.7471451x

Madhumeet Singh, Akshay Sharma e Pravesh Kumar. Bovine dystocia - An overview. Journal of Veterinary science and zoology. 1(1): Doi: 10.31579/JVSZ/2019

Gaafar HM, Shamiah ShM, El-Hamd MA, Shitta AA, El-Din MA. Distocia em vacas Friesian e seus efeitos no desempenho reprodutivo pós-parto e na produção de leite. Trop Anim Health Prod. 2011 Jan;43(1):229-34. doi: 10.1007/s11250-010-9682-3.

Tsaousioti A, Basioura A, Praxitelous A, Tsousis G. Dystocia in Dairy Cows and Heifers: A Review with a Focus on Future Perspectives. Dairy. 2024; 5(4):655-671. https://doi.org/10.3390/dairy5040049

Tulu, Dereje, Negera, Chaluma, Distúrbios Reprodutivos do Gado no Distrito de Tole do Sudoeste da Etiópia e a sua Prevalência e Factores de Risco Associados, Avanços na Agricultura, 2022, 4806982, 9 páginas, 2022. https://doi.org/10.1155/2022/4806982

https://www.msdvetmanual.com/management-and-nutrition/management-of-reproduction-cattle/management-of-dystocia-in-cattle

Capítulo-26

Inércia uterina em búfalas

Introdução: A inércia uterina refere-se à insuficiência ou falta de contração dos músculos uterinos, necessária para a expulsão do feto e da placenta durante e após o parto. Pode ocorrer em qualquer fase do trabalho de parto, mas é mais frequente na segunda fase do trabalho de parto (a fase em que o feto está a nascer) ou no período pós-parto, quando a placenta deve ser expelida. Nas regiões tropicais, a incidência de inércia uterina pode aumentar devido a factores como o stress térmico, a má nutrição e as práticas de maneio. Quando não é tratada prontamente, pode levar a complicações significativas, incluindo a retenção da placenta, infecções pós-parto e atraso na recuperação da búfala.

Causas: A inércia uterina pode ser classificada em primária e secundária com base na sua causa subjacente.

Causas primárias (funcionais)

- Hipocalcemia (níveis baixos de cálcio): O cálcio desempenha um papel crucial na contração muscular. Níveis inadequados de cálcio podem reduzir a capacidade dos músculos uterinos de se contraírem eficazmente durante o trabalho de parto, levando à inércia uterina.
- Desequilíbrios hormonais: A perturbação das alterações hormonais normais que ocorrem durante o parto (especialmente a oxitocina e as prostaglandinas) pode prejudicar as contracções uterinas.
- Uso excessivo de ocitocina ou de outros estimulantes uterinos: O uso excessivo de ocitocina, frequentemente administrada

para ajudar no trabalho de parto, pode levar à exaustão uterina, dificultando a contração normal do útero.

Causas secundárias (associadas a outras doenças)

- Distocia (trabalho de parto difícil): O trabalho de parto prolongado devido à posição incorrecta do feto, ao tamanho grande do feto ou ao canal de parto estreito pode fazer com que o útero perca a capacidade de se contrair eficazmente.
- Nascimentos múltiplos: Em alguns casos, nomeadamente no caso de gémeos ou trigémeos, o útero pode ficar demasiado distendido, provocando inércia.
- Infeção ou inflamação do útero (endometrite): Uma infeção uterina pode afetar a função muscular do útero, provocando inércia.
- Acumulação excessiva de gordura: A obesidade nas búfalas pode levar a contracções uterinas menos eficazes durante o parto.
- Deficiências nutricionais: As deficiências de certos nutrientes (por exemplo, magnésio, fósforo ou energia) podem enfraquecer os músculos uterinos e afetar a sua capacidade de contração.

Factores ambientais

- Stress térmico: As condições quentes e húmidas das regiões tropicais podem afetar a função normal do útero, levando à inércia uterina. O stress durante o parto pode diminuir a libertação de hormonas essenciais como a oxitocina, levando a fracas contracções uterinas.

Incidência: A incidência de inércia uterina em búfalas de regiões tropicais é influenciada por vários factores, incluindo o clima local, a nutrição e as práticas agrícolas. Os búfalos das regiões tropicais são mais susceptíveis ao stress térmico, que pode exacerbar a inércia uterina. A incidência é muitas vezes mais elevada em búfalas que se encontram em más condições nutricionais, particularmente naquelas que têm carência de cálcio ou que têm uma ingestão inadequada de minerais vestigiais. Além disso, as búfalas primíparas (que parem pela primeira vez) e os animais mais velhos que tenham tido vários partos podem ser mais susceptíveis à inércia uterina. As búfalas que sofrem de distocia ou que têm vitelos grandes também podem ter um risco acrescido de desenvolver inércia uterina.

Fisiopatologia: O papel principal do útero durante o parto é contrair e ajudar a expulsar o feto e a placenta. A inércia uterina pode resultar de uma contração uterina deficiente, que impede estas funções essenciais.

- Falta de contração: Os músculos uterinos, principalmente o miométrio, dependem do cálcio e de sinais hormonais específicos (por exemplo, oxitocina) para se contraírem. Na inércia uterina, ou o miométrio não responde a estes sinais, ou os próprios sinais são insuficientes, levando a contracções incompletas ou ausentes.
- Obstrução da expulsão: Quando o útero não consegue contrair-se corretamente, o feto ou a placenta podem ficar retidos, levando a complicações secundárias como a retenção da placenta, infeção uterina e mesmo sépsis.
- Atraso na expulsão da placenta: Se o útero não se contrair após o parto, a placenta pode não ser expulsa dentro do prazo normal (12-24 horas), aumentando o risco de infeção.

Sintomas clínicos: As búfalas que sofrem de inércia uterina podem apresentar os seguintes sinais clínicos:

- Trabalho de parto prolongado: A segunda fase do trabalho de parto (quando o vitelo nasce) dura mais tempo do que o habitual (mais de 1-2 horas). A búfala pode esforçar-se, mas o feto ou a placenta não estão a ser expelidos.
- Não expulsão da placenta: Após o nascimento do vitelo, a placenta não é expelida dentro do prazo normal (12-24 horas).
- Sinais de angústia: A búfala pode mostrar sinais de inquietação, depressão ou respiração ofegante devido ao desconforto ou ao trabalho de parto prolongado.
- Postura ou posicionamento anormal: A búfala pode permanecer deitada ou adotar posições anormais para tentar empurrar o feto para fora.
- Corrimento vaginal com mau cheiro: É comum quando há retenção de placenta ou infeção uterina.
- Diminuição da produção de leite: Devido ao trabalho de parto prolongado e a uma potencial infeção, a produção de leite pode diminuir.
- Temperatura corporal elevada: Se a infeção uterina ocorrer em resultado da inércia uterina, a búfala pode desenvolver febre.

Diagnóstico: O diagnóstico da inércia uterina em búfalas baseia-se normalmente nos sinais clínicos, na história e no exame.

- Historial de trabalho de parto prolongado: A história do parto da búfala, incluindo a duração do trabalho de parto e quaisquer sinais de distocia, pode fornecer pistas importantes.
- Exame físico: O veterinário avaliará o animal para detetar sinais de distensão uterina, incapacidade de expulsão do feto ou da placenta e corrimento vaginal.

- Exame rectal: Pode ser efectuado um exame rectal para avaliar o tamanho e o tónus do útero e determinar se existe alguma resistência ou bloqueio.
- Ecografia: A ecografia pode ser utilizada para detetar a presença do feto, o estado do útero e qualquer anomalia nas membranas da placenta.
- Exames laboratoriais: As análises ao sangue podem ajudar a identificar doenças subjacentes, como hipocalcemia, infecções ou desequilíbrios electrolíticos.

Tratamento: O tratamento da inércia uterina depende da gravidade da doença e das suas causas subjacentes.

- Suplemento de cálcio:
  - ✓ O gluconato de cálcio ou o borogluconato de cálcio podem ser administrados por via intravenosa ou subcutânea para tratar a hipocalcemia, que é uma causa comum de inércia uterina.
  - ✓ Isto ajuda a estimular as contracções uterinas e a expulsar o feto ou a placenta.
- Administração de ocitocina:
  - ✓ A ocitocina é normalmente utilizada para induzir contracções uterinas e ajudar a expulsar a placenta ou o feto.
  - ✓ É necessário ter cuidado para não utilizar a ocitocina em excesso, pois pode causar exaustão uterina.
- Assistência manual:
  - ✓ Nos casos de retenção do feto ou da placenta, pode ser necessária a extração manual, sobretudo se o feto não for expulso após a estimulação das contracções uterinas.
  - ✓ Isto só deve ser feito por um veterinário qualificado para evitar lesões no útero.

- Antibióticos: Se houver uma infeção uterina secundária (por exemplo, endometrite), deve ser administrada uma terapia antibiótica adequada para evitar a propagação da infeção.
- Cuidados de apoio: Podem ser administrados fluidos intravenosos e medicamentos anti-inflamatórios para estabilizar o búfalo e reduzir a inflamação.

Controlo e prevenção: A prevenção eficaz da inércia uterina em búfalas nas regiões tropicais envolve a melhoria das práticas de maneio.

- Nutrição adequada: Assegurar a ingestão adequada de cálcio, magnésio e outros minerais essenciais durante o período final da gestação. Uma nutrição equilibrada pode ajudar a prevenir a hipocalcemia e a melhorar a função muscular uterina.
- Gestão do stress térmico: Fornecer abrigo adequado, ventilação e acesso a água durante o parto para evitar o stress térmico, que pode prejudicar as contracções uterinas.
- Minimizar a distocia: Cuidados adequados antes do parto, incluindo a monitorização de sinais de distocia e a prestação de assistência durante partos difíceis, podem reduzir o risco de inércia uterina.
- Cuidados veterinários de rotina: Os exames veterinários regulares podem ajudar a detetar quaisquer problemas subjacentes, como deficiências nutricionais, infecções ou distócias, que podem levar à inércia uterina.
- Monitorização durante o parto: A monitorização atenta do processo de parto pode ajudar a identificar precocemente a inércia uterina e permitir uma intervenção atempada, como a administração de cálcio ou ocitocina.

Conclusão: A inércia uterina é um problema reprodutivo significativo em búfalas de regiões tropicais, que pode levar a complicações como retenção de placenta, infecções uterinas e redução da fertilidade. Compreendendo suas causas, sinais clínicos e implementando estratégias adequadas de prevenção e tratamento, os fazendeiros podem reduzir a incidência de inércia uterina e melhorar o sucesso reprodutivo de seus rebanhos. A nutrição, o maneio e os cuidados veterinários adequados são fundamentais para prevenir esta condição e assegurar a saúde geral das búfalas.

Referências

https://www.nadis.org.uk/disease-a-z/cattle/calving-module/calving-part-2-calving-problemsdystocia/#:~:text=Uterine%20inertia%20is%20not%20uncommon,the%20calf%20is%20already%20dead.

https://en.wikivet.net/Uterine_Inertia

http://www.agritech.tnau.ac.in/expert_system/cattlebuffalo/Obstetrics%20and%20Gynecological%20conditions.html

Govind Narayan Purohit, Yogesh Barolia, Chandra Shekhar e Pramod Kumar. 2011. Maternal dystocia in cows and buffaloes: a review. Open Journal of Animal Sciences. 1(2): 41-53.

Parmar, Kirankumar; Raval, Rupesh; Vala, Karsan; Devmurari, Yash; Dhruv, Vadher; Pranami, Ruchir; Patel, Meet. Dystocia Due to Hydramnios and Uterine Inertia in a Jaffarabadi Buffalo. Indian Journal of Animal Reproduction, 2024, Vol 45, Issue 1, p79.

Capítulo-27

Prolapso uterino em búfalas

Introdução: O prolapso uterino é uma condição pós-parto em que o útero se inverte e é expelido pela vulva. É um distúrbio reprodutivo crítico que requer atenção imediata, pois pode levar a complicações graves ou até mesmo à morte. Esta condição é frequentemente observada em búfalas, especialmente em regiões tropicais, devido ao stress acrescido de factores ambientais e práticas de gestão deficientes.

Causas

- Parto prolongado ou difícil (Distocia): O esforço excessivo durante o parto aumenta o risco de prolapso uterino.
- Hipocalcemia (febre do leite): A deficiência de cálcio enfraquece os músculos uterinos, predispondo-os ao prolapso.
- Distensão excessiva do útero: Causada por condições como hidrâmnios, bezerros grandes ou gestações gemelares.
- Má gestão: Uma nutrição inadequada ou uma assistência ao parto incorrecta aumentam o risco.
- Esforço excessivo: Desencadeada por retenção de placenta ou infecções uterinas.
- Predisposição genética: Certas raças de búfalos podem ter uma maior tendência para desenvolver prolapso.
- Stress ambiental: As temperaturas e a humidade elevadas nas regiões tropicais podem agravar o problema.

Incidência

- Prevalência: Mais comum em búfalos do que em vacas, particularmente em regiões com serviços veterinários deficientes e nutrição inadequada.

- Período de risco: Normalmente ocorre dentro de 24 horas após o parto.
- Impacto económico: As elevadas taxas de mortalidade, a redução da fertilidade e o aumento dos custos veterinários têm um impacto significativo na rentabilidade das explorações.

Fisiopatologia

- Fraqueza muscular: A deficiência de cálcio ou o esforço prolongado leva à fadiga do músculo uterino e à incapacidade de retração.
- Alterações hormonais: Os níveis elevados de estrogénio antes do parto e a redução da progesterona após o parto enfraquecem as estruturas de suporte do útero.
- Aumento da pressão intra-abdominal: Fazer esforço ou tossir durante ou após o parto pode forçar o útero a sair.
- Falha na involução uterina: O atraso na retração do útero após o parto contribui para o prolapso.
- Compromisso vascular: O útero prolapsado pode sofrer de edema, isquemia ou necrose devido ao comprometimento do fluxo sanguíneo.

Sintomas clínicos

- Protrusão visível: O tecido uterino estende-se através da vulva, aparecendo como uma massa grande e avermelhada.
- Edema e inchaço: O tecido prolapsado pode ficar inchado e inflamado.
- Dor e mal-estar: O búfalo pode mostrar sinais de sofrimento, como inquietação ou deitar-se frequentemente.

- Esforço: O esforço abdominal contínuo pode agravar o prolapso.
- Infecções secundárias: Se não for tratado, o tecido exposto pode desenvolver necrose ou ficar infetado.
- Hemorragia: Em casos graves, pode ocorrer uma hemorragia do tecido prolapsado.

Diagnóstico

- Inspeção visual: A protrusão do útero através da vulva confirma a doença.
- História clínica: A história recente de parto, distocia ou hipocalcemia fornece pistas.
- Exame físico: Avaliar a existência de danos nos tecidos, necrose ou infeção.
- Exames laboratoriais: Os níveis séricos de cálcio podem ajudar a identificar a hipocalcemia subjacente.

Tratamento

- Apoio de emergência: Colocar o búfalo numa área limpa e confortável para evitar mais danos ao tecido prolapsado.
- Limpeza e lubrificação: Limpar suavemente o útero prolapsado com soluções anti-sépticas e lubrificar para facilitar o reposicionamento.
- Reposicionamento: Empurrar cuidadosamente o útero para o seu lugar com as mãos limpas e enluvadas.
- Suturas de retenção (Sutura de Buhner): Para evitar a recorrência, colocar suturas de retenção na vulva após o reposicionamento.
- Terapia com cálcio: Administrar borogluconato de cálcio por via intravenosa para tratar a hipocalcemia.

- ➢ Administração de ocitocina: Ajuda na involução uterina e reduz o risco de prolapso adicional.
- ➢ Antibióticos: Administrar antibióticos sistémicos para prevenir ou tratar infecções.
- ➢ Anti-inflamatórios: Reduzem o inchaço e o desconforto.

Controlo

- ➢ Nutrição equilibrada: Assegurar a ingestão adequada de cálcio, fósforo e outros nutrientes essenciais durante o final da gravidez.
- ➢ Monitorização do parto: Prestar assistência adequada durante o parto para reduzir o esforço excessivo.
- ➢ Controlos veterinários regulares: Diagnóstico e tratamento precoce de doenças como a febre do leite ou infecções uterinas.

Prevenção

- ➢ Maneio alimentar: Fornecer forragens de alta qualidade e alimentos concentrados com suplementos minerais durante o final da gestação.
- ➢ Evitar a sobrealimentação: Evitar o condicionamento excessivo das búfalas prenhes.
- ➢ Ambiente limpo: Manter as áreas de parto higiénicas para minimizar as infecções.
- ➢ Suplemento de cálcio: Administrar suplementos de cálcio em búfalas de alto risco antes e depois do parto.
- ➢ Assistência atempada: Prestar assistência veterinária qualificada durante o parto para evitar traumas.
- ➢ Minimizar o stress: Reduzir o stress ambiental e de manuseamento, especialmente no final do período de gestação.

Conclusão: O prolapso uterino é um distúrbio reprodutivo grave que requer atenção imediata e intervenção veterinária especializada. Ao tratar as deficiências nutricionais, gerir as práticas de parto e melhorar o maneio geral da exploração, a incidência de prolapso uterino em búfalas nas regiões tropicais pode ser significativamente reduzida, assegurando um melhor bem-estar animal e a rentabilidade da exploração.

Sandhya Rani Dasari e Aruna Maramulla. Manejo terapêutico do prolapso uterino em búfalas. The Pharma Innovation Journal 2021; SP-10(5): 706-708.

Purohit, G N, Arora, Atul Shanker, Gocher, Tilok, Gaur, Mitesh,; Saraswat, Chandra Shekher,; Mishra, Pankaj. 2018. Prolapso uterino em búfalas: A review. Jornal de Reprodução do Pacífico Asiático. 7(6):p 241-247. DOI: 10.4103/2305-0500.246341

B. K. Patra, D. Jena, S.K. Dash, S.S. Sahu, P. Samal, S. Das e D.N. Mohanty. 2015. Prolapso uterino em um búfalo: um relato de caso. Boletim de Búfalos. 34(4): 383-387.

Jithil VR e Amrutha VS. Um estudo de caso sobre prolapso uterino pós-parto em uma búfala e seu manejo. The Pharma Innovation Journal 2023; SP-12(6): 341-343.

Bhoi, D.B. and Parekar, S.S. Post-Partum Uterine Prolapse in a Non-descriptal Buffalo. Veterinary World, Vol.2(4):149.

https://www.ivis.org/library/bubaline-theriogenology/genital-prolapse-buffalo

Narendra Pratap Singh, Amit Baranwal e Vinod Kumar. 2018. Gestão do prolapso uterino pós-parto em Murrah Buffalo: Um relato de caso. Int. J. Curr. Microbiol. App. Sci. 7(08): 1816-1819. doi: https://doi.org/10.20546/ijcmas.2018.708.208

K. P. Singh, B. Singh, P. Singh, R.V. Singh e J. P. Singh. Management of post-partum cervico -vaginal prolapse in a buffalo: a case report. Indian J. Anim. Hlth. (2017), 56(2): 303-306.

Capítulo-28

Retenção de placenta em búfalas

Introdução: A retenção de placenta, uma condição em que a placenta não é expelida dentro de um período de tempo normal (geralmente dentro de 12-24 horas após o parto), é um problema reprodutivo significativo em búfalas, especialmente em regiões tropicais. Esta condição é uma causa comum de complicações pós-parto, levando a infecções uterinas (metrite), redução da produção de leite, atraso na conceção e até mesmo abate em casos graves. Pode levar a complicações secundárias, como infecções uterinas, recuperação prolongada e redução da fertilidade. Nos climas tropicais, onde o stress térmico, a nutrição e as práticas de maneio desempenham um papel importante, a retenção da placenta pode ter um impacto profundo na saúde do animal e na produtividade global da exploração. O clima quente e húmido das regiões tropicais, associado a práticas de maneio inadequadas, pode aumentar o risco desta doença

Causas: As causas da retenção da placenta nas búfalas podem ser classificadas em factores maternos, factores fetais e factores ambientais.

Factores maternos:

- Inércia uterina: A incapacidade do útero para se contrair eficazmente após o parto pode impedir o descolamento da placenta.
- Dificuldades de parto (distócia): Um parto longo e difícil pode provocar traumatismos uterinos, afectando a capacidade de descolamento da placenta.

- Níveis deficientes de cálcio (hipocalcemia): Níveis baixos de cálcio podem prejudicar as contracções uterinas, dificultando a expulsão da placenta.
- Infeção endometrial: A infeção do revestimento uterino pode impedir o processo normal de separação da placenta.
- Relaxamento excessivo do útero: Se o útero estiver demasiado relaxado após o parto, pode não expulsar a placenta de forma eficiente.

Factores fetais:

- Feto grande: Um bezerro grande pode levar a uma distensão excessiva do útero, o que pode resultar numa contração uterina inadequada e em dificuldades na expulsão da placenta.
- Posicionamento anormal do feto: Em caso de parto pélvico ou de posicionamento anormal, a placenta pode não se descolar normalmente devido a uma perturbação do processo normal de parto.

Factores ambientais e de gestão:

- Stress térmico: As temperaturas elevadas e a humidade das regiões tropicais podem provocar stress, reduzindo a contratilidade uterina e a capacidade de expulsão da placenta.
- Nutrição deficiente: A falta de nutrientes essenciais, nomeadamente vitaminas e minerais (especialmente cálcio e fósforo), pode prejudicar o processo fisiológico de expulsão da placenta.
- Cuidados pós-parto inadequados: Os cuidados atrasados ou incorrectos com a mãe após o parto, incluindo a falta de um ambiente limpo e tranquilo, podem aumentar o risco de retenção.

Incidência: A retenção de placenta é mais comum em búfalas do que noutros animais, com uma incidência que varia entre 3% e 10%. Nas regiões tropicais, onde prevalecem os desafios de maneio, o stress térmico e as deficiências nutricionais, a incidência pode ser mais elevada. A condição é mais comumente observada em:

- Búfalas primíparas (que parem pela primeira vez).
- Búfalas mais velhas com partos repetidos.
- Búfalas com distócia ou parto prolongado.
- Búfalos que sofrem de carências nutricionais, nomeadamente de oligoelementos e de cálcio.
- Búfalas expostas a um stress térmico extremo durante o parto, que pode afetar as contracções uterinas.

Fisiopatologia: O processo normal de expulsão da placenta envolve contracções uterinas que ajudam a separar a placenta da parede uterina. A retenção da placenta ocorre quando estas contracções são ineficazes ou estão ausentes. Em casos de inércia uterina ou de hipocalcemia, o útero não consegue contrair-se suficientemente, o que faz com que a placenta permaneça ligada ao revestimento uterino. Além disso, as infecções, como a endometrite, podem danificar os tecidos uterinos, prejudicando o processo de separação.

- Contração tardia do útero: Após o parto, o útero deve contrair-se para ajudar a expulsar a placenta. Se o tónus muscular uterino for fraco (devido a hipocalcemia ou infecções), a placenta não pode ser expelida.
- Ambiente uterino afetado: A inflamação ou infeção no útero devido à retenção da placenta pode dificultar o processo normal de expulsão da placenta e levar a outras complicações.

- Retenção prolongada: Quanto mais tempo a placenta permanecer no útero, maior é o risco de contaminação bacteriana, levando a infecções que podem resultar em metrite ou septicemia.

Sintomas clínicos: Os búfalos com retenção de placenta podem apresentar os seguintes sintomas clínicos:

- Placenta visível mas não expelida: A placenta pode ainda estar pendurada na vulva ou no útero após 12-24 horas.
- Corrimento com mau cheiro: Um sinal de infeção no útero, como metrite ou endometrite, resultante da retenção da placenta.
- Aumento da temperatura corporal: A febre pode indicar uma infeção ou inflamação no útero.
- Perda de apetite: O búfalo pode mostrar uma redução do apetite devido a desconforto ou infeção.
- Diminuição da produção de leite: A retenção da placenta e a subsequente infeção uterina podem levar a uma redução da produção de leite.
- Abdómen inchado ou sensível: Devido ao facto de o útero estar distendido devido à retenção da placenta ou a uma infeção.
- Sinais de depressão ou letargia: O búfalo pode parecer fraco, exausto ou sem vontade de se mexer.

Diagnóstico: O diagnóstico de retenção da placenta é geralmente simples, com base no seguinte:

- Historial: Avaliar o historial de partos da búfala, incluindo quaisquer complicações durante o parto (por exemplo, distocia, parto prolongado).
- Exame físico: Examinar o aparelho reprodutor para verificar se a placenta ainda está ligada e não foi expelida.

- Exame rectal: Este exame pode ajudar a avaliar o tónus uterino e a presença de membranas fetais retidas.
- Ecografia: Em alguns casos, a ecografia pode ajudar a avaliar o estado do útero e a detetar sinais de infeção ou de retenção de tecidos.
- Análises laboratoriais: Podem ser efectuadas análises ao sangue para verificar se a contagem de glóbulos brancos está elevada, o que indica uma infeção, ou para avaliar os níveis de cálcio em casos de inércia uterina.

Tratamento: O tratamento da retenção da placenta em búfalas depende da gravidade da doença.

Remoção manual:

- Nalguns casos, o veterinário pode ter de remover manualmente a placenta. Devem ser tomadas precauções para evitar lesões no útero ou no colo do útero.
- O búfalo deve ser sedado e receber anestesia local, se necessário.
- A lubrificação é crucial para uma extração suave.

Administração de ocitocina: A oxitocina pode ser utilizada para estimular as contracções uterinas e facilitar a expulsão da placenta. Isto é geralmente eficaz dentro de 12-24 horas após o parto.

Antibióticos: Se houver evidência de infeção uterina, podem ser administrados antibióticos para prevenir ou tratar a metrite ou a endometrite.

Suplementação de cálcio: A suplementação de cálcio é fundamental em casos de hipocalcemia para estimular as contracções uterinas.

Cuidados de apoio: Podem ser necessários tratamentos de apoio, incluindo fluidoterapia para a desidratação e medicamentos anti-inflamatórios para o alívio da dor.

Controlo e prevenção: A prevenção da retenção de placenta envolve boas práticas de maneio destinadas a melhorar a saúde e o bem-estar da mãe e do vitelo.

- Nutrição adequada: Assegurar uma nutrição adequada durante a gestação, incluindo o equilíbrio correto de cálcio, fósforo e vitaminas (especialmente vitamina E e selénio), que são essenciais para a saúde uterina.
- Cuidados pré-parto: Fornecer à búfala os minerais e oligoelementos adequados durante a gravidez e evitar a sobrealimentação ou a subalimentação.
- Gerir o stress do parto: Minimizar o stress durante o processo de parto, proporcionando um ambiente calmo e limpo.
- Gestão do stress térmico: Nas regiões tropicais, providenciar sombra adequada, ventilação e acesso a água para evitar o stress térmico durante o parto, que pode prejudicar as contracções uterinas.
- Monitorização do parto: Assegurar que a vaca dá à luz num ambiente monitorizado e prestar assistência imediata em casos de distocia ou de parto prolongado.
- Suplementação de cálcio: A suplementação regular de cálcio durante os períodos pré-parto e pós-parto pode ajudar a evitar a inércia uterina e a melhorar a expulsão da placenta.
- Remoção imediata da placenta: Se a placenta permanecer para além das 24 horas após o parto, deve procurar-se assistência veterinária para a sua remoção, a fim de evitar infecções e outras complicações.

Conclusão: A retenção de placenta em búfalas, particularmente em regiões tropicais, é uma preocupação significativa para a produção de leite e carne. Esta condição pode ser causada por vários factores, incluindo deficiências nutricionais, stress térmico, distocia e infecções uterinas. O diagnóstico atempado, o maneio adequado e os cuidados preventivos são essenciais para minimizar o impacto da retenção de placenta na saúde das búfalas e garantir o sucesso da recuperação da mãe. A adoção de boas práticas de gestão, incluindo uma nutrição óptima, controlo ambiental e assistência veterinária, ajudará a reduzir a incidência e as complicações da retenção da placenta.

Jayaganthan P, Jagadeesan K, Arunmozhi N, Raja S, Prakash S, Alagar e Sathesh Kumar S. Manejo clínico da placenta retida em um murrah Bullalo graduado por terapia local e parenteral. The Pharma Innovation Journal 2022; SP-11(12): 20-22.

Dipan Rudra Paul, Divyanshu Lakhanpal e Newton Biswas. Gestão clínica da retenção de membranas fetais em búfalas Murrah. International Journal of Veterinary Sciences and Animal Husbandry 2024; 9(4): 575-577.

Dipali Parmar. Gestão clínica da retenção de placenta em búfalas da raça Murrah com prolapso cervico-vaginal pós-parto. Journal of Entomology and Zoology Studies 2018; 6(6): 603-605.

V. S. Dabas, C. F. Chaudhari, N. F. Chaudhari e L. C. Modi. Retained placenta and its management in buffaloes. Indian Buffalo J. 9 (1): 36-37 (2011).

Nasra, A., Hassan, T., & Ghattas, T. K. (2013). Valor preditivo das hormonas séricas e perfis bioquímicos para a retenção de placenta em búfalas. Jornal Médico Veterinário de Assiut, 59(137), 37-44. doi: 10.21608/avmj.2013.171086

T. Hasan, U. Yadav, C. J. Yadav, Md. M. B. Reza e H. Biswas, 2020. Relato de caso sobre prolapso uterino em um búfalo e seu manejo. Bangladesh Journal of Veterinary and Animal Sciences, 8(2):180-183.

Capítulo-29

Endometrite clínica e subclínica em búfalas

Introdução: A endometrite e a endometrite subclínica são distúrbios reprodutivos importantes nas búfalas, levando à redução da fertilidade e da produtividade. A endometrite é a inflamação do endométrio (revestimento do útero) frequentemente causada por uma infeção bacteriana, ao passo que a endometrite subclínica se refere a uma forma mais ligeira de inflamação do endométrio que não apresenta sintomas clínicos óbvios, mas que, mesmo assim, afecta o desempenho reprodutivo. Enquanto a endometrite pode apresentar sintomas clínicos visíveis, tais como corrimento e febre, a endometrite subclínica pode ser mais difícil de detetar, uma vez que não apresenta sinais óbvios, mas continua a afetar negativamente o desempenho reprodutivo. Ambas as condições estão frequentemente associadas a baixas taxas de fertilidade, intervalos de parto prolongados e aumento do risco de reprodução repetida, tornando a sua gestão crítica para garantir a eficiência dos sistemas de produção leiteira. Nas regiões tropicais, as búfalas são particularmente susceptíveis devido a factores de stress ambiental, má gestão nutricional e desafios nos cuidados pós-parto. Ambas as condições são significativas em búfalas, especialmente em regiões tropicais onde os factores ambientais e de gestão exacerbam a sua ocorrência.

Causas

Causas infecciosas:

- Infecções bacterianas: A maioria dos casos de endometrite é causada por infecções bacterianas. Os agentes patogénicos comuns incluem:

- ✓ *Escherichia coli* (*E. coli*)
- ✓ *Arcanobacterium pyogenes*
- ✓ *Trueperella pyogenes*
- ✓ *Streptococcus* spp.
- ✓ *Staphylococcus* spp.
- ✓ *Clostridium* spp.

- ➢ Infeção pós-parto: Podem ocorrer infecções após o parto, particularmente quando há retenção de placenta ou trauma no trato reprodutivo durante o parto.
- ➢ Infecções sexualmente transmissíveis: A brucelose e a leptospirose são doenças zoonóticas que podem causar endometrite nas búfalas.

Causas não infecciosas:

- ➢ Desequilíbrios hormonais: O desequilíbrio das hormonas reprodutivas, especialmente após o parto, pode predispor as búfalas à endometrite.
- ➢ Trauma durante o parto: Um parto prolongado ou difícil (distócia) pode causar lesões físicas no útero, o que pode levar a uma infeção e inflamação secundárias.
- ➢ Falta de higiene: Condições insalubres, manuseamento inadequado e contaminação durante o parto podem introduzir agentes patogénicos no trato reprodutivo.
- ➢ Retenção de placenta: A expulsão inadequada da placenta após o parto proporciona um ambiente adequado para o crescimento bacteriano, levando à infeção e inflamação.
- ➢ Deficiências nutricionais: A falta de vitaminas, minerais e energia adequados, especialmente vitamina A, vitamina E e selénio, pode comprometer a resposta imunitária e aumentar o risco de infeção endometrial.

Incidência: A endometrite é uma doença comum nas búfalas, especialmente nas regiões tropicais. A sua incidência é influenciada por factores ambientais, práticas de maneio e saúde do rebanho. Em climas tropicais, a incidência pode ser maior devido ao seguinte:

- Stress térmico: As temperaturas elevadas podem afetar a função imunitária, tornando os búfalos mais propensos a infecções.
- Maus cuidados pós-parto: Cuidados e higiene insuficientes após o parto podem aumentar o risco de infecções uterinas.
- Alta incidência de retenção de placenta: A retenção de placenta é mais comum em búfalas de climas tropicais, contribuindo para taxas mais elevadas de endometrite.
- Stress nutricional: A má qualidade da alimentação, as dietas desequilibradas ou a ingestão insuficiente de nutrientes essenciais podem enfraquecer o sistema imunitário e predispor os búfalos a infecções.

A endometrite subclínica é mais difícil de diagnosticar, mas pode afetar até 25-40% das búfalas no pós-parto em regiões tropicais sem sintomas aparentes. Frequentemente leva a um atraso na conceção e a intervalos de parto mais longos.

Fisiopatologia: A fisiopatologia tanto da endometrite como da endometrite subclínica envolve a invasão de agentes patogénicos no revestimento uterino, levando a inflamação e a um comprometimento da função uterina.

- Agentes patogénicos infecciosos: Após o parto, o colo do útero e a vagina podem estar abertos, permitindo a entrada no útero de agentes patogénicos provenientes das fezes, da cama contaminada ou de fontes externas. Estes agentes patogénicos causam infeção, levando à inflamação e ao aumento da secreção de citocinas pró-inflamatórias, que contribuem para os sinais de endometrite.

- Resposta Inflamatória: A resposta imunitária no útero envolve a infiltração de neutrófilos, macrófagos e outras células imunitárias no endométrio. A acumulação excessiva destas células, juntamente com o aumento do fluxo sanguíneo, causa inchaço, dor e descarga na endometrite clínica. Nos casos subclínicos, a resposta imunitária é menos intensa, mas continua a afetar a função uterina normal.
- Perturbação da função reprodutiva: A inflamação no útero interfere com a motilidade uterina normal, o transporte de oócitos e a fertilização, levando à infertilidade e a intervalos prolongados entre partos.

Sintomas clínicos

Endometrite clínica: Em búfalas com endometrite clínica, os sintomas são geralmente mais óbvios e incluem:

- Corrimento vaginal: Normalmente, é um corrimento purulento (semelhante a pus), com mau cheiro, que pode variar entre o amarelado e o acastanhado. Este corrimento é frequentemente indicativo de uma infeção uterina.
- Febre: O aumento da temperatura corporal é comum devido à resposta sistémica à infeção.
- Perda de apetite: Os búfalos afectados podem mostrar sinais de redução da ingestão de alimentos devido à doença sistémica.
- Comportamento anormal: Pode ser observada inquietação, desconforto ou relutância em ficar de pé.

- Vulva inchada ou inflamada: Em alguns casos, os órgãos genitais externos podem parecer inchados ou inflamados.
- Redução da produção de leite: A produção de leite pode diminuir significativamente devido à infeção sistémica e à fraqueza geral.

Endometrite subclínica: A endometrite subclínica é difícil de detetar sem testes especializados. As búfalas podem não apresentar sinais clínicos óbvios, mas o desempenho reprodutivo fica comprometido. Os sintomas comuns incluem:

- Atraso na conceção ou intervalos mais longos entre partos: Esta é a consequência mais notória da endometrite subclínica.
- Redução da fertilidade: Aumento dos dias abertos e intervalos mais longos entre a inseminação e a conceção.
- Corrimento vaginal ligeiro ocasional que pode não ser evidente a não ser que seja examinado de perto.

Diagnóstico

Diagnóstico clínico

- Observação do corrimento vaginal: A presença de corrimento purulento ou com mau cheiro é um indicador claro de endometrite clínica.
- Palpação do útero: O veterinário pode efetuar um exame manual (palpação rectal) para detetar aumento do útero, dor ou consistência anormal, que são indicativos de infeção.

Testes de diagnóstico

- Citologia e cultura: A forma mais precisa de diagnosticar a endometrite é através da colheita de esfregaços uterinos e da realização de culturas bacterianas para identificar os agentes patogénicos causadores. A citologia endometrial pode ser efectuada para contar o número de células inflamatórias no revestimento uterino.

- Ecografia: A ecografia pode ajudar a avaliar a saúde do útero, detetar qualquer espessamento do revestimento uterino e avaliar a presença de líquido ou de estruturas anormais no interior do útero.
- Biópsia endometrial: Em alguns casos, pode ser necessária uma biópsia para avaliar o estado do revestimento uterino e confirmar a presença de inflamação crónica.

No caso da endometrite subclínica, são úteis testes como o teste metricheck (uma ferramenta simples para detetar corrimento vaginal anormal) e a ecografia . A citologia endometrial ou a biópsia também podem ser utilizadas para detetar inflamação sem sintomas evidentes.

Tratamento

Tratamento da endometrite clínica

- Antibioticoterapia: Com base nos resultados da cultura bacteriana, são administrados os antibióticos mais eficazes. Os antibióticos mais comuns utilizados incluem cefalosporinas, penicilinas ou tetraciclinas.
- Infusões intra-uterinas: Em casos graves, o veterinário pode administrar antibióticos diretamente no útero.
- Prostaglandinas: Podem ajudar a contrair o útero e facilitar a expulsão da placenta retida ou de qualquer conteúdo uterino remanescente.
- Cuidados de apoio: Podem ser administrados fluidos e medicamentos anti-inflamatórios para apoiar a recuperação do animal.

Tratamento da endometrite subclínica

- Terapia com antibióticos: Mesmo que os sintomas não sejam aparentes, as infecções subclínicas são tratadas com antibióticos para evitar mais problemas reprodutivos.
- Melhores práticas de gestão: A nutrição, a higiene e o maneio durante e após o parto são fundamentais para melhorar as hipóteses de recuperação.

Controlo e Prevenção

- Melhoria da higiene: Assegurar áreas de parto limpas e secas e minimizar a contaminação durante o parto pode reduzir significativamente o risco de infeção.
- Cuidados pós-parto: Os cuidados adequados com a vaca após o parto, incluindo a remoção da placenta, se esta ficar retida, e a observação de sinais precoces de infeção, podem ajudar a reduzir a incidência de endometrite.
- Nutrição adequada: Fornecer uma nutrição equilibrada, incluindo vitaminas e minerais adequados (especialmente vitamina A, E e selénio), ajuda a manter a saúde do aparelho reprodutor e estimula a resposta imunitária.
- Intervenções veterinárias atempadas: O diagnóstico e o tratamento precoces de infecções, particularmente após o parto, são cruciais para evitar que a endometrite se torne crónica.
- Vacinação: A vacinação contra agentes patogénicos como a Brucella e a Leptospirose pode ajudar a reduzir a ocorrência de doenças reprodutivas.

Conclusões: A endometrite subclínica e clínica são doenças reprodutivas graves em búfalas, particularmente em regiões tropicais, onde os factores ambientais e as práticas de maneio aumentam o risco. O diagnóstico precoce, o tratamento imediato e as medidas preventivas são essenciais para manter a saúde e a produtividade das búfalas. Ao concentrarem-se nestas medidas preventivas e ao assegurarem um diagnóstico e tratamento atempados, os criadores de búfalos podem melhorar o desempenho reprodutivo e a saúde geral do efetivo nas regiões tropicais.

Singh, H., Brar, P. S., Honparkhe, M., Arora, A. K., & Dhindsa, S. S. (2020). Endometrite subclínica em búfalas estrurais: diagnóstico, prevalência e impacto no desempenho reprodutivo. Tropical animal health and production, 52(1), 357-363. https://doi.org/10.1007/s11250-019-02022-w

Babji, B. R., G. Abhinav Kumar Reddy, G. Ambica e Ranjith Kumar, S. 2020. Manejo terapêutico da endometrite em um búfalo: Um relato de caso. Int. J. Curr. Microbiol. App. Sci. 9(04): 2292-2297.

Senosy, W., & Hussein, H. A. (2013). Associação entre status energético, endometrite subclínica pós-parto e desempenho reprodutivo subsequente em búfalas egípcias. Animal reproduction science, 140(1-2), 40-46. https://doi.org/10.1016/j.anireprosci.2013.05.004

El-Sayed A, Faraj SH, Marghani BH, Safhi FA, Abdo M, Fericean L, Banatean-Dunea I, Alexandru C-C, Alhimaidi AR, Ammari AA, et al. Os níveis de transcrição e o perfil sérico dos biomarcadores associados à suscetibilidade à endometrite clínica em vacas búfalas. Veterinary Sciences. 2024; 11(8):340. https://doi.org/10.3390/vetsci11080340

Verma, S. K., Kumar, R., Singh, B., Srivastava, S., & Verma, R. K. (2023). Impacto de diferentes terapias nos parâmetros hematológicos e no resultado terapêutico em búfalas endometriticas subclínicas. Ind J Vet Sci e Biotech. 19(5), 60-64.

Bajaj, N. K., Shukla, S. P., Swamy, M., Shrivastava, O., & Jain, S. K. (2024). Fertility response in subclinical endometritic Murrah buffaloes treated with different therapeutic regimens. Buffalo Bulletin, 43(3), 367-375. https://doi.org/10.56825/bufbu.2024.4334509

Nehru, D. A., Dhaliwal, G. S., Jan, M. H., Cheema, R. S., & Kumar, S. (2019). Um teste de diagnóstico não invasivo para endometrite subclínica em búfalas. The Indian Journal of Animal Sciences, 89(2), 140-144. https://doi.org/10.56093/ijans.v89i2.87325

Nitin Kumar Bajaj, Suresh Prasad Shukla, Ram Gopal Agrawal, Sanjay Agrawal e Mrigank Honparkhe. Subclinical Endometritis in Postpartum Buffaloes: An Emerging Threat. Journal of Animal Research: v.6 n.5, p. 819-827. outubro de 2016.

Capítulo 30

Genitália subdesenvolvida em búfalos

Introdução: O subdesenvolvimento dos órgãos genitais dos búfalos é uma condição em que os órgãos reprodutores (masculinos ou femininos) não atingem o tamanho ou a função esperados durante a puberdade ou a idade adulta. Isto pode resultar em infertilidade, atraso na puberdade ou fracasso reprodutivo. Tanto os búfalos machos como as fêmeas podem ser afectados, embora a doença seja mais frequentemente observada nas fêmeas, onde conduz a um fraco desempenho reprodutivo. Nas regiões tropicais, a doença pode ser influenciada por factores como a nutrição, a genética, o stress ambiental e a prevalência de doenças.

Causas: Vários factores contribuem para o subdesenvolvimento dos órgãos genitais dos búfalos. Estes podem ser classificados como genéticos, nutricionais, ambientais e hormonais.

Factores genéticos:

- Caraterísticas hereditárias: Os factores genéticos podem desempenhar um papel importante no subdesenvolvimento dos órgãos genitais, especialmente se existirem condições genéticas recessivas que afectem o desenvolvimento sexual. As más práticas de reprodução, incluindo a consanguinidade, podem aumentar a incidência de defeitos genéticos relacionados com o desenvolvimento dos órgãos reprodutores.
- Anomalias cromossómicas: Alguns casos de genitais subdesenvolvidos podem estar relacionados com anomalias cromossómicas que afectam a diferenciação sexual, levando a um desenvolvimento incompleto dos órgãos reprodutores.

Deficiências nutricionais:

- Deficiência de proteínas: A ingestão inadequada de proteínas durante as fases de crescimento pode interferir com o desenvolvimento dos tecidos reprodutivos, incluindo os órgãos genitais.
- Deficiências minerais: A falta de minerais essenciais como o cobre, o zinco e o selénio pode ter impacto no desenvolvimento do sistema reprodutor dos búfalos. As carências de cálcio e magnésio também influenciam o funcionamento correto dos órgãos reprodutores.
- Deficiência de vitaminas: A falta de vitaminas, em particular de vitamina A e vitamina E, pode impedir o crescimento e o desenvolvimento normais, levando ao subdesenvolvimento dos órgãos genitais.
- Deficiência energética: Uma ingestão insuficiente de energia durante a fase de crescimento da vida de um búfalo pode levar a um crescimento atrofiado, incluindo um desenvolvimento inadequado dos órgãos reprodutores.

Desequilíbrios hormonais:

- Desequilíbrio de estrogénio e progesterona: A secreção insuficiente de hormonas reprodutivas como o estrogénio e a progesterona pode afetar o crescimento dos órgãos genitais nas mulheres.
- Hormonas de crescimento: A falta de hormonas de crescimento ou um desequilíbrio podem levar a um crescimento e desenvolvimento geral dos órgãos genitais deficientes.
- Hipotiroidismo: Os baixos níveis de hormonas da tiroide podem interferir com o desenvolvimento sexual dos búfalos,

tanto machos como fêmeas, levando a um subdesenvolvimento dos órgãos genitais.

Factores ambientais:

- Stress térmico: Nas regiões tropicais, os búfalos estão frequentemente expostos ao stress térmico, especialmente durante os meses de verão. A exposição prolongada a temperaturas elevadas pode perturbar o equilíbrio hormonal e atrasar o início da puberdade ou provocar o subdesenvolvimento dos órgãos genitais.
- Condições inadequadas de alojamento: As más condições de alojamento e de vida, que não proporcionam proteção suficiente contra as pressões ambientais (como temperaturas extremas, humidade ou exposição a doenças), podem afetar negativamente o desenvolvimento reprodutivo.
- Exposição a toxinas ou poluentes: Certos poluentes ambientais, como pesticidas ou substâncias químicas desreguladoras do sistema endócrino, podem afetar o desenvolvimento dos órgãos reprodutores dos búfalos.

Doenças Infecciosas:

- Infecções reprodutivas: As infecções crónicas, como a brucelose, a leptospirose ou a tuberculose, podem provocar o subdesenvolvimento dos órgãos reprodutores ao afetar o ambiente hormonal ou ao causar danos nos tecidos genitais.
- Infecções virais: Doenças como a febre aftosa e a diarreia viral bovina (BVD) podem interferir com o desenvolvimento reprodutivo, levando a genitais mais pequenos ou subdesenvolvidos.

Incidência: A incidência de genitais subdesenvolvidos em búfalos é difícil de determinar, pois pode ser uma condição subclínica que nem sempre é detectada, a menos que ocorra uma falha reprodutiva.

- Nutrição deficiente: Os búfalos das regiões tropicais que são criados com uma nutrição insuficiente têm maior probabilidade de apresentar genitais subdesenvolvidos.
- Factores genéticos: Certas populações ou raças de búfalos podem ter uma maior incidência de genitais subdesenvolvidos devido a caraterísticas hereditárias.
- Práticas de manejo: Práticas de gestão inadequadas, tais como decisões de reprodução incorrectas, falta de cuidados veterinários e alojamento inadequado, podem aumentar a prevalência da doença.
- Stress térmico: Nas regiões tropicais, o stress térmico é mais prevalecente e o seu impacto na saúde reprodutiva dos búfalos pode levar a uma maior ocorrência de genitais subdesenvolvidos, particularmente nas fêmeas.

Fisiopatologia: Os genitais subdesenvolvidos resultam de uma falha no crescimento e desenvolvimento normal dos órgãos reprodutores, que se pode manifestar de uma ou mais das seguintes formas.

- Nas fêmeas de búfalo: Os ovários podem ser mais pequenos do que o normal e o útero pode estar subdesenvolvido, o que pode afetar a fertilidade. A vagina, o colo do útero ou a vulva também podem estar subdesenvolvidos, levando a dificuldades no acasalamento e no parto.
- Nos búfalos machos: Os testículos podem estar subdesenvolvidos ou ser demasiado pequenos para produzir esperma adequado, resultando em infertilidade ou baixa fertilidade. O pénis e outras partes do sistema reprodutor

podem também mostrar sinais de subdesenvolvimento, levando a dificuldades de acasalamento e reprodução.

- Perturbação hormonal: Quando os órgãos genitais não se desenvolvem corretamente, os desequilíbrios hormonais, como os baixos níveis de estrogénio nas mulheres ou de testosterona nos homens, podem agravar ainda mais os problemas reprodutivos. Isto leva a um atraso na puberdade, a ciclos de cio irregulares ou à incapacidade de conceber.

Sintomas clínicos

- Puberdade atrasada: Um dos sinais mais comuns é um atraso no início da puberdade, com as búfalas a não mostrarem sinais de cio na idade esperada.
- Órgãos genitais pequenos ou subdesenvolvidos: Ao exame, os órgãos genitais podem parecer mais pequenos ou menos desenvolvidos do que o normal, e a búfala pode apresentar uma falta de cio ou de comportamento de acasalamento.
- Desempenho reprodutivo deficiente: As búfalas com genitais subdesenvolvidos têm frequentemente problemas de fertilidade, incluindo dificuldade em conceber, abortos frequentes ou incapacidade de levar uma gravidez até ao fim.
- Infertilidade: Em casos extremos, o animal pode ser completamente infértil devido ao facto de os órgãos reprodutores não se desenvolverem completamente.
- Falta de manifestação de cio: As búfalas podem não apresentar comportamento de cio, ou os seus ciclos de cio podem ser irregulares ou ausentes.

Diagnóstico

Exame clínico:

- Inspeção física: Um veterinário experiente pode examinar fisicamente os órgãos reprodutores do búfalo para detetar anomalias de tamanho, forma ou desenvolvimento. Nas fêmeas, um exame rectal pode revelar ovários ou úteros subdesenvolvidos.
- Observação do comportamento do cio: A ausência de cio ou ciclos de cio anormais é um indicador importante de que os órgãos genitais podem estar subdesenvolvidos.

Testes hormonais: As análises ao sangue podem medir os níveis das hormonas reprodutivas (por exemplo, estrogénio, progesterona, testosterona) para avaliar se os desequilíbrios hormonais estão a contribuir para o subdesenvolvimento dos órgãos genitais.

Ultrassom ou raio-X: A ecografia é uma ferramenta útil para visualizar os órgãos reprodutores internos, confirmar o seu tamanho e detetar quaisquer anomalias na sua estrutura.

Testes genéticos: Os testes genéticos podem ser utilizados para identificar doenças genéticas subjacentes ou anomalias cromossómicas que possam ser responsáveis pelo subdesenvolvimento dos órgãos genitais.

Tratamento

Terapia hormonal:

- Em alguns casos, podem ser administrados tratamentos hormonais (por exemplo, estrogénio ou progesterona) para estimular o desenvolvimento dos órgãos reprodutores, especialmente se houver um desequilíbrio hormonal.
- Os análogos da GnRH (hormona libertadora de gonadotropina) podem ser utilizados para promover a função ovárica e corrigir perturbações hormonais.

Apoio nutricional:

- Dieta melhorada: Uma dieta equilibrada e rica em nutrientes, com níveis adequados de proteínas, vitaminas e minerais, pode ajudar a apoiar o crescimento e o desenvolvimento dos órgãos genitais.
- Suplementação mineral: O fornecimento de minerais como o zinco, selénio, cobre e cálcio pode ajudar no desenvolvimento adequado do sistema reprodutor.

Aconselhamento genético:

- Se se suspeitar de factores genéticos, pode ser útil considerar práticas de reprodução selectiva para evitar a transmissão de doenças genéticas relacionadas com o subdesenvolvimento dos órgãos genitais.

Intervenção veterinária:

- Se o subdesenvolvimento for grave, pode ser necessária uma intervenção veterinária, incluindo a inseminação artificial ou a utilização de promotores de crescimento (em consulta com peritos veterinários), para melhorar os resultados reprodutivos.

Controlo e Prevenção

Reprodução selectiva:

- Assegurar que as práticas de reprodução se centram na seleção de animais com uma saúde reprodutiva robusta. Evitar a consanguinidade e escolher animais com forte potencial genético para o desenvolvimento reprodutivo.

Alimentação correta:

- Fornecer aos búfalos uma dieta equilibrada que apoie o crescimento e a saúde reprodutiva, especialmente durante as fases críticas de desenvolvimento.

Minimizar o stress térmico:

- Aplicar medidas para reduzir o stress térmico em climas tropicais, tais como áreas com sombra, ventilação adequada e acesso a água fresca.

Cuidados veterinários regulares:

- Os controlos sanitários regulares e a deteção precoce de quaisquer anomalias reprodutivas podem ajudar a evitar a progressão do subdesenvolvimento dos órgãos genitais dos búfalos.

Conclusão: A genitália subdesenvolvida em búfalos é um problema significativo de saúde reprodutiva que pode resultar em infertilidade, puberdade tardia e desempenho reprodutivo deficiente. A identificação das causas, o diagnóstico precoce da doença e o tratamento adequado são essenciais para o controlo desta doença. Ao abordar os factores nutricionais, hormonais, ambientais e genéticos, os criadores de búfalos nas regiões tropicais podem melhorar a saúde reprodutiva e a produtividade dos seus rebanhos.

http://www.agritech.tnau.ac.in/expert_system/cattlebuffalo/Obstetrics%20and%20Gynecological%20conditions.html

S.G. Chethan, S.K. Singh, M. Karikalan, N.S. Kharayat, B.K. Behera, K. Narayanan e H. Kumar. 2017. Anomalias congénitas do útero em búfalos ribeirinhos (Bubalus bubalis). Buffalo Bulletin. 36(4): 581-587.

N. A. Tonizza de Carvalho, J. G. Soares, P. R. Kahwage e A. R. Garcia. 2014. Anatomia do trato reprodutivo da fêmea e do macho de búfalos. In: Bubaline Theriogenology, Purohit G.N. (Ed.).

Serviço Internacional de Informação Veterinária, Ithaca NY (www.ivis.org). A5701.0714

Ponraj, Perumal, Chang, Sukkum, Rajesh, Nakulan V, Veeraselvam, Muthusamy, Rajesh, Kalpana Devi. 2017. Prevalência de várias condições patológicas em búfalos fêmeas (*Bubalus bubalis*). Jornal de Reprodução do Pacífico Asiático. 6(2): 58-67. DOI: 10.12980/apjr.6.20170203

G N Purohit. Patologias ováricas e oviductais na búfala: Ocorrência, diagnóstico e abordagens terapêuticas. Asian Pacific Journal of Reproduction 2014; 3(2): 156-168.

Rao, A. V. e Sreemannarayana, O. (1982). Clinical analysis of reproductive failure among female buffaloes (Bubalus bubalis) under village management in Andhra Pradesh. Theriogenology, 18(4), 403-411.

G. Saxena, S. Rani, H. K. Danodia e G. N. Purohit. Pathological conditions in genital tract of female buffaloes (*Bubalus bubalis*). Pakistan Vet. J., 2006, 26(2): 91-93.

https://www.slideshare.net/slideshow/lecture-19-reroduction-and-infertility-in-female-buffaloes/234254043

Vijay Gautam, Sushant Srivastava, Rajesh Kumar, Rabinder Kumar, Vibha Yadav, Pushkar Sharma e Saurabh. 2021. Prevelance of fallopian tube pathologies in buffaloes (Bubalus bubalis). Buffalo Bulletin. 40(2): 247-258.

A. S. Nanda, P.S. Brar e S. Prabhakar. 2003. Enhancing reproductive performance in dairy buffalo: major constraints and achievements. Reproduction Supplement 61, 27- 36.

K.B. Vala, M.T. Panchal e F.S. Kavani. 2009. Incidence of gross genital abnormalities and tubal impatancies in culled buffaloes (*Bubalus bubalis*). Indian Journal of Animal Reproduction. 30(2): 63-65.

K.G.S. Raju, K.Venugopal Naidu e K.S. Rao. 2007. Incidence of reproductive disorders in buffaloes under field conditions of Andhra Pradesh (Incidência de perturbações reprodutivas em búfalas em condições de campo de Andhra Pradesh). The Indian Journal of Animal Reproduction; 28(1):46-48.

Ribeiro H.F.L., Mourão F.R.P., Monteiro F.J.C., Rolim Filho S.T. & Vale W.G. Diagnóstico investigativo de patologias no trato genital de búfalas criadas extensivamente, no estado do Amapá, Amazônia, Brasil. [Diagnóstico investigativo de patologias no trato genital de búfalas criadas extensivamente, no estado do Amapá, Amazônia, Brasil.] Revista Brasileira de Medicina Veterinária, 38(4):358-364, 2016.

http://www.agritech.tnau.ac.in/expert_system/cattlebuffalo/Obstetrics%20and%20Gynecological%20conditions.html

https://www.msdvetmanual.com/reproductive-system/congenital-and-inherited-anomalies-of-the-reproductive-system/female-genital-abnormalities-of-animals

Ladds P. W. (1993). Anomalias congénitas dos órgãos genitais de bovinos, ovinos, caprinos e suínos. As clínicas veterinárias da América do Norte. Food animal practice, 9(1), 127-144. https://doi.org/10.1016/s0749-0720(15)30677-0

https://www.slideshare.net/DrGovindNarayanPuroh/lecture-11-bovine-and-bubaline-infertility-nonspecific-genital-affections

https://www.cargill.co.in/en/repeat-breeding-in-cattle-causes-and-prevention

http://www.agritech.tnau.ac.in/expert_system/cattlebuffalo/Breeding%20management%20of%20cattle%20and%20buffaloes-2.html

Abalti, A., Bekana, M., Woldemeskel, M. et al. Female genital tract abnormalities of Zebu cattle slaughtered at Bahir-Dar Town, north-west Ethiopia. Trop Anim Health Prod 38, 505-510 (2006). https://doi.org/10.1007/s11250-006-4319-2

Capítulo-31

Ovulação retardada em búfalas

Introdução: A ovulação retardada em búfalas refere-se à libertação tardia do óvulo do ovário, o que pode perturbar o ciclo reprodutivo normal e resultar num atraso da conceção. Esta condição pode ter um impacto significativo na eficiência reprodutiva das búfalas, especialmente em climas tropicais, onde factores de stress ambiental, como o stress térmico, a má nutrição e as doenças, podem interferir com a regulação hormonal normal. A ovulação ocorre tipicamente 24-30 horas após o início do cio, mas a ovulação retardada pode causar desvios deste período normal. Esta condição está frequentemente associada a desequilíbrios hormonais ou a factores de stress que afectam o ciclo estral da búfala.

Causas: Vários factores contribuem para o atraso da ovulação nas búfalas.

Desequilíbrios hormonais:

- Níveis baixos de gonadotropina: As gonadotrofinas, como a LH (hormona luteinizante) e a FSH (hormona folículo-estimulante), são essenciais para o processo normal de ovulação. Níveis baixos destas hormonas podem atrasar a ovulação.
- Produção inadequada de estradiol: Níveis insuficientes de estradiol, uma hormona estrogénica chave que desencadeia a libertação de LH, podem impedir o início atempado da ovulação.
- Desequilíbrio de progestagénio: A progesterona é fundamental para manter o ciclo estral e preparar o útero para a gravidez.

Uma secreção insuficiente ou atrasada de progesterona pode afetar o momento da ovulação.

Stress térmico:

- Stress térmico tropical: Nas regiões tropicais, o stress térmico é um fator importante que pode causar perturbações hormonais, levando a um atraso na ovulação. As temperaturas ambiente elevadas afectam negativamente o hipotálamo e a glândula pituitária, prejudicando o seu funcionamento e atrasando a libertação de LH, que é responsável pela ovulação.

Má nutrição:

- Deficiências nutricionais: As deficiências em nutrientes essenciais, especialmente energia, proteínas, vitaminas e minerais, podem levar a anomalias reprodutivas. A má nutrição pode perturbar o sistema endócrino, levando a um atraso ou ausência de ovulação.
- Défice de energia: As búfalas em mau estado corporal podem sofrer um atraso na ovulação devido a reservas de energia inadequadas. As reservas de gordura são importantes para a função reprodutora normal.

Infecções e doenças:

- Infecções reprodutivas: As infecções crónicas, como a brucelose, a leptospirose ou a endometrite, podem interferir com os ciclos hormonais normais das búfalas e atrasar a ovulação.

- Doenças sistémicas: Doenças como a mastite ou a febre aftosa podem afetar a saúde geral e perturbar os ciclos reprodutivos, incluindo o atraso da ovulação.

Factores de stress:

- Stress no manuseamento e no transporte: As búfalas sujeitas a más práticas de manuseamento, transporte ou alterações ambientais podem sofrer stress, o que pode perturbar o ciclo reprodutivo e atrasar a ovulação.
- Stress de gestão: A sobrelotação, a falta de descanso adequado e as más condições de alojamento podem aumentar os níveis de stress, levando a perturbações hormonais e a um atraso na ovulação.

Genética:

- Factores hereditários: Algumas búfalas podem ter uma predisposição genética para atrasar a ovulação, resultando em intervalos prolongados entre o cio e a ovulação. Os factores genéticos também podem causar anomalias na regulação hormonal ou na função ovárica.

Incidência: A incidência de ovulação atrasada varia em função de vários factores.

- Condições ambientais: O stress térmico é um fator comum que contribui para o atraso da ovulação nas regiões tropicais. Durante as estações quentes, a incidência de ovulação retardada tende a aumentar.
- Controlo nutricional: Uma má gestão nutricional ou deficiências em nutrientes vitais podem levar a uma maior incidência de ovulação atrasada.

- Prevalência de doenças infecciosas: Em regiões com elevada prevalência de infecções ou doenças reprodutivas, o atraso na ovulação pode ser mais comum.
- Gestão da reprodução: As búfalas com deteção de cio deficiente ou gestão de sincronização inadequada podem apresentar taxas mais elevadas de ovulação atrasada.

Fisiopatologia: O processo de ovulação é regulado principalmente por uma interação complexa de hormonas, incluindo as gonadotrofinas (LH e FSH), o estrogénio e a progesterona. No caso de ovulação retardada:

- Redução do pico de LH: A principal causa do atraso da ovulação é, frequentemente, um aumento tardio da hormona luteinizante (LH). A LH é responsável por desencadear a libertação do óvulo do folículo. Se o pico de LH for atrasado ou insuficiente, a ovulação não ocorre na altura esperada.
- Falha na maturação folicular: Quando a ovulação é atrasada, pode ser devido a um folículo imaturo ou subdesenvolvido. Isto resulta na presença prolongada do folículo dominante, que pode continuar a crescer e causar mais desequilíbrios hormonais.
- Disfunção endometrial: Em alguns casos, o atraso na ovulação pode estar associado a uma disfunção endometrial. O útero pode não estar num estado adequado para receber o óvulo fertilizado, mesmo que a ovulação ocorra mais tarde do que o esperado.
- Rutura folicular retardada: A rutura folicular (ovulação) é atrasada devido a níveis insuficientes de estrogénio ou a uma falta de sincronização entre o desenvolvimento folicular e a libertação hormonal.

Sintomas clínicos: Os seguintes sinais e sintomas podem ser observados em búfalas com ovulação atrasada:

- Períodos de cio prolongados: A búfala pode apresentar sinais de cio durante um período prolongado, e o acasalamento pode ser adiado.
- Falha na conceção: Após o acasalamento ou a inseminação artificial, as búfalas podem não conseguir conceber, o que pode indicar um problema com o momento da ovulação.
- Ciclos de cio irregulares: As búfalas com ovulação atrasada podem apresentar ciclos de cio irregulares, com intervalos prolongados entre ciclos.
- Fertilidade abaixo do ideal: Pode haver uma taxa de conceção reduzida e dificuldade em engravidar as búfalas.
- Sinais hormonais anormais: A ausência ou o aumento retardado dos níveis de estrogénio durante o período de cio esperado pode ser indicativo de ovulação retardada.

Diagnóstico

O diagnóstico da ovulação retardada em búfalas pode ser efectuado através de:

Observação clínica:

- Monitorização do cio: A observação dos sinais de cio da búfala e a duração do cio podem ajudar a detetar a ovulação atrasada.
- Ultrassonografia: O exame ecográfico dos ovários pode detetar a presença de folículos maduros ou imaturos e ajudar a determinar se a ovulação está atrasada.

Testes hormonais:

- Níveis de LH e de estrogénio: As análises ao sangue para medir os níveis de LH e de estrogénio podem ajudar a confirmar se os desequilíbrios hormonais são responsáveis pelo atraso da ovulação.

- Teste de progesterona: Um teste de progesterona pode ajudar a determinar se a búfala ovulou ou se o ciclo de cio está atrasado.

Palpação rectal:

- O exame rectal dos ovários pode ajudar a avaliar o tamanho dos folículos e a presença de um corpo lúteo, que pode indicar o momento da ovulação.

Tratamento: As opções de tratamento para o atraso da ovulação têm normalmente como objetivo restabelecer o equilíbrio hormonal e melhorar a função reprodutiva.

Terapia hormonal:

- Gonadotropinas (GnRH, hCG): A hormona libertadora de gonadotropina (GnRH) ou a gonadotropina coriónica humana (hCG) podem ser utilizadas para estimular a ovulação em casos de libertação atrasada ou insuficiente de LH.
- Suplementação de progesterona: Se houver suspeita de deficiência de progesterona, pode ser administrada progesterona para ajudar a sincronizar a ovulação e melhorar a fertilidade.
- Terapia com estrogénios: Em alguns casos, o estrogénio pode ser utilizado para induzir o desenvolvimento folicular e desencadear a ovulação.

Gestão nutricional:

- Dieta equilibrada: Assegurar uma dieta equilibrada que satisfaça as necessidades nutricionais dos búfalos (especialmente energia, proteínas e vitaminas) pode apoiar ciclos reprodutivos normais.

- Suplementação: O fornecimento de suplementos minerais e vitamínicos específicos, como o zinco, o selénio e a vitamina E, pode ajudar a regular as funções hormonais e a melhorar a ovulação.

Gestão do stress:

- Reduzir o stress térmico e proporcionar um ambiente confortável (sombra, boa ventilação e acesso a água) é crucial para restaurar a função hormonal normal.
- Minimizar o stress do transporte e do manuseamento, proporcionando períodos de repouso suficientes.

Controlo e Prevenção

- Nutrição óptima: Assegurar que os búfalos recebem uma nutrição adequada, com especial atenção ao consumo de energia e ao equilíbrio de vitaminas e minerais essenciais.
- Gestão do stress térmico: Nas regiões tropicais, as medidas para reduzir o stress térmico, tais como áreas com sombra, sistemas de arrefecimento e acesso a água fresca, podem ajudar a evitar o atraso da ovulação.
- Monitorização regular: A deteção regular do cio e a monitorização da função ovárica através de ultra-sons ou de análises ao sangue ajudarão a detetar precocemente quaisquer desequilíbrios hormonais.
- Evitar o stress: Implementar práticas de gestão de baixo stress, tais como minimizar a sobrelotação e assegurar um manuseamento e transporte adequados.
- Regulação hormonal: Em casos de ovulação retardada recorrente, a utilização de programas de sincronização ou tratamentos hormonais pode ser aplicada para regularizar os ciclos de cio.

Conclusão: A ovulação atrasada em búfalas em regiões tropicais é um desafio significativo para a eficiência reprodutiva. A compreensão das suas causas, dos sinais clínicos e das estratégias de maneio disponíveis pode ajudar a melhorar as taxas de fertilidade. Ao abordar os factores hormonais, nutricionais e ambientais, os agricultores podem minimizar a ocorrência de ovulação retardada e melhorar a saúde reprodutiva dos seus rebanhos de búfalas.

Referências

Perera B. M. (2011). Ciclos reprodutivos do búfalo. Animal reproduction science, 124(3-4), 194-199. https://doi.org/10.1016/j.anireprosci.2010.08.022

https://www.partners-in-reproduction.com/diseases-disorders/estrus-disorders/delayed-ovulation/#:~:text=A%20delay%20in%20or%20an,high%2Dyielding%20dairy%20cows1.&text=Ovarian%20cysts%20prevent%20normal%20ovulation%20and%20expression%20of%20heat.

Hernández-Cerón, J., Zarco, L., & Lima-Tamayo, V. (1993). Incidência de ovulação retardada em novilhas Holstein e seus efeitos na fertilidade e na função lútea precoce. Theriogenology, 40(5), 1073-1081. https://doi.org/10.1016/0093-691x(93)90375-f

Bhattacharyya HK e Hafiz A. 2009. Treatment of delayed ovulation in dairy cattle. Indian J. Anim. Res., 43(3): 209-210.

Endo N. Possíveis causas e estratégias de tratamento para os distúrbios do cio e da ovulação em vacas leiteiras. J Reprod Dev. 2022 Apr 1;68(2):85-89. doi: 10.1262/jrd.2021-125.

https://www.nadis.org.uk/disease-a-z/cattle/fertility-in-dairy-herds/part-4-identifying-and-treating-the-abnormally-cycling-cow/

https://ymerdigital.com/uploads/YMER221168.pdf

Capítulo-32

Anovulação em búfalos

Introdução: A anovulação refere-se à incapacidade de um animal ovular (libertar um óvulo do ovário) durante o seu ciclo estral. A anovulação é um distúrbio reprodutivo comum em búfalas, especialmente em regiões tropicais onde o stress térmico, a nutrição inadequada e as doenças infecciosas são mais prevalecentes. Normalmente, durante o ciclo estral, as búfalas passam pela ovulação, em que um óvulo é libertado do ovário e pode ser fertilizado se ocorrer o acasalamento. Nos casos de anovulação, a búfala não consegue libertar um óvulo, o que significa que a fertilização não pode ocorrer, levando à infertilidade. Esta condição pode afetar significativamente a fertilidade e o sucesso reprodutivo global das búfalas, particularmente em regiões tropicais onde os factores ambientais e de gestão podem exacerbar os problemas reprodutivos. A anovulação em búfalas pode levar a intervalos de parto prolongados, infertilidade e produção de leite abaixo do ideal. A anovulação pode ser causada por uma variedade de factores, incluindo desequilíbrios hormonais, mau estado nutricional e stress. Está frequentemente associada a outros distúrbios reprodutivos, como ciclos de cio irregulares ou cio silencioso.

Causas: A anovulação nas búfalas pode resultar de múltiplos factores, isolados ou combinados. Algumas das causas mais comuns incluem:

Desequilíbrios hormonais:

- Insuficiência de gonadotrofinas (LH, FSH): Níveis baixos de hormona luteinizante (LH) e de hormona folículo-estimulante

(FSH) são uma das principais causas da anovulação. Estas hormonas são cruciais para o desenvolvimento folicular e a ovulação. As deficiências destas hormonas impedem a maturação e a libertação do óvulo.

- Desequilíbrio de progesterona: Níveis anormais de progesterona, demasiado altos ou demasiado baixos, podem impedir a ovulação. Níveis elevados de progesterona podem inibir a libertação de gonadotrofinas, enquanto níveis baixos podem impedir a maturação dos folículos.
- Desequilíbrio de estrogénio: A insuficiência de estrogénio durante a fase folicular do ciclo estral pode atrasar ou impedir o pico de LH necessário para a ovulação.

Factores ambientais:

- Stress térmico: As temperaturas elevadas nas regiões tropicais podem levar ao stress térmico, que perturba o eixo hipotálamo-hipófise-ovário e prejudica a secreção de hormonas reprodutivas. O stress térmico tem um impacto negativo na ovulação e no desenvolvimento folicular, levando à anovulação.
- Más condições de alojamento: A sobrelotação, a falta de ventilação e o abrigo inadequado podem contribuir para o stress e a acumulação de calor, agravando ainda mais os desequilíbrios hormonais.

Deficiências nutricionais:

- Deficiência energética: A baixa ingestão de energia, especialmente durante os períodos de lactação ou crescimento, pode resultar num défice de energia que inibe a função hormonal adequada e impede a ovulação.

- Deficiências de minerais e vitaminas: As carências de minerais essenciais (como o zinco, o selénio e o cálcio) e de vitaminas (como a vitamina E) podem prejudicar a função reprodutora e resultar em anovulação.
- Deficiência de proteínas: Uma ingestão insuficiente de proteínas pode levar a um fraco desenvolvimento folicular e a uma falha na ovulação.

Doenças Infecciosas:

- Infecções reprodutivas: As infecções crónicas, como a brucelose, a leptospirose e a endometrite, podem afetar os órgãos reprodutores e provocar anovulação ao perturbar os ciclos hormonais normais.
- Doenças sistémicas: Doenças como a mastite ou a febre aftosa podem afetar a saúde geral do animal e o seu desempenho reprodutivo, incluindo a anovulação.

Stress e factores de gestão:

- Stress no manuseamento: As más práticas de manuseamento, como o tratamento brusco ou as mudanças súbitas de ambiente, podem induzir stress e perturbar o ciclo reprodutivo.
- Stress no transporte: O transporte de longa distância e ambientes desconhecidos podem aumentar os níveis de stress e interferir com a regulação hormonal, levando à anovulação.

Factores genéticos:

- Factores hereditários: Algumas búfalas podem ter uma predisposição genética para a anovulação devido a caraterísticas hereditárias que causam anomalias hormonais ou ováricas.

Incidência: A incidência de anovulação varia consoante as regiões e as manadas. No entanto, é geralmente mais elevada nas regiões tropicais devido a factores como o stress térmico, o mau maneio nutricional e as doenças que são mais prevalecentes em climas mais quentes.

- Stress térmico: A anovulação é especialmente comum durante as estações quentes, quando as búfalas são expostas a períodos prolongados de temperaturas e humidade elevadas.
- Défices nutricionais: A anovulação é também mais frequente em búfalas com um baixo índice de condição corporal ou que são alimentadas de forma inadequada.
- Infecções e doenças: As áreas com elevada incidência de doenças reprodutivas ou doenças sistémicas têm taxas mais elevadas de anovulação.

Fisiopatologia: A anovulação é uma condição complexa que envolve perturbações a vários níveis do sistema reprodutor:

- Disfunção ovárica: Na anovulação, os ovários não conseguem produzir folículos maduros, ou os folículos podem não responder adequadamente aos sinais hormonais. Como resultado, a libertação de LH, que desencadeia a ovulação, não ocorre e o óvulo permanece no folículo ovárico.
- Perturbações hormonais: A anovulação está frequentemente associada a uma secreção insuficiente de gonadotrofinas (LH e FSH) e estrogénio. Estas hormonas são necessárias para a progressão normal do ciclo estral e para a libertação do óvulo.
- Paragem folicular: Em muitos casos de anovulação, os folículos estão presentes mas estão parados numa fase imatura. Isto pode dever-se a desequilíbrios hormonais, deficiências nutricionais ou stress.

- Falha na formação do corpo lúteo: Em alguns casos, quando a ovulação não ocorre, o corpo lúteo (CL) não se forma e os níveis de progesterona não aumentam adequadamente, levando a ciclos estrais irregulares.

Sintomas clínicos: Os sinais clínicos da anovulação podem variar, mas os sintomas típicos incluem:

- Ciclos de cio irregulares: As búfalas podem ter intervalos irregulares ou alargados entre os ciclos estrais.
- Falha na conceção: Mesmo que a búfala seja acasalada ou inseminada, a conceção pode falhar porque a ovulação não ocorreu.
- Cio prolongado (cio): A búfala pode apresentar sinais de cio (como inquietação, comportamento de montar e vocalizações), mas pode não haver ovulação.
- Cio silencioso: Em alguns casos, as búfalas podem não apresentar sinais externos de cio, apesar da ausência de ovulação.
- Anestro repetido: Algumas búfalas podem apresentar uma ausência prolongada de cio, indicando anovulação crónica.

Diagnóstico: O diagnóstico de anovulação é normalmente baseado numa combinação de sinais clínicos e testes de diagnóstico.

- Observação clínica: A monitorização dos ciclos de cio e do comportamento é o primeiro passo para identificar a anovulação. O cio prolongado ou a falha repetida em conceber podem indicar a condição.
- Análise hormonal: As análises ao sangue podem ser utilizadas para medir os níveis de gonadotropinas (LH e FSH),

estrogénio e progesterona. Níveis baixos ou anormais destas hormonas podem indicar anovulação.

- Ecografia: O exame ecográfico dos ovários pode revelar a presença de folículos e avaliar a sua maturidade. A ausência de um folículo maduro ou de um corpo lúteo pode ajudar a diagnosticar a anovulação.
- Palpação rectal: O exame rectal pode revelar o tamanho e o desenvolvimento dos folículos, fornecendo mais informações sobre o estado dos ovários.

Tratamento: O tratamento da anovulação centra-se na abordagem das causas subjacentes e no restabelecimento da função hormonal normal.

Terapia hormonal:

- Podem ser administradas gonadotropinas (como a GnRH ou a hCG) para estimular a libertação de LH e desencadear a ovulação.
- Terapia com progesterona: A suplementação com progesterona pode ajudar a regular o ciclo estral e induzir a ovulação em casos de progesterona baixa.
- Estrogénio e FSH: Em alguns casos, a terapia com estrogénio ou com a hormona folículo-estimulante (FSH) pode ser utilizada para promover o desenvolvimento folicular e a ovulação.

Apoio nutricional:

- Dieta equilibrada: Garantir que o búfalo receba uma nutrição adequada, incluindo energia, proteínas e vitaminas e minerais essenciais, é fundamental para restaurar a função hormonal normal.

- Suplementação mineral: A suplementação com zinco, selénio e vitamina E pode ajudar a apoiar a saúde reprodutiva.

Gestão do stress:

- Proporcionar sombra, ventilação adequada e minimizar a exposição ao stress térmico é crucial para evitar uma maior perturbação do ciclo reprodutivo.
- A redução do stress causado pelo manuseamento e pelo transporte pode também ajudar a restabelecer o equilíbrio hormonal normal.

Tratamento de infecções:

- O tratamento de quaisquer infecções subjacentes (como a brucelose ou a leptospirose) com antibióticos ou vacinas adequados pode melhorar a saúde reprodutiva.

Controlo e prevenção: A prevenção da anovulação em búfalas requer boas práticas de maneio.

- Gestão do stress térmico: Proporcionar sombra e ventilação adequada em climas quentes para reduzir o stress térmico. Assegurar o acesso a água fresca e abundante.
- Nutrição equilibrada: Fornecer uma dieta equilibrada e de alta qualidade que satisfaça as necessidades energéticas, proteicas e minerais dos búfalos, especialmente durante os períodos de lactação e reprodução.
- Monitorização regular: Monitorizar regularmente os ciclos de cio e utilizar ferramentas como a ultrassonografia e os testes hormonais para detetar sinais precoces de anovulação.
- Gerir o stress: Minimizar o stress do manuseamento e evitar o transporte desnecessário de búfalos, especialmente durante os períodos de reprodução.

- Controlo de infecções: Implementar programas de vacinação e controlar doenças infecciosas no rebanho para manter a saúde reprodutiva.

Conclusão: A anovulação é um problema reprodutivo significativo em búfalas, especialmente em regiões tropicais, onde os factores ambientais, nutricionais e de gestão desempenham um papel fundamental no seu desenvolvimento. Ao compreender as causas e os sintomas da anovulação, e ao empregar estratégias adequadas de tratamento, controlo e prevenção, os agricultores podem melhorar o sucesso reprodutivo e as taxas de fertilidade nos seus rebanhos de búfalos.

Wiltbank, M. C., Gümen, A., & Sartori, R. (2002). Classificação fisiológica das condições anovulatórias em bovinos. Theriogenology, 57(1), 21-52. https://doi.org/10.1016/s0093-691x(01)00656-2

https://www.partners-in-reproduction.com/diseases-disorders/estrus-disorders/delayed-ovulation/

Santos J E P, Wiltbank M C, Ribeiro E S e Bisinotto R S. 2016. Aspectos e mecanismos da baixa fertilidade em vacas leiteiras anovulatórias. Anim. Reprod. 13(3): 290-299.

Parmar Sanjay C. 2015. Anovulação, Ovulação Atrasada e Insuficiência Lútea. Tendências em Biociências 8(5): 1203-1206.

Zobel R, Pipal I e Bui V. 2012. Cio anovulatório em vacas leiteiras: opções de tratamento e a influência da raça, paridade, hereditariedade e estação do ano na sua incidência. Vet. Arhiv 82: 239-249.

https://extension.psu.edu/cyclicity-in-dairy-cows-defining-the-issue

Monteiro, P. L. J., Gonzales, B., Drum, J. N., Santos, J. E. P., Wiltbank, M. C., & Sartori, R. (2021). Prevalência e fatores de risco relacionados aos fenótipos anovulares em vacas leiteiras. Journal of dairy science, 104(2), 2369-2383. https://doi.org/10.3168/jds.2020-18828

Capítulo-33

Cio silencioso em búfalas

Introdução: O cio silencioso refere-se a uma condição em búfalas fêmeas em que elas não apresentam os sinais comportamentais habituais de cio, apesar de estarem no cio. O cio silencioso é um desafio reprodutivo comum nas búfalas, particularmente nas regiões tropicais, onde factores ambientais como o stress térmico, a má nutrição e as doenças infecciosas podem contribuir para distúrbios reprodutivos. O cio silencioso dificulta a deteção do momento ideal para o acasalamento, levando potencialmente a um intervalo prolongado entre partos, atraso na conceção ou infertilidade. O cio é o período em que a fêmea está sexualmente recetiva e pronta para acasalar. Num ciclo normal, as búfalas mostram sinais claros como inquietação, comportamento de montar e vocalizações. No entanto, no cio silencioso, estes sinais externos estão ausentes ou são subtis, o que torna difícil para os agricultores ou criadores detetar o momento adequado para o acasalamento ou a inseminação artificial. O cio silencioso pode afetar as taxas de fertilidade e a eficiência reprodutiva global, particularmente em regiões tropicais onde o stress térmico e os desafios de gestão podem exacerbar o problema. Esta condição não é uma falta de ovulação, mas sim uma ausência de sinais externos de cio que normalmente indicariam que a búfala está no cio. O cio silencioso pode ocorrer durante certas fases do ciclo estral e pode afetar tanto as búfalas de primeira lactação como as maduras.

Causas: As causas do cio silencioso nas búfalas podem variar e, frequentemente, vários factores contribuem para a ocorrência desta condição.

Desequilíbrios hormonais:

- Níveis baixos de estrogénio: O estrogénio é a principal hormona responsável pelos sinais comportamentais do cio, como a inquietação e a monta. Níveis baixos de estrogénio durante o ciclo do cio podem resultar na ausência de sinais comportamentais, embora a ovulação possa ainda ocorrer.
- Níveis desequilibrados de progesterona: Níveis anormais de progesterona podem perturbar o equilíbrio hormonal necessário para a expressão do cio. A baixa progesterona também pode fazer com que a búfala apresente ciclos estrais irregulares.
- Desequilíbrio das gonadotrofinas: Níveis insuficientes de LH (hormona luteinizante) e FSH (hormona folículo-estimulante) podem impedir a maturação adequada dos folículos e levar a um cio silencioso.

Stress ambiental (stress térmico):

- Stress térmico: Os búfalos das regiões tropicais são particularmente propensos ao stress térmico, especialmente durante os meses quentes e húmidos. O stress térmico pode ter um impacto negativo no eixo hipotálamo-hipófise-ovário, levando a perturbações hormonais que suprimem os sinais de cio.
- Má ventilação e superlotação: Alojamentos inadequados, ventilação deficiente ou sobrelotação podem contribuir para o stress ambiental, que afecta os ciclos reprodutivos das búfalas e pode causar cios silenciosos.

Deficiências nutricionais:

- Deficiência energética: A baixa ingestão de energia, especialmente durante os períodos de lactação ou crescimento, pode levar a stress nutricional, prejudicando a função hormonal e impedindo a búfala de mostrar sinais de cio.
- Deficiências de minerais e vitaminas: As carências de minerais como o cálcio, o fósforo e o zinco, bem como de vitaminas como a vitamina A e a vitamina E, podem perturbar os processos reprodutivos e conduzir a um cio silencioso.

Infecções e doenças:

- Infecções reprodutivas: As infecções reprodutivas crónicas, como a endometrite, a brucelose e a leptospirose, podem afetar a função ovárica e perturbar o ciclo estral, conduzindo a um cio silencioso.
- Doenças sistémicas: As doenças sistémicas ou condições de stress, como a febre aftosa ou a mastite, podem causar perturbações hormonais que interferem com a expressão do cio.

Factores genéticos:

- Factores hereditários: Algumas búfalas podem ser geneticamente predispostas a ter um cio silencioso. Nesses casos, a capacidade de expressar sinais típicos de cio pode ser reduzida devido a factores hormonais herdados.

Gestão e manuseamento:

- Manuseamento incorreto: O stress resultante de um manuseamento inadequado, de um transporte difícil ou de mudanças súbitas de ambiente pode interferir com o comportamento normal do cio.

- Deteção inadequada do cio: Em alguns casos, os criadores podem não detetar os sinais subtis de cio silencioso, assumindo que a búfala não está no cio quando, na realidade, apresenta sinais externos mínimos ou nenhuns.

Incidência: O cio silencioso é mais frequentemente observado em búfalas de regiões tropicais devido à combinação de temperaturas ambientais elevadas, humidade e factores de stress. A incidência tende a ser maior em:

- Períodos de temperaturas elevadas: Durante os meses de pico do verão, quando os búfalos estão mais expostos ao stress térmico.
- Período pós-parto: As búfalas no início da lactação, particularmente após o parto, têm maior probabilidade de sofrer um cio silencioso devido a desequilíbrios hormonais causados pelo stress do parto e da lactação.
- Búfalas mais velhas e com a primeira lactação: As búfalas mais velhas e as que estão a ter a sua primeira lactação podem ser mais susceptíveis ao cio silencioso devido a desequilíbrios hormonais e ao stress.

Fisiopatologia: O cio silencioso ocorre quando a búfala passa pelos processos fisiológicos normais do ciclo estral, incluindo o desenvolvimento folicular e a ovulação, mas não apresenta os sinais comportamentais do cio. O desequilíbrio hormonal, muitas vezes relacionado com níveis inadequados de estrogénio, impede que a búfala apresente sinais típicos de cio, como inquietação, comportamento de montar e aumento das vocalizações.

No cio silencioso, ocorrem os seguintes eventos fisiológicos:

- Desenvolvimento folicular: Os folículos desenvolvem-se e amadurecem nos ovários, mas devido a desequilíbrios hormonais, podem não atingir a maturidade total ou não conseguir provocar o comportamento do estro.

- Ovulação: A ovulação ainda ocorre na maioria dos casos de cio silencioso, o que significa que o óvulo é libertado do ovário e pode ser fertilizado se ocorrer o acasalamento.
- Estrogénio baixo: Os níveis de estrogénio são tipicamente mais baixos do que o normal, levando a uma falta de sinais físicos e comportamentais de cio.
- Surto de LH normal ou alterado: O pico da hormona luteinizante (LH) que desencadeia a ovulação pode ocorrer normalmente, mas a búfala não apresenta os sinais comportamentais do cio.

Sintomas clínicos: Como as búfalas em cio silencioso não mostram os sinais habituais de cio, a deteção pode ser difícil. No entanto, os sintomas subtis podem incluir:

- Alterações comportamentais subtis: Pode haver uma ligeira inquietação, lamber a vulva ou outros sinais menores, mas não são tão pronunciados como o comportamento típico do cio.
- Falta de monta ou corrimento vulvar: Normalmente, as búfalas em cio apresentam um comportamento de monta ou têm uma vulva clara e inchada com corrimento mucoso. No cio silencioso, estes sinais estão ausentes ou são mínimos.
- Duração normal do ciclo estral: A búfala pode ainda passar por um ciclo normal de cio, mas sem os sinais típicos, o que leva a uma falha na deteção do cio.
- Ausência de sintomas de cio: A búfala pode parecer calma e não ser afetada durante o cio, mas as tentativas de acasalamento ou de inseminação artificial podem falhar devido a um cio não detectado.

Diagnóstico: O cio silencioso pode ser diagnosticado através de uma combinação de observação clínica, análise hormonal e monitorização reprodutiva.

Observação clínica:

- A monitorização regular do comportamento da búfala pode revelar a ausência de sinais típicos de cio.
- Um historial de ciclos de cio perdidos ou de incapacidade de conceber após o acasalamento pode sugerir um cio silencioso.

Testes hormonais:

- Níveis de estrogénio: As análises ao sangue podem medir os níveis de estrogénio durante o ciclo do cio. Níveis baixos de estrogénio durante o cio sugerem um cio silencioso.
- Níveis de progesterona e LH: Os testes de progesterona e LH podem confirmar se a ovulação está a ocorrer, mesmo na ausência de comportamento de cio.

Ultrassonografia:

- Ultrassom de ovário: A ultrassonografia pode revelar a presença de folículos maduros ou corpos lúteos nos ovários, confirmando que a ovulação ocorreu, mesmo que não estejam presentes sinais externos de cio.

Citologia vaginal:

- A citologia vaginal pode ajudar a identificar alterações no revestimento uterino e vaginal, indicando a fase do ciclo estral.

Tratamento: O tratamento do cio silencioso centra-se na abordagem das causas subjacentes e no restabelecimento do comportamento normal do cio.

Terapia hormonal:

- GnRH (hormona libertadora de gonadotropina): A administração de GnRH pode estimular a libertação de LH, ajudando a induzir a ovulação e a promover o comportamento do cio.
- Terapia com estrogénios: A administração de estrogénio pode ajudar a estimular os sinais típicos do cio.
- Progestagénios: Os tratamentos com progesterona ou progestagénio podem ser utilizados para regular o ciclo do cio e incentivar o comportamento do cio.

Apoio nutricional:

- Melhorar a dieta com energia, proteínas e minerais essenciais adequados pode ajudar a restaurar o equilíbrio hormonal e estimular o comportamento do cio.
- Suplementos de vitaminas e minerais: O fornecimento de minerais como o zinco, o selénio e o cálcio, juntamente com as vitaminas A e E, pode apoiar a saúde reprodutiva.

Redução do stress:

- Minimizar o stress térmico, fornecendo abrigo, sombra e sistemas de arrefecimento adequados.
- Manuseamento e cuidados adequados para reduzir o stress do transporte e melhorar o bem-estar geral do búfalo.

Tratamento de infecções:

- Tratar quaisquer infecções subjacentes, como a endometrite ou outras doenças reprodutivas, com antibióticos adequados ou cuidados veterinários.

Controlo e prevenção: A prevenção do cio silencioso em búfalas nas regiões tropicais exige a gestão de factores ambientais, nutricionais e de saúde.

Controlar o stress térmico:

- Proporcionar arrefecimento, ventilação e sombra adequados durante o tempo quente.
- Certifique-se de que os búfalos não estão sobrelotados, o que pode aumentar os níveis de stress.

Alimentação correta:

- Assegurar que os búfalos recebam uma dieta equilibrada com energia, proteínas e micronutrientes suficientes.
- Fornecer forragem de alta qualidade e suplementos conforme necessário para manter uma saúde reprodutiva óptima.

Controlo reprodutivo regular:

- Utilizar a monitorização hormonal e técnicas regulares de deteção de cio para identificar precocemente o cio silencioso.
- A inseminação artificial pode ser utilizada se o acasalamento natural não for bem sucedido devido à ausência de cio.

Gestão da saúde:

- Implementar programas regulares de vacinação e controlo de doenças para prevenir doenças reprodutivas.
- Assegurar uma boa higiene e a deteção precoce de doenças reprodutivas.

Conclusão: O cio silencioso é um problema reprodutivo desafiador em búfalas, particularmente em regiões tropicais onde fatores ambientais, nutricionais e de saúde podem contribuir para desequilíbrios hormonais. Ao compreender as causas, os sintomas clínicos e as estratégias de gestão eficazes, os agricultores podem melhorar a sua capacidade de detetar e gerir o cio silencioso, melhorando, em última análise, a fertilidade e a eficiência reprodutiva das suas manadas de búfalas.

Referências

Awasthi, M. K., Kavani, F. S., Siddiquee, G. M., Sarvaiya, N. P., & Derashri, H. J. (2007). O crescimento folicular lento é a causa do cio silencioso em búfalas de água? Animal Reproduction Science, 99(3-4): 258-268.

https://www.dairyfarmguide.com/silent-heat-problems-0163.html

Doshi, P., Bhalaiya, C., Suthar, V., Patidar, V., Joshi, C., Patel, A., & Raval, I. (2024). A metabolômica não direcionada da urina de búfala revela ácido hidracrílico, 3-bromo-1-propanol e benzil serina como potenciais biomarcadores de estro. Journal of proteomics, 296, 105124. https://doi.org/10.1016/j.jprot.2024.105124

https://agriculture.vikaspedia.in/viewcontent/agriculture/livestock/general-management-practices-of-livestock/signs-of-heat-oestrus-in-ruminants?lgn=en

Verma K.K., Prasad Shiv, Mohanty T.K., Kumaresan A., Layek S.S., Patbandha1 T.K., Kantwa S.C. (2024). Sinais comportamentais de cio em diferentes paridades de búfalas Murrah (bubalus bubalis): um estudo comparativo. Indian Journal of Animal Research. 48(6): 620-624. doi: 10.5958/0976-0555.2014.00043.0.

Surya Prakash Pannu, Tapendra Kumar, Chirag Pruthi e Manisha Mehra. Anestro de verão e a sua gestão em búfalas. The Pharma Innovation Journal 2022; SP-11(7): 2400-2402.

https://infonet-biovision.org/animal-health-and-disease/birth-and-reproduction-complications-new/silent-heat

https://www.milkingcloud.com/blog/how-to-catch-hidden-oestrus/

https://p4gold.com/home-page-news/detection-of-heat-the-challenges-of-silent-heat/

https://www.aces.edu/blog/topics/dairy/detecting-estrus-in-dairy-cattle/

https://www.vikinggenetics.com/tipt-reproduction/silent-heat-and-cysts

https://www.farmersjournal.ie/subpages/advertisers-anouncements/how-to-detect-a-silent-heat-in-cattle-688178

Capítulo-34

Anestro de verão em búfalos

Introdução: O anestro estival em búfalas é um problema reprodutivo sazonal comummente observado em regiões tropicais. Durante os meses quentes de verão, muitas búfalas não apresentam cio devido ao stress ambiental e a desequilíbrios hormonais, o que tem um impacto significativo na eficiência reprodutiva e na produtividade da exploração. Esta condição é mais prevalente nos búfalos devido à sua sensibilidade inerente ao stress térmico, em comparação com outras espécies pecuárias como as vacas.

Causas

- Stress térmico: Temperaturas ambiente e humidade elevadas provocam stress fisiológico, suprimindo a secreção das hormonas reprodutivas.
- Efeitos do fotoperíodo: Os dias mais longos durante o verão influenciam a produção de melatonina, afectando indiretamente as hormonas reprodutivas.
- Deficiência nutricional: A ingestão inadequada de energia, proteínas e minerais durante os meses de verão agrava o problema.
- Deteção deficiente do cio: Um cio silencioso ou sinais de cio fracos podem dificultar a deteção.
- Índice de Condição Corporal (ECC) elevado: As búfalas com excesso de condição são mais propensas ao anestro.
- Doença e carga parasitária: As infecções crónicas ou infestações parasitárias podem prejudicar a função reprodutiva.

Incidência:

- Prevalência: Mais elevada nas regiões tropicais e subtropicais, especialmente durante os meses de pico do verão (março a junho).
- População afetada: Observada principalmente em búfalas em lactação ou com elevado potencial de produção de leite.
- Impacto económico: Leva ao prolongamento dos intervalos entre partos, à redução da produção de leite e a perdas financeiras para os agricultores.

Fisiopatologia

- Disfunção hipotalâmica: O stress térmico altera a função do hipotálamo, levando à redução da secreção da hormona libertadora de gonadotropinas (GnRH).
- Desequilíbrio hormonal: A diminuição dos níveis da hormona luteinizante (LH) e da hormona folículo-estimulante (FSH) resulta numa diminuição do desenvolvimento folicular e da ovulação.
- Disfunção ovárica: Os folículos não amadurecem ou não ovulam, o que leva à anovulação e a condições císticas do ovário.
- Balanço energético negativo: A ingestão inadequada de nutrientes afecta as vias metabólicas essenciais para a produção de hormonas reprodutivas.
- Aumento dos níveis de cortisol: As hormonas do stress suprimem as hormonas reprodutivas, atrasando ainda mais os ciclos de cio.

Sintomas clínicos

- Ausência de sinais visíveis de cio, tais como comportamento de montar ou inchaço vulvar.

- Intervalos entre cios irregulares ou prolongados.
- Baixa taxa de conceção apesar do acasalamento ou da inseminação artificial.
- Cio silencioso, em que a ovulação ocorre sem sinais comportamentais detectáveis.
- Redução do consumo de alimentos e letargia geral devido ao stress térmico.

Diagnóstico

- Observação comportamental: Monitorização dos sinais de cio, como inquietação, montaria e corrimento vaginal.
- Exame rectal: Palpação dos ovários para avaliar o desenvolvimento folicular ou a presença de quistos nos ovários.
- Ecografia: Deteção de estruturas ováricas como folículos e corpo lúteo.
- Ensaios hormonais: Medição dos níveis séricos de progesterona, LH e FSH para confirmar o desequilíbrio hormonal.
- Teste de progesterona no leite: Utilizado para determinar a presença ou ausência de atividade ovárica.

Tratamento

- Terapia hormonal:
  - ✓ Injecções de GnRH: Estimulam o desenvolvimento folicular e a ovulação.
  - ✓ Prostaglandinas: Induzem a luteólise e sincronizam o cio.
  - ✓ Implantes de progesterona ou CIDR: regulam os ciclos hormonais e induzem o cio.
- Suplementação nutricional:

- ✓ Fornecer dietas equilibradas com energia, proteínas e suplementos minerais (por exemplo, zinco, fósforo, selénio).
- ✓ Utilizar proteínas de bypass para melhorar a disponibilidade de energia.

- ➢ Estratégias de arrefecimento:
  - ✓ Instalar aspersores, ventoinhas ou zonas de sombra para aliviar o stress térmico.
- ➢ Terapias de apoio:
  - ✓ Injecções de multivitaminas e antioxidantes (por exemplo, vitamina E e selénio) para melhorar a saúde geral.
- ➢ Redução do stress:
  - ✓ Minimizar o manuseamento durante as horas de maior calor e evitar a sobrelotação.

Controlo

- ➢ Gestão nutricional: Fornecer dietas ricas em energia e assegurar um abastecimento adequado de água para evitar a desidratação induzida pelo calor e o stress metabólico.
- ➢ Deteção do cio: Utilizar ajudas visuais ou dispositivos como pedómetros para monitorizar a atividade e o comportamento do cio.
- ➢ Controlos sanitários regulares: Monitorizar a existência de doenças ou cargas parasitárias que possam contribuir para o anestro.

Prevenção

- ➢ Atenuação do stress térmico:
  - ✓ Proporcionar sombra suficiente, bebedouros e sistemas de arrefecimento nas zonas de alojamento dos búfalos.
- ➢ Reprodução sazonal:

- ✓ Planear programas de reprodução durante os meses mais frios para evitar o anestro relacionado com o verão.

➢ Misturas minerais:

- ✓ Assegurar a inclusão na dieta de minerais favoráveis à reprodução, como o zinco, o manganésio e o selénio.

➢ Biossegurança:

- ✓ Manter um ambiente limpo para reduzir o risco de doenças.

➢ Programas de inseminação artificial:

- ✓ Sincronizar o cio utilizando protocolos hormonais para aumentar as taxas de conceção durante as épocas difíceis.

Conclusão: O anestro de verão em búfalas é um problema multifatorial agravado pelas condições ambientais tropicais. A gestão eficaz requer uma combinação de terapias hormonais, ajustes nutricionais e estratégias de redução do stress. Com uma prevenção proactiva e uma intervenção atempada, os agricultores podem minimizar as perdas reprodutivas e manter a produtividade das suas manadas de búfalos.

Kennady Vijayalakshmy, Ranjeet Verma, Habibur Rahman, Hanuman Prasad Yadav, Meenakshi Virmani, Dharmendra Kumar e Vikas Choudhiry. Factores que influenciam o anestro sazonal em búfalas e estratégias para ultrapassar o anestro estival em búfalas. Biological Rhythm Research. https://doi.org/10.1080/09291016.2018.1558740

Das, G. K., & Khan, F. A. (2010). Anoestrus de verão em búfalos - uma revisão. Reprodução em animais domésticos = Zuchthygiene, 45(6), e483-e494. https://doi.org/10.1111/j.1439-0531.2010.01598.x

Surya Prakash Pannu, Tapendra Kumar, Chirag Pruthi e Manisha Mehra. Anestro de verão e a sua gestão em búfalas. The Pharma Innovation Journal 2022; SP-11(7): 2400-2402.

Sandeep Kumar, Gaurav Kumar e Subhash Chand Gahalot. 2019. Anestro em búfalos e diferentes regimes de tratamento: A Mini Review. Int. J. Curr. Microbiol. App. Sci. 8(03): 1162-1179. doi: https://doi.org/10.20546/ijcmas.2019.803.138

Singh, G., Dhaliwal, G. S., Sharma, R. D., & Biswas, R. K. (1988). Treatment of summer anestrous buffalo (bubalus bubalis) with progesterone releasing intravaginal device plus pregnant mare serum go nadotropin. Theriogenology, 29(5), 1201-1206. https://doi.org/10.1016/s0093-691x(88)80045-1

Devkota B, Nakao T, Kobayashi K, Sato H, Sah SK, Singh DK, Dhakal IP, Yamagishi N. Efeitos do tratamento para anestro em búfalas de água com PGF2α e GnRH em comparação com suplemento vitamínico-mineral e alguns fatores que influenciam os efeitos do tratamento. J Vet Med Sci. 2013 Dec 30;75(12):1623-7. doi: 10.1292/jvms.12-0515.

Vijayalakshmy, K., Verma, R., Rahman, H., Yadav, H., Virmani, M., Kumar, D. e Choudhiry, V. 2018. Fatores que influenciam o anestro sazonal em búfalos e estratégias para superar o anestro de verão em búfalos. Biological Rhythm Research 51(6):907-914.

de Carvalho, N. A., Soares, J. G., & Baruselli, P. S. (2016). Estratégias para superar o anestro sazonal em búfalas de água. Theriogenology, 86(1), 200-206. https://doi.org/10.1016/j.theriogenology.2016.04.032

M. U. Mehmood, S. Mehmood, A. Riaz, N. Ahmad e A. Sattar. Superovulatory response in summer anestrus buffaloes and cattle treated with estrus synchronization protocol. O Jornal de Ciências Animais e Vegetais, 22(4): 2012, Page: 888-893.

Bijay Kumar Chaudhari, J. K. Singh, M. Singh, P. K. Maurya e A. K. Singh. Gestão do desempenho reprodutivo em búfalos durante o verão. Wayamba Journal of Animal Science. P499- P512, 2012.

Kumar, P.S., Singh, S.K., Kharche, S.D., Govindaraju, C., Behera, B.K., Shukla, S.N., Kumar, H., & Agarwal, S.K. (2014). Anestrus em bovinos e búfalos: Indian perspective. Avanços em Ciências Animais e Veterinárias, 2, 124-138.

Surya Prakash Pannu, Tapendra Kumar, Chirag Pruthi e Manisha Mehra. Summer anestrus and it's management in buffaloes. The Pharma Innovation Journal. 2022; 11(7S): 2400-2402.

https://www.ivis.org/library/bubaline-theriogenology/pre-pubertal-postpartum-and-summer-anestrus-buffaloes

Capítulo-35

Cisto folicular em búfalos

Introdução: Um quisto folicular é uma condição em que o folículo normal do ovário não consegue ovular e continua a crescer, resultando num saco cheio de líquido. Este é um tipo de cisto ovariano que interrompe o ciclo estral. Quando ocorre um quisto folicular, este perturba o equilíbrio hormonal normal e pode impedir a búfala de entrar no cio ou levar a um cio prolongado, o que pode afetar a fertilidade. Ao contrário dos folículos normais que crescem e se rompem durante o cio para libertar um óvulo para fertilização, um quisto folicular não se rompe. Em vez disso, aumenta de tamanho e produz frequentemente níveis anormais de estrogénio, o que pode levar a uma ausência de cio ou a um cio prolongado. Os cistos foliculares são um dos distúrbios ovarianos comuns observados em búfalas, particularmente em regiões tropicais O manejo dos cistos foliculares é essencial para manter a saúde reprodutiva e otimizar a produtividade em uma fazenda de búfalas. Nas regiões tropicais, onde o stress térmico, a nutrição inadequada e as infecções são mais prevalentes, os quistos foliculares podem ser mais comuns. Essa condição pode estar associada à redução do desempenho reprodutivo em rebanhos de búfalas, levando a intervalos de parto prolongados e a uma menor produtividade geral do rebanho.

Causas: Vários factores contribuem para o desenvolvimento de quistos foliculares nas búfalas, incluindo desequilíbrios hormonais, stress ambiental e condições de saúde.

Desequilíbrios hormonais:

- Pico de LH interrompido: O pico da hormona luteinizante (LH), responsável pelo desencadeamento da ovulação, pode ser insuficiente ou atrasado, impedindo a rutura do folículo e levando à formação de quistos.
- Excesso de estrogénio: Níveis elevados de estrogénio sem ovulação podem provocar a formação de um quisto. A ausência de ovulação leva a que o quisto se torne a estrutura dominante no ovário.
- Progesterona insuficiente: Baixos níveis de progesterona na fase lútea podem impedir a progressão normal do ciclo estral, levando à formação de quistos.

Factores ambientais:

- Stress térmico: As temperaturas elevadas nas regiões tropicais podem induzir stress nas búfalas, o que afecta negativamente o eixo hipotálamo-hipófise-ovário, levando a perturbações hormonais que promovem a formação de quistos.
- Práticas de manejo inadequadas: O stress provocado pela sobrelotação, o manuseamento inadequado ou as alterações ambientais súbitas podem contribuir para desequilíbrios hormonais e aumentar a probabilidade de formação de quistos foliculares.

Infecções e doenças:

- Infecções do endométrio: Infecções crónicas como a endometrite podem perturbar o ambiente hormonal no trato reprodutivo, causando alterações no ovário e levando à formação de quistos.

- Doença sistémica: As doenças que afectam a saúde geral da búfala, incluindo doenças respiratórias ou gastrointestinais, podem levar a desequilíbrios hormonais que afectam a função ovárica.

Deficiências nutricionais:

- Nutrição deficiente: As deficiências em nutrientes essenciais como a energia, as proteínas e os minerais (particularmente o cobre, o zinco e o selénio) podem afetar a saúde reprodutiva e aumentar o risco de quistos foliculares.

Factores genéticos:

- Algumas raças de búfalos podem ter uma maior predisposição para desenvolver quistos foliculares, especialmente se houver uma tendência genética para irregularidades hormonais.

Incidência: A incidência de cistos foliculares pode variar dependendo de vários fatores, como práticas de manejo, condições ambientais e predisposições genéticas. Nas regiões tropicais, onde o stress térmico, as deficiências nutricionais e os desafios de gestão reprodutiva são mais comuns, a incidência de quistos foliculares pode ser mais elevada.

- Aumento em regiões tropicais: O stress térmico é um fator contribuinte significativo nos climas tropicais, o que pode aumentar a probabilidade de desequilíbrios hormonais que levam à formação de quistos.
- Período pós-parto: As búfalas que pariram recentemente são mais susceptíveis a quistos nos ovários, especialmente se sofrerem de stress metabólico, má nutrição ou infecções durante o período pós-parto.
- Búfalas de alta produção: As búfalas de alta produção, especialmente as que se encontram em sistemas leiteiros

intensivos, são mais susceptíveis de desenvolver quistos foliculares devido às alterações metabólicas e hormonais associadas à lactação.

Fisiopatologia: A fisiopatologia da formação de quistos foliculares envolve uma perturbação na regulação hormonal normal do ciclo do cio. Em condições normais, um folículo dominante cresce no ovário e, durante o cio, rompe-se para libertar um óvulo para fertilização (ovulação). No caso de quistos foliculares:

- Falha na ovulação: O folículo não sofre uma ovulação normal devido a um pico de LH insuficiente ou atrasado, levando à formação de quistos.
- Perturbação hormonal: O quisto que se forma continua a produzir estrogénio, o que pode causar um comportamento anormal do cio, incluindo ciclos de cio prolongados ou irregulares.
- Crescimento folicular contínuo: O quisto continua a crescer e pode tornar-se muito grande, impedindo o desenvolvimento normal de outros folículos e perturbando a função ovárica global.

Os quistos foliculares podem levar à infertilidade se não forem tratados corretamente, pois podem impedir a búfala de engravidar.

Sintomas clínicos: Os sintomas clínicos dos quistos foliculares podem variar, dependendo do tamanho do quisto e do desequilíbrio hormonal envolvido.

- Ausência de cio (anestro): Um dos sinais mais comuns é a ausência de cio ou cio, uma vez que a búfala não apresenta os sinais comportamentais normais associados ao cio.

- Cio prolongado: Algumas búfalas podem apresentar um cio prolongado ou contínuo, mostrando sinais de comportamento de cio durante um período prolongado sem ovulação.
- Ninfomania: Pode ser observado um comportamento de acasalamento excessivo e persistente ou tentativas de montar devido aos elevados níveis de estrogénio produzidos pelo quisto.
- Aumento do ovário: No exame veterinário (por exemplo, ultrassom), o ovário pode parecer aumentado devido à presença do cisto.

Nalguns casos, as búfalas podem não apresentar sinais externos, mas não conseguem conceber devido à ausência de ovulação.

Diagnóstico: O diagnóstico exato dos quistos foliculares requer uma combinação de observação clínica e instrumentos de diagnóstico.

Exame clínico:

- Deteção de cio: A ausência de um comportamento típico de cio ou um cio prolongado sem conceção pode levantar a suspeita de um quisto folicular.
- Palpação: A palpação dos ovários através do exame rectal pode revelar uma estrutura cística aumentada no ovário.

Ultrassonografia:

- Ultrassom de ovário: Este é o método mais preciso para diagnosticar quistos foliculares. Uma ecografia revela a presença de um quisto cheio de líquido no ovário, normalmente com mais de 2,5 cm de diâmetro.
- Monitorização do desenvolvimento folicular: A ecografia também pode ser utilizada para monitorizar a maturação dos

folículos e identificar quaisquer anomalias no seu desenvolvimento.

Testes hormonais:

- Níveis de estrogénio e progesterona: As análises ao sangue podem ser utilizadas para medir os níveis de estrogénio e progesterona. Níveis elevados de estrogénio e baixos de progesterona são indicativos de um quisto folicular.
- Níveis de LH e FSH: A análise da hormona luteinizante (LH) e da hormona folículo-estimulante (FSH) pode confirmar uma falha na ovulação, que está associada à formação de quistos.

Tratamento: O tratamento dos quistos foliculares tem geralmente por objetivo restabelecer a função ovárica normal e o equilíbrio hormonal.

Terapia hormonal:

- GnRH (Hormona libertadora de gonadotropina): A administração de GnRH estimula a libertação de LH, que pode ajudar a induzir a ovulação e a rutura do quisto.
- Injeção de estrogénio: O estrogénio pode por vezes ser utilizado para estimular o cio e encorajar o desenvolvimento de um folículo normal.
- Progestagénios: Os progestagénios podem ajudar a regular o ciclo estral e a iniciar a fase lútea, o que pode ajudar a resolver o quisto.

Rutura manual do quisto:

- Em alguns casos, os veterinários podem tentar romper manualmente o quisto para incentivar a ovulação normal. Este procedimento só deve ser efectuado por profissionais experientes.

Ablação do ovário ou ovariectomia:

- Em casos graves em que os outros tratamentos falham, pode ser considerada a remoção cirúrgica do quisto ou do ovário afetado.

Cuidados de apoio:

- A melhoria da nutrição do búfalo e a redução do stress ambiental podem ajudar a apoiar o processo de recuperação e a prevenir a formação de quistos no futuro.

Controlo e prevenção: A prevenção de quistos foliculares envolve boas práticas de gestão, apoio nutricional e minimização dos factores de stress.

Redução do stress:

- Gestão do stress térmico: Proporcionar arrefecimento, ventilação e sombra adequados para minimizar os efeitos do stress térmico, que é um fator importante nas regiões tropicais.
- Minimizar a sobrelotação: Evitar a sobrelotação no estábulo para reduzir o stress e melhorar o bem-estar geral dos animais.

Gestão nutricional:

- Fornecer uma dieta equilibrada rica em nutrientes essenciais (proteínas, minerais e vitaminas) para apoiar a saúde reprodutiva.
- Assegurar uma ingestão adequada de minerais vestigiais como o zinco, o cobre e o selénio, que são essenciais para a função ovárica.

Controlo reprodutivo regular:

- Implementar a deteção regular do cio e a monitorização reprodutiva para identificar precocemente potenciais problemas e proporcionar intervenções atempadas.

- Utilizar a ultrassonografia para monitorizar o desenvolvimento folicular e detetar quistos numa fase inicial.

Gestão da saúde:

- Prevenir infecções e outras doenças reprodutivas através da aplicação de um calendário de vacinação regular e da manutenção de uma boa higiene na exploração.

Conclusão: Os quistos foliculares em búfalas podem ter um impacto significativo no desempenho reprodutivo e na produtividade das explorações, particularmente em regiões tropicais onde factores ambientais como o stress térmico exacerbam o problema. O diagnóstico precoce e o tratamento adequado com terapias hormonais ou intervenção manual podem ajudar a resolver os cistos foliculares e restaurar a fertilidade normal. As medidas preventivas, incluindo a redução do stress, a nutrição adequada e o maneio reprodutivo, desempenham um papel crucial na minimização da ocorrência de quistos foliculares e na melhoria da eficiência reprodutiva global dos rebanhos de búfalos.

Referências

Umair Iqbal. 2015. Cisto folicular bilateral em búfalo: um estudo de caso. Buffalo Bulletin. 34(3): 271-273.

Khan, F.A., Nabi, S.U., Pande, M. et al. Quistos foliculares bilaterais numa búfala de água. Trop Anim Health Prod 43, 539-541 (2011). https://doi.org/10.1007/s11250-010-9738-4

Noseir WMB, Sosa GAM. Tratamento de cistos ovarianos em búfalas com ênfase na análise de ecotextura. J Dairy Vet Anim Res. 2015;2(2):52-57. DOI: 10.15406/jdvar.2015.02.00030

Khan, F. A., Das, G. K., Pande, M., Pathak, M. K., & Sarkar, M. (2011). Biochemical and hormonal composition of follicular cysts in water buffalo (Bubalus bubalis). Animal reproduction science, 124(1-2), 61-64. https://doi.org/10.1016/j.anireprosci.2011.02.020

Hassan, M.S., Hashim, M.A., Fayed, H. et al. Diagnóstico e tratamento hormonal de ovários quísticos associados a perturbações uterinas em búfalas egípcias: ultrassonografia, investigações histopatológicas e serológicas. Trop Anim Health Prod 56, 372 (2024). https://doi.org/10.1007/s11250-024-04220-7

Kumar B, Kumawat BL, Khan FA, et al. Comparative analysis of biochemical, hormonal, and mineral compositions of preovulatory and cystic ovarian follicles in buffalo during the non-breeding season. Zygote. 2023;31(3):246-252. doi:10.1017/S0967199423000084

Sonu Kumari, Sudarshan Kumar, Anand Kumar Pandey, Vaishali e Anika Malik. Incidence of follicular cysts in buffaloes (Incidência de quistos foliculares em búfalas). Int. J. Adv. Biochem. Res. 2024;8(7S):47-49. DOI: 10.33545/26174693.2024.v8.i7Sa.1443

Kumar B, Kumar A, Maurya SK, Yadav V, Singh R. Quisto dermoide do ovário numa búfala. Vet Rec Case Rep. 2024; 12:e838. https://doi.org/10.1002/vrc2.838

https://www.msdvetmanual.com/reproductive-system/cystic-ovary-disease/follicular-cystic-ovary-disease-in-cows

Garverick H. A. (1997). Cistos foliculares ovarianos em vacas leiteiras. Journal of dairy science, 80(5), 995-1004. https://doi.org/10.3168/jds.S0022-0302(97)76025-9

https://www.partners-in-reproduction.com/diseases-disorders/estrus-disorders/cystic-ovarian-disease/

BorŞ SI, BorŞ A. Cistos ovarianos, uma condição anovulatória em bovinos leiteiros. J Vet Med Sci. 2020 30 de outubro; 82 (10): 1515-1522. doi: 10.1292 / jvms.20-0381.

Tom VANHOLDER, Geert OPSOMER*, Aart DE KRUIF. Etiologia e patogénese dos folículos ováricos císticos em bovinos leiteiros: uma revisão. Reprod. Nutr. Dev. 46 (2006) 105-119.

Silvia, W. J., Hatler, T. B., Nugent, A. M., & Laranja da Fonseca, L. F. (2002). Cistos foliculares ovarianos em vacas leiteiras: uma anormalidade na foliculogênese. Domestic animal endocrinology, 23(1-2), 167-177. https://doi.org/10.1016/s0739-7240(02)00154-6

Jeengar K, Chaudhary V, Kumar A, Raiya S, Gaur M e Purohit G N. 2014. Cistos ovarianos em vacas leiteiras: conceitos antigos e novos para definição, diagnóstico e terapia. Anim. Reprod. 11(2): 63-73.

https://www.msdvetmanual.com/reproductive-system/cystic-ovary-disease/cystic-ovary-disease-and-cystic-corpus-luteum-in-cows

Silvia, W. J., Hatler, T. B., Nugent, A. M., & Laranja da Fonseca, L. F. (2002). Cistos foliculares ovarianos em vacas leiteiras: uma anormalidade na foliculogênese. Domestic animal endocrinology,

23(1-2), 167-177. https://doi.org/10.1016/s0739-7240(02)00154-6

https://www.thecattlesite.com/diseaseinfo/210/cystic-ovaries

Capítulo-36

Cisto lúteo em búfalas

Introdução: Um quisto lúteo é um tipo de quisto do ovário que se origina do corpo lúteo e persiste para além do tempo de vida normal do CL. O quisto lúteo é uma doença ovárica comum nas búfalas, caracterizada pela formação de um saco cheio de líquido que se assemelha ao corpo lúteo (CL), mas que persiste mais tempo do que o normal e não regride após a ovulação. O corpo lúteo é responsável pela secreção de progesterona, que é essencial para a manutenção da gravidez. No caso de um quisto lúteo, a estrutura cística produz progesterona, o que pode perturbar a regulação hormonal normal do ciclo estral, levando a ciclos estrais irregulares, anovulação ou incapacidade de engravidar. Os cistos lúteos são um dos problemas reprodutivos mais significativos em búfalas, levando à infertilidade e a um desempenho reprodutivo abaixo do ideal, particularmente em regiões tropicais onde as tensões ambientais e de manejo são mais prevalentes. Os quistos lúteos podem levar a cios prolongados, anestro e infertilidade em búfalas, o que pode ter um impacto económico significativo na produção de leite e carne em regiões tropicais, onde os problemas reprodutivos podem agravar ainda mais desafios como o stress térmico, a má nutrição e as doenças.

Causas: Vários factores contribuem para a formação de quistos lúteos nas búfalas, especialmente em climas tropicais.

Desequilíbrios hormonais:

- Excesso de LH (Hormona Luteinizante): Em alguns casos, a falha do mecanismo normal de feedback hormonal pode causar a produção excessiva de LH, que estimula a formação de um quisto lúteo em vez de desencadear a ovulação.

- Prostaglandina F2α (PGF2α) inadequada: A prostaglandina é responsável pela regressão luteal, e a secreção inadequada de PGF2α pode impedir a regressão do corpo lúteo, levando à formação de cistos.

Factores ambientais:

- Stress térmico: Nas regiões tropicais, o stress térmico pode afetar o eixo hipotálamo-hipófise-ovário, perturbando a libertação de gonadotrofinas (LH e FSH) e conduzindo a uma função ovárica anormal, incluindo a formação de quistos lúteos.
- Má gestão e manuseamento: O stress devido a sobrelotação, má nutrição ou más condições de alojamento pode levar a perturbações hormonais que favorecem o desenvolvimento de quistos lúteos.

Infecções e doenças:

- Infecções pós-parto: As infecções uterinas, como a endometrite, podem perturbar a função hormonal normal e predispor a búfala a quistos nos ovários, incluindo quistos lúteos.
- Distúrbios metabólicos: As deficiências nutricionais, particularmente em energia, minerais e vitaminas, podem afetar o equilíbrio hormonal, levando à formação de quistos lúteos.

Factores genéticos:

- Suscetibilidade da raça: Certas raças de búfalos podem ter uma maior predisposição genética para desenvolver quistos lúteos devido a desequilíbrios hormonais hereditários ou ineficiência reprodutiva.

Incidência: A incidência de quistos lúteos em búfalas é influenciada por vários factores, como a idade da búfala, a história reprodutiva e as condições ambientais.

- Regiões tropicais: Nas regiões tropicais, a incidência de quistos lúteos é geralmente mais elevada devido ao stress térmico, à má nutrição e a práticas de maneio inadequadas. O stress térmico é um fator particularmente importante nos climas tropicais, onde pode prejudicar a função ovárica e aumentar a probabilidade de formação de quistos.
- Búfalas no pós-parto: Os cistos lúteos são mais comumente observados em búfalas no pós-parto, particularmente em animais que apresentam um retorno tardio ao cio após o parto.
- Búfalas de alta produtividade: As búfalas de alta produtividade, especialmente as que são sujeitas a um maneio leiteiro intensivo, podem ser mais propensas a desenvolver quistos lúteos devido ao stress metabólico associado à lactação.

Fisiopatologia: A formação de um quisto lúteo envolve uma perturbação no processo normal de ovulação e regressão lútea.

- Falha de ovulação: O processo de ovulação, em que o folículo maduro se rompe e liberta um óvulo, é prejudicado. Esta falha faz com que o folículo se desenvolva numa estrutura cística semelhante a um corpo lúteo.
- Corpo Lúteo Persistente: Ao contrário de um CL normal, que regride após um curto período se o animal não estiver prenhe,

um quisto lúteo permanece ativo e continua a segregar progesterona. Isto impede que a búfala entre em cio, uma vez que o corpo está sob a influência hormonal de níveis elevados de progesterona.

- Desequilíbrio hormonal: A progesterona elevada do quisto lúteo inibe a secreção de gonadotrofinas (LH e FSH), que são necessárias para o desenvolvimento e libertação de um novo folículo. Como resultado, pode ocorrer um anestro prolongado ou um comportamento irregular do cio.

Sintomas clínicos: Os sintomas clínicos dos quistos lúteos podem variar, mas os sinais mais comuns incluem.

- Anestro: A búfala não apresenta quaisquer sinais de cio ou cio. A presença de progesterona elevada inibe o ciclo típico do cio.
- Cio prolongado: Algumas búfalas podem apresentar sinais de cio durante um período prolongado sem que ocorra ovulação.
- Ciclo estral irregular: A búfala pode apresentar sinais de cio em intervalos irregulares ou pode ter cios silenciosos, em que não há sinais evidentes.
- Falha na conceção: O sintoma mais significativo de um quisto lúteo é a infertilidade. Uma búfala com um quisto lúteo pode não conseguir conceber apesar de inseminações repetidas.
- Aumento do ovário: No exame veterinário (por exemplo, ecografia ou palpação rectal), pode ser detectado um ovário aumentado que contém uma estrutura quística semelhante ao corpo lúteo.

Diagnóstico: O diagnóstico de quistos lúteos é normalmente efectuado através de uma combinação de observação clínica, história reprodutiva e testes de diagnóstico.

Exame clínico:

- A ausência de cio ou a presença de cio prolongado é um indicador-chave de quistos lúteos.
- Os antecedentes reprodutivos, incluindo a incapacidade de conceber e intervalos prolongados entre partos, podem fornecer pistas.

Ultrassonografia:

- Ultrassom: Esta é a ferramenta de diagnóstico mais fiável para a deteção de quistos lúteos. Uma estrutura cística no ovário semelhante ao corpo lúteo, normalmente com mais de 2,5 cm de diâmetro, é caraterística de um quisto lúteo.
- Monitorização dos ovários: A ecografia permite monitorizar o tamanho e as caraterísticas do quisto e pode ajudar a avaliar a resposta dos ovários ao tratamento.

Ensaios hormonais:

- Níveis de progesterona: Níveis elevados de progesterona no sangue ou no leite são indicativos de quistos lúteos. A análise da progesterona ajuda a confirmar a presença de uma estrutura luteal persistente no ovário.
- Níveis de GnRH e LH: As análises ao sangue para medir as gonadotrofinas podem indicar uma falha na sinalização hormonal normal que deveria despoletar a ovulação.

Tratamento: O objetivo do tratamento dos quistos lúteos é restaurar a função ovárica normal e o ciclo reprodutivo.

Terapia hormonal:

- Prostaglandina F2α (PGF2α): A prostaglandina é o tratamento mais utilizado para os quistos lúteos. Provoca a regressão do quisto ao estimular a via luteolítica, o que leva à degradação da progesterona e à resolução do quisto.

- GnRH (hormona libertadora de gonadotropina): A GnRH é utilizada para estimular a libertação de LH, o que pode ajudar a induzir a ovulação e a resolver o quisto. A GnRH é frequentemente utilizada em combinação com PGF2α para obter melhores resultados.
- Injeção de estrogénio: Em alguns casos, o estrogénio pode ser utilizado para iniciar o cio e incentivar o crescimento normal de um folículo que pode levar à ovulação.

Rutura manual:

- Nalgumas situações, o veterinário pode tentar romper manualmente o quisto para desencadear uma ovulação normal. Isso é feito em condições controladas.

Cuidados de apoio:

- Melhorar o estado nutricional da búfala, reduzir o stress e proporcionar um ambiente de gestão adequado pode apoiar a função ovárica e melhorar a resposta ao tratamento.

Controlo e prevenção: A prevenção de quistos lúteos em búfalas envolve uma gestão adequada, a redução do stress e a resolução de deficiências nutricionais.

Gestão do stress:

- Controlo do stress térmico: Fornecer mecanismos de arrefecimento adequados, ventilação e áreas sombreadas para reduzir o impacto das altas temperaturas, o que é crucial em climas tropicais.

- Minimizar a sobrelotação: Assegurar que os búfalos têm espaço suficiente para evitar o stress provocado pela sobrelotação, que pode levar a desequilíbrios hormonais.

Gestão nutricional:

- Fornecer uma dieta equilibrada com energia, proteínas e minerais adequados, especialmente oligoelementos como o zinco, o cobre e o selénio, que são vitais para a saúde reprodutiva.
- Assegurar que as búfalas recebam um aporte suficiente de vitaminas (particularmente vitamina A) para apoiar a função ovárica normal.

Controlo regular:

- A deteção regular do cio e a monitorização de sinais de ciclos anormais podem ajudar a identificar precocemente os quistos lúteos. A ecografia deve ser utilizada periodicamente para monitorizar a saúde dos ovários e detetar quistos antes que estes afectem a fertilidade.

Cuidados veterinários:

- Os exames veterinários de rotina para monitorizar a saúde reprodutiva das búfalas, especialmente após o parto, podem ajudar a identificar e tratar precocemente os quistos lúteos.
- O tratamento imediato de infecções, como a endometrite, é importante para prevenir a disfunção ovárica e a formação de quistos.

Conclusão: Os quistos lúteos são um problema reprodutivo significativo em búfalas, especialmente em regiões tropicais onde o stress térmico e as más práticas de maneio exacerbam os desequilíbrios hormonais. O tratamento eficaz envolve terapia hormonal, sendo a prostaglandina e a GnRH os tratamentos mais comuns. A prevenção passa pela gestão dos factores de stress ambiental, pela otimização da nutrição e pela monitorização regular da reprodução. Com o manejo adequado, a incidência de cistos lúteos pode ser minimizada, levando a um melhor desempenho reprodutivo e à produtividade geral dos rebanhos de búfalos.

https://www.msdvetmanual.com/reproductive-system/cystic-ovary-disease/luteal-cystic-ovary-disease-in-cows

https://www.partners-in-reproduction.com/diseases-disorders/estrus-disorders/cystic-ovarian-disease/

https://www.msdvetmanual.com/reproductive-system/cystic-ovary-disease/cystic-ovary-disease-and-cystic-corpus-luteum-in-cows

BorŞ SI, BorŞ A. Cistos ovarianos, uma condição anovulatória em bovinos leiteiros. J Vet Med Sci. 2020 30 de outubro; 82 (10): 1515-1522. doi: 10.1292 / jvms.20-0381.

https://www.eimedical.com/blog/bid/87745/bovine-ultrasound-follicular-vs-luteal-cysts

Ashok Kumar Chaudhary e Jitendra Singh Mehta. Diagnosis of follicular and luteal ovarian cysts in dairy cows and evaluation of response to treatment with the help of transrectal ultrasonography. Veterinary Practitioner. 14(2): 244-247.

https://www.thecattlesite.com/diseaseinfo/210/cystic-ovaries

Capítulo-37

Anestro pós-puberal em búfalos

Introdução: O anestro pós-puberal em búfalas refere-se ao facto de o animal não apresentar sinais de cio depois de atingir a maturidade sexual. Nas búfalas, os ciclos estrais começam normalmente por volta dos 18-24 meses de idade. No entanto, em determinadas condições, algumas búfalas não apresentam ciclos estrais regulares mesmo depois da puberdade, o que conduz à infertilidade e à diminuição da eficiência reprodutiva. Isto pode ser particularmente problemático nas regiões tropicais, onde os factores de stress ambiental, as doenças e as más práticas de maneio podem perturbar a função reprodutiva normal.

Causas: Vários factores contribuem para o anestro pós-púbere nas búfalas, particularmente nas regiões tropicais.

Desequilíbrio hormonal:

- Disfunção Hipotálamo-Pituitária-Ovariana: A perturbação do eixo hipotálamo-hipófise-ovário (HPO) pode impedir a libertação normal de gonadotrofinas (FSH e LH), que são necessárias para o desenvolvimento folicular e a ovulação. Esta disfunção pode resultar de stress, perturbações metabólicas ou predisposição genética.
- Progesterona em excesso: A persistência de níveis elevados de progesterona devido a quistos lúteos ou outros distúrbios hormonais pode impedir a búfala de entrar no cio, causando anestro.

Factores ambientais:

- Stress térmico: Os climas tropicais são caracterizados por temperaturas e humidade elevadas, que podem prejudicar a função reprodutiva. O stress térmico afecta o hipotálamo, perturbando a libertação de hormonas reprodutivas como a GnRH, a LH e a FSH, levando a um atraso ou ausência de cio.

- Mudanças sazonais: Nalgumas regiões tropicais, existem variações sazonais distintas na atividade reprodutiva, com as búfalas a sofrerem anestro durante períodos de calor extremo ou de humidade elevada.

Deficiências nutricionais:

- Deficiência de energia e de proteínas: Uma nutrição inadequada, particularmente deficiências em energia, proteínas e minerais essenciais (por exemplo, cálcio, fósforo, magnésio), pode levar a falhas reprodutivas e anestro. Estas deficiências podem afetar a regulação hormonal, o desenvolvimento folicular e a ovulação.
- Deficiências de vitaminas: A falta de vitaminas lipossolúveis, como as vitaminas A, D e E, também pode afetar a saúde reprodutiva e levar ao anestro.

Doenças e Infecções:

- Endometrite e infecções uterinas: As infecções uterinas crónicas, como a endometrite, podem causar um desequilíbrio nas hormonas reprodutivas, levando ao anestro.
- Infecções pós-parto: As infecções que ocorrem após o parto podem interferir com a ciclicidade normal da búfala, causando um atraso no cio.

Gestão e tratamento do stress:

- Sobrelotação e más condições de alojamento: A sobrelotação e as más condições de alojamento podem provocar stress, o que, por sua vez, perturba a libertação normal de hormonas reprodutivas. Além disso, o manuseamento incorreto ou a falta de saneamento podem resultar em infecções, agravando ainda mais o anestro.

- Práticas inadequadas de reprodução: O momento inadequado da inseminação artificial ou o sémen de má qualidade também podem resultar em falhas de conceção, prolongando o anestro.

Factores genéticos:

- Algumas raças de búfalas podem ser geneticamente predispostas a períodos mais longos de anestro ou a um início tardio de ciclos estrais regulares, o que pode contribuir para o anestro pós-púbere.

Incidência: A incidência de anestro pós-púbere varia consoante as regiões e os sistemas de maneio, com maior prevalência em efectivos mal geridos. Nas regiões tropicais, a incidência é frequentemente mais elevada devido a:

- Stress térmico: O impacto das altas temperaturas e da humidade na eficiência reprodutiva é mais pronunciado em climas tropicais, levando a uma maior incidência de anestro.
- Nutrição deficiente: Muitos búfalos nas regiões tropicais são frequentemente sujeitos a dietas pobres ou desequilibradas, que contribuem para problemas reprodutivos como o anestro.
- Doença: A maior prevalência de infecções uterinas e distúrbios metabólicos em áreas tropicais pode aumentar o risco de anestro.

A incidência exacta pode variar, mas estima-se que até 20-30% das búfalas em explorações tropicais mal geridas podem sofrer de anestro pós-puberal.

Fisiopatologia: O anestro pós-púbere nas búfalas deve-se principalmente a perturbações na função normal do eixo HPO, que é responsável pela regulação dos ciclos estrais:

- Interrupção da libertação hormonal: O stress térmico, as deficiências nutricionais ou as infecções podem interferir com a libertação de GnRH do hipotálamo, o que, por sua vez, reduz a secreção de LH e FSH da glândula pituitária. Esta falta de gonadotrofinas prejudica o desenvolvimento folicular e a ovulação.
- Anomalias foliculares e luteais: Em alguns casos, a búfala pode desenvolver condições císticas nos ovários (como quistos lúteos ou quistos foliculares) que impedem a ciclicidade normal e conduzem ao anestro.
- Progesterona alta e prolongada: Níveis elevados e persistentes de progesterona provenientes de um quisto luteal ou de um corpo lúteo anormal podem suprimir o comportamento do cio e interferir com o ciclo normal de feedback hormonal, conduzindo ao anestro.
- Factores infecciosos ou metabólicos: As infecções crónicas ou as perturbações metabólicas podem provocar desequilíbrios hormonais que perturbam o ciclo estral normal, contribuindo para o anestro.

Sintomas clínicos: As búfalas que sofrem de anestro pós-puberal apresentam vários sinais clínicos, incluindo:

- Ausência de sinais de cio: A búfala não apresentará sinais normais de cio, tais como comportamento de montar, inquietação e corrimento vaginal.

- Ciclicidade irregular: Em alguns casos, as búfalas podem apresentar sinais ocasionais de cio, mas o ciclo será irregular e não estará associado à ovulação.
- Atraso ou ausência de conceção: Apesar do acasalamento regular ou da inseminação artificial, a búfala não consegue conceber e permanece não grávida.
- Falha no retorno ao cio pós-parto: Em algumas búfalas, particularmente após o parto, há uma falha no retorno ao ciclo estral, levando ao anestro pós-parto.

Diagnóstico: O diagnóstico de anestro pós-púbere envolve um exame reprodutivo completo e testes de diagnóstico.

História clínica:

- Um historial de ausência de sinais de cio após atingir a puberdade ou após o parto pode ser indicativo de anestro.
- A incapacidade de conceber apesar de acasalamento ou inseminação regulares deve ser considerada.

Palpação rectal:

- O exame dos ovários por palpação rectal pode ajudar a identificar a presença de ovários quísticos, que estão frequentemente associados ao anestro.

Ultrassonografia:

- Ultrassom de ovário: A ultrassonografia pode ser usada para avaliar as estruturas ovarianas e detetar ovários císticos, cistos lúteos ou outras anormalidades que possam causar anestro.
- Ecografia endometrial: Para avaliar a saúde uterina e excluir infecções que possam contribuir para o anestro.

Ensaios hormonais:

- As análises ao sangue para medir os níveis hormonais, como a progesterona, a LH e a FSH, podem fornecer informações valiosas para o diagnóstico. Níveis elevados de progesterona, por exemplo, podem indicar um quisto lúteo.

Citologia vaginal:

- O exame citológico das secreções vaginais pode ajudar a identificar desequilíbrios hormonais ou infecções.

Tratamento: O tratamento do anestro pós-púbere destina-se a corrigir a causa subjacente e a restabelecer ciclos estrais normais.

Terapia hormonal:

- Prostaglandina F2α (PGF2α): A PGF2α pode ser administrada para induzir a luteólise no caso de um quisto luteal, reduzindo os níveis de progesterona e estimulando o cio normal.
- GnRH (hormona libertadora de gonadotropina): A GnRH pode ser utilizada para estimular a hipófise a libertar LH e FSH, que são essenciais para o desenvolvimento folicular e a ovulação.
- Terapia com estrogénios: Por vezes, o estrogénio pode ser utilizado para estimular o cio em vacas que apresentem sinais de anestro.

Correção nutricional:

- A melhoria do estado nutricional das búfalas, incluindo o fornecimento de dietas equilibradas com energia, proteínas, vitaminas e minerais adequados, é essencial para corrigir as deficiências que podem estar a causar o anestro.

Gestão do stress térmico:

- A redução dos efeitos do stress térmico através de áreas sombreadas, melhor ventilação e acesso a água fresca é fundamental para gerir o anestro em climas tropicais.

Tratamento de infecções:

- O tratamento com antibióticos para infecções uterinas, como a endometrite, pode ajudar a resolver o anestro associado à infeção. O tratamento adequado deve ser orientado por um veterinário após o diagnóstico.

Controlo e prevenção: A prevenção do anestro pós-púbere em búfalas requer uma combinação de boas práticas de gestão, controlo ambiental e monitorização da saúde:

- Gestão eficaz do stress térmico: Fornecer sistemas de arrefecimento, áreas sombreadas e ventilação adequada nos alojamentos para minimizar o stress térmico, especialmente durante os meses mais quentes.
- Nutrição adequada: Assegurar que os búfalos recebem uma dieta equilibrada rica em nutrientes essenciais (energia, proteínas, vitaminas e minerais) para apoiar a saúde reprodutiva.
- Monitorização regular da saúde: Monitorizar regularmente a saúde reprodutiva dos búfalos, incluindo a verificação de sinais de infecções, distúrbios metabólicos ou desequilíbrios hormonais.
- Identificação e tratamento precoces: A identificação precoce de problemas reprodutivos, como ovários císticos, endometrite ou outras doenças, e o tratamento atempado podem ajudar a reduzir a incidência de anestro pós-púbere.

Conclusões: O anestro pós-púbere é um desafio reprodutivo significativo para os búfalos, especialmente em regiões tropicais onde os factores de stress ambiental, a má nutrição e as doenças podem contribuir para o problema. Compreender as causas, o diagnóstico e as opções de tratamento para esta condição é crucial para melhorar o desempenho reprodutivo. Uma gestão eficaz, incluindo uma nutrição adequada, o controlo do stress térmico e uma intervenção veterinária atempada, pode ajudar a reduzir a incidência de anestro e aumentar a produtividade dos rebanhos de búfalos.

Referências

https://www.ivis.org/library/bubaline-theriogenology/pre-pubertal-postpartum-and-summer-anestrus-buffaloes

Gokarna Gautam. Anestro em búfalos. A Cruz Azul (2020), Volume 16: 36-43.

Shiv Murat Meena, Rajkumar Meena, Navab Singh, Dinesh Kachhawa e Madho Singh. Estudos sobre o problema de anestro das búfalas em Dholpur (Rajastão). The Pharma Innovation Journal 2021; SP-10(7): 21-23.

https://www.pashudhanpraharee.com/anoestrus-in-indigenous-cattle-and-buffalo/

Raval, R.J., Parmar, K.H., Dhami, A.J., & Kavani, F.S. (2021). Dinâmica folicular ovariana e perfil hormonal e bioquímico em búfalas Jaffrabadi pós-púberes e pós-parto. Ind J Vet Sci e Biotech, 17(1): 26-30.

Rupesh Raval, Kiran Parmar, Karshan Vala, Gajendra Solanki, S.S. Parikh. Eficácia comparativa de diferentes medicamentos para indução de estro em novilhas de búfalo Jafarabadi True Anestrus. O Jornal Indiano de Ciências Veterinárias e Biotecnologia (2017) Volume 12, Edição 4, 30-33.

Prem Kumar R, Rajanna R e Sunitha R. Anoestrus em bovinos: Um artigo de revisão. The Pharma Innovation Journal 2020; 9(9): 458-460.

Gary L. Williams e Marcel Amstalden. 2010. Compreendendo o anestro pós-parto e a puberdade na fêmea de corte. Anais, Estratégias Reprodutivas Aplicadas em Gado de Corte. 28-29 de janeiro de 2010; San Antonio, TX.

Kumar PR, Singh SK, Kharche SD, Chethan Sharma G, Behera BK, Shukla SN, Kumar H, Agarwal SK. (2014). Anestrus in cattle and buffalo: Indian perspective. Adv. Anim. Vet. Sci. 2 (3): 124 - 138.

https://cgspace.cgiar.org/server/api/core/bitstreams/61dab300-3402-4d03-bade-fb61e6978135/content

Rhodes FM, McDougall S, Burke CR, Verkerk GA e Macmillan KL. 2003. Revisão convidada: Treatment of Cows with an Extended Postpartum Anestrous Interval. J. Dairy Sci. 86:1876-1894.

https://beefrepro.org/wp-content/uploads/2020/09/11-PP-Anderson.pdf

Capítulo-38

Anestro pós-parto em búfalas

Introdução: O anestro pós-parto é uma falha da búfala em exibir sinais de estro (cio) dentro do período normal pós-parto após o parto. É um desafio reprodutivo comum em búfalas, particularmente em regiões tropicais, e pode afetar significativamente a fertilidade e a produtividade do efetivo. O anestro durante o período pós-parto pode atrasar a retomada da ciclicidade e afetar o tempo para a próxima conceção, reduzindo a eficiência reprodutiva global. Esta condição é crítica nas explorações leiteiras e de reprodução, uma vez que tem um impacto direto no desempenho reprodutivo e na produtividade global. É especialmente preocupante nas regiões tropicais, onde os factores de stress ambiental, as doenças e as práticas de maneio podem contribuir para atrasar o recomeço do cio após o parto. Nas búfalas, os ciclos estrais normalmente recomeçam dentro de 30 a 60 dias após o parto. No entanto, em muitos casos, o anestro pós-parto pode persistir por períodos prolongados, particularmente em manadas mal geridas, levando a um atraso na conceção e a intervalos de parto prolongados.

Causas: Vários factores contribuem para o anestro pós-parto nas búfalas.

Desequilíbrios hormonais:

- Ovulação retardada: Após o parto, pode haver um atraso na reativação do eixo hipotálamo-hipófise-ovário (HPO), levando a um atraso na ovulação. Isto pode dever-se a uma libertação insuficiente de gonadotrofinas (LH e FSH).

- Níveis elevados de prolactina: Os níveis elevados de prolactina durante o período pós-parto precoce, associados à lactação, podem inibir a secreção de gonadotropinas e impedir o cio.

Infecções e saúde uterina:

- Endometrite: Infecções como a endometrite (inflamação do revestimento uterino) podem perturbar a função ovariana normal, levando ao anestro. A retenção da placenta, as infecções uterinas ou a inflamação pós-parto podem causar atrasos no recomeço do ciclo estral.
- Infecções uterinas crónicas: As infecções uterinas crónicas podem levar a desequilíbrios hormonais que impedem a búfala de voltar ao cio.

Deficiências nutricionais:

- Deficiência de energia e de proteínas: Uma nutrição inadequada no pós-parto, particularmente uma falta de energia e de proteínas, pode atrasar o regresso ao cio. Um balanço energético negativo ou subnutrição afecta a regulação hormonal, levando ao anestro.
- Deficiência de minerais: A carência de minerais como o cálcio, o fósforo, o magnésio e o selénio também pode prejudicar a saúde reprodutiva e atrasar o recomeço do ciclo estral.

Stress ambiental:

- Stress térmico: Os climas tropicais com temperaturas e humidade elevadas podem afetar significativamente a saúde reprodutiva das búfalas. O stress térmico pode causar uma perturbação na libertação de gonadotropinas e outras hormonas reprodutivas, levando a um atraso ou ausência de cio.

- Alojamento deficiente e sobrelotação: As más condições de alojamento e a sobrelotação podem contribuir para o stress, afectando a função hormonal e provocando um atraso no cio.

Distúrbios metabólicos:

- Cetose: Após o parto, distúrbios metabólicos como a cetose (uma condição caracterizada por corpos cetónicos elevados devido a uma nutrição inadequada ou a uma mobilização excessiva de gordura) podem impedir o regresso ao cio, interferindo com o equilíbrio hormonal.
- Febre do leite: Os baixos níveis de cálcio (hipocalcemia) após o parto, conhecidos como febre do leite, também podem perturbar os ciclos hormonais normais e levar a um atraso no cio.

Factores genéticos:

- Certas raças de búfalas podem ser mais propensas a períodos mais longos de anestro pós-parto. A seleção genética para uma elevada produção de leite pode por vezes exacerbar os problemas reprodutivos, incluindo o atraso do cio.

Incidência: A incidência de anestro pós-parto em búfalas varia em função das práticas de maneio do rebanho, da nutrição e dos factores ambientais. Nas regiões tropicais, a incidência é geralmente maior devido a:

- Factores de stress ambiental, nomeadamente o stress térmico.
- Nutrição inadequada, frequentemente um problema durante o período de lactação, quando as necessidades energéticas e proteicas são elevadas.
- Más práticas de gestão, tais como assistência inadequada ao parto, não deteção do cio e cuidados veterinários inadequados.

- Maior incidência de doenças, como a endometrite, que é mais frequente em climas tropicais.

Em alguns estudos, a incidência de anestro pós-parto em búfalas pode variar entre 20-40% em sistemas mal geridos. Em efectivos bem geridos, com uma nutrição e cuidados veterinários adequados, a incidência pode ser muito mais baixa.

Fisiopatologia: O anestro pós-parto em búfalas resulta principalmente de uma combinação de desequilíbrios hormonais e factores físicos.

- Atraso na ativação do eixo hipotálamo-hipófise-ovário (HPO): Após o parto, existe frequentemente uma supressão temporária do eixo HPO devido às alterações hormonais associadas ao parto, à lactação e à involução uterina. Esta supressão pode atrasar a libertação de gonadotropinas (LH e FSH), que são necessárias para o início do crescimento folicular e da ovulação.
- Inibição da Prolactina e do Estro: Níveis elevados de prolactina, que são essenciais para a produção de leite, podem suprimir a libertação de GnRH (hormona libertadora de gonadotropinas), levando a que os folículos ováricos não amadureçam e ovulem. Esta é uma causa comum de anestro pós-parto.
- Inflamação ou infeção uterina: As infecções uterinas, como a endometrite ou a retenção de placenta, podem perturbar o ciclo normal de desenvolvimento folicular e levar à supressão do cio. A presença de inflamação ou infeção também pode causar níveis elevados de citocinas e prostaglandinas, que atrasam ainda mais o cio.

Sintomas clínicos: As búfalas com anestro pós-parto apresentam tipicamente os seguintes sinais clínicos

- Ausência de comportamento de cio: A búfala não apresenta sinais típicos de cio, como inquietação, comportamento de montar ou corrimento mucoso da vulva.
- Retardo ou não retorno ao cio: Não há retorno ao ciclo estral normal após o parto, e a búfala permanece num estado não-ciclador.
- Não conceber: Apesar do acasalamento ou da inseminação artificial, a búfala não concebe, o que leva a intervalos de parto prolongados.

Diagnóstico: O diagnóstico de anestro pós-parto envolve um exame reprodutivo completo.

História clínica:

- Um historial de períodos prolongados de não-ciclo após o parto é uma indicação importante de anestro pós-parto.
- A ausência de sinais de cio ou repetidas tentativas falhadas de conceção apesar da reprodução regular podem indicar esta doença.

Palpação rectal:

- A palpação rectal dos ovários pode ajudar a identificar anomalias dos ovários, como quistos, que podem ser responsáveis pela ausência de cio.

Ultrassonografia:

- Ecografia dos ovários: Um exame de ultrassom pode ser usado para avaliar os folículos ovarianos, identificar cistos ou verificar a falta de desenvolvimento folicular.

- Ecografia endometrial: Para avaliar a saúde do útero e excluir qualquer infeção ou inflamação que possa contribuir para o anestro.

Ensaios hormonais:

- As análises ao sangue para medir os níveis de hormonas chave (por exemplo, progesterona, prolactina, LH, FSH) podem fornecer informações valiosas sobre o estado reprodutivo do búfalo e ajudar a identificar desequilíbrios hormonais.
- Níveis elevados de prolactina ou progesterona podem indicar um atraso no cio.

Tratamento: O tratamento do anestro pós-parto centra-se na abordagem das causas subjacentes e na estimulação da atividade reprodutiva normal.

Terapia hormonal:

- Prostaglandina F2α (PGF2α): Utilizada para induzir a luteólise nos casos em que está presente um corpo lúteo (CL) persistente ou um quisto lúteo, reduzindo os níveis de progesterona e estimulando o cio.
- Hormona libertadora de gonadotropina (GnRH): A administração de GnRH pode estimular a libertação de LH e FSH da pituitária, o que ajuda no desenvolvimento folicular e na ovulação.
- Estrogénio ou progesterona: Os tratamentos hormonais podem ser utilizados para corrigir desequilíbrios hormonais e desencadear o cio em algumas búfalas.

Gestão nutricional:

- Melhorar a ingestão nutricional: Assegurar um fornecimento adequado de energia e proteínas, particularmente no período pós-parto, pode ajudar a resolver deficiências nutricionais que possam estar a contribuir para o anestro.

- Suplementos minerais e vitamínicos: A toma de suplementos de minerais essenciais (cálcio, fósforo, magnésio) e de vitaminas (particularmente vitamina E e A) pode ajudar a restaurar a função reprodutora normal.

Controlo de Infecções:

- Terapia com antibióticos: No caso de infecções uterinas ou retenção da placenta, pode ser necessário um tratamento com antibióticos para eliminar a infeção e facilitar a involução uterina.
- Oxitocina: A ocitocina pode ser administrada para ajudar a expulsar a placenta retida ou para auxiliar a contração uterina em caso de infecções uterinas.

Controlo e prevenção: A prevenção do anestro pós-parto envolve práticas de gestão proactivas, boa nutrição e cuidados veterinários atempados.

- Gestão do stress térmico: Assegurar um arrefecimento adequado durante a estação quente, proporcionando áreas sombreadas, ventilação e acesso a água fresca para reduzir os efeitos do stress térmico.
- Nutrição adequada: Fornecer uma dieta equilibrada que satisfaça as necessidades nutricionais da búfala durante o período pós-parto, assegurando uma ingestão adequada de energia, proteínas, vitaminas e minerais.
- Cuidados veterinários atempados: Os controlos veterinários regulares para identificar precocemente quaisquer infecções ou anomalias uterinas, seguidos de tratamento adequado, podem evitar um anestro prolongado.

- Prevenção de doenças: Assegurar que as búfalas são vacinadas contra doenças reprodutivas comuns, como a brucelose e a leptospirose, para reduzir o risco de infecções que possam levar ao anestro.
- Deteção de cios e gestão da reprodução: Melhorar as técnicas de deteção de cios e a gestão da reprodução para assegurar a reprodução atempada após o parto, reduzindo o risco de períodos de anestro prolongados.

Conclusões: O anestro pós-parto é um desafio reprodutivo significativo em búfalas, particularmente em regiões tropicais onde os factores ambientais e de gestão podem exacerbar a condição. A compreensão das suas causas, o diagnóstico precoce e a implementação de tratamentos e práticas de maneio adequados podem melhorar a fertilidade e a produtividade dos rebanhos de búfalos. Ao tratar as deficiências nutricionais, o stress térmico, as infecções e os desequilíbrios hormonais, os agricultores podem gerir eficazmente o anestro pós-parto e reduzir os intervalos entre partos.

Rajat Kalsotra, Utsav Sharma, Sharad Kumar e Sudhir Kumar. 2016. Estudo da incidência e dos factores que afectam o anestro pós-parto em búfalas Murrah na região de Jammu. Buffalo Bulletin. 35(4): 731-735.

El-Wishy A. B. (2007). A búfala no pós-parto. II. Aciclicidade e anestro. Ciência da reprodução animal, 97(3-4), 216-236.

Kumar PR, Shukla SN, Shrivastava OP e Purkayastha RD (2013) Incidência de anestro pós-parto entre búfalas em Jabalpur e arredores, Veterinary World 6(9): 716-719.

Sandeep Kumar, Gaurav Kumar e Subhash Chand Gahalot. 2019. Anestro em búfalos e diferentes regimes de tratamento: A Mini Review. Int. J. Curr. Microbiol. App. Sci. 8(03): 1162-1179. doi: https://doi.org/10.20546/ijcmas.2019.803.138

Devkota B, Nakao T, Kobayashi K, Sato H, Sah SK, Singh DK, Dhakal IP, Yamagishi N. Efeitos do tratamento para anestro em búfalas de água com PGF2α e GnRH em comparação com suplemento vitamínico-mineral e alguns fatores que influenciam os efeitos do tratamento. J Vet Med Sci. 2013 Dec 30;75(12):1623-7. doi: 10.1292/jvms.12-0515.

Mishra, R., Bajaj, N. K., Shukla, S. N., Dhurvey, M., Bisen, A. B., Maravi, P., & Vishvakarma, S. (2024). Pontuação da intensidade do estro e taxa de conceção em búfalas anestrus pós-parto usando protocolos de indução de estro: Estrus Intensity Score in Postpartum Anestrus Buffaloes. Indian Journal of Dairy Science, 77(4).

Mishra R, Baja NK, Vishvakarma S, Mishra A, Yadav AK, Maravi P, et al. Ocorrência de anestro pós-parto e comportamento de cio em búfalas de Jabalpur tratadas com hormonas. IJBSM [Internet]. 2023 Dec. 20 [citado 2024 Dec. 1];14(Dec, 12):1578-91.

Gokarna Gautam; Postpartum anestrus in dairy cattle and its management. AIP Conf. Proc. 5 de junho de 2023; 2628 (1): 070005. https://doi.org/10.1063/5.0143994

Rahman MS, Shohag AS, Kamal MM, Parveen N, Shamsuddin M. Aplicação da ultrassonografia para investigar o anestro pós-parto em búfalos de água. Biologia Reprodutiva e do Desenvolvimento 2012;36:103-108.

https://www.ivis.org/library/bubaline-theriogenology/pre-pubertal-postpartum-and-summer-anestrus-buffaloes

Patil, A. D., Markandeya, N. M., Ahmed Abdul Razzaque, W., & Muley, V. (2024). Avaliação clínica do implante CIDR em búfalas com anestro pós-parto em condições de campo. Buffalo Bulletin, 43(1), 109-113.

Ambrose, D.J. (2021). Anestro pós-parto e seu manejo em bovinos leiteiros. Em Bovine Reproduction, R.M. Hopper (Ed.). https://doi.org/10.1002/9781119602484.ch34

Prem Kumar R, Rajanna R e Sunitha R. Anoestrus em bovinos: Um artigo de revisão. The Pharma Innovation Journal 2020; 9(9): 458-460.

Gary L. Williams e Marcel Amstalden. 2010. Compreendendo o anestro pós-parto e a puberdade na fêmea de corte. Anais, Estratégias Reprodutivas Aplicadas em Gado de Corte. 28-29 de janeiro de 2010; San Antonio, TX.

Kumar PR, Singh SK, Kharche SD, Chethan Sharma G, Behera BK, Shukla SN, Kumar H, Agarwal SK. (2014). Anestrus in cattle and buffalo: Indian perspective. Adv. Anim. Vet. Sci. 2 (3): 124 - 138.

https://cgspace.cgiar.org/server/api/core/bitstreams/61dab300-3402-4d03-bade-fb61e6978135/content

Rhodes FM, McDougall S, Burke CR, Verkerk GA e Macmillan KL. 2003. Revisão convidada: Treatment of Cows with an Extended Postpartum Anestrous Interval. J. Dairy Sci. 86:1876-1894.

https://beefrepro.org/wp-content/uploads/2020/09/11-PP-Anderson.pdf

Mishra et al., Ocorrência de anestro pós-parto e comportamento de cio em búfalas de Jabalpur tratadas com hormonas. International Journal of Bio-resource and Stress Management, 2023; 14(12), 1578-1591.

Manisha Sethi, Nadeem Shah, Tushar K Mohanty, Mukesh Bhakat, Raju K Dewry, Dileep K Yadav, Vinod K Gupta e Sapna Nath. (2021). A indução da ciclicidade em búfalas anestrus pós-parto: Uma revisão. J. Exp. Zool. India 24, 989-997. DocID: https://connectjournals.com/03895.2021.24.989

Capítulo-39

Síndrome de reprodução repetida em búfalos

Introdução: A síndrome de repetição da reprodução (RBS) é um problema reprodutivo comum em búfalas, caracterizado pela incapacidade de conceber após múltiplas tentativas de acasalamento durante o período fértil. É uma das principais causas de infertilidade em búfalos e representa um desafio significativo nas regiões tropicais, onde factores como o stress térmico, a má nutrição e as doenças desempenham um papel na diminuição da eficiência reprodutiva. Esta condição resulta em intervalos de parto prolongados e pode causar perdas financeiras para as explorações leiteiras e de reprodução. A identificação das causas subjacentes à RBS e a implementação de estratégias de gestão corretiva podem ajudar a melhorar a fertilidade e a produtividade global do efetivo.

Causas: Vários factores contribuem para a síndrome de reprodução repetida nos búfalos, muitas vezes em combinação. Estas causas podem ser amplamente categorizadas em factores relacionados com a gestão, nutricionais, fisiológicos e relacionados com doenças.

Gestão e factores ambientais:

- Stress térmico: Em climas tropicais, o stress térmico é um dos principais contribuintes para a síndrome de reprodução repetida. As temperaturas e a humidade elevadas afectam a função ovárica, reduzem a motilidade dos espermatozóides e atrasam a ovulação. O stress térmico também pode prejudicar a deteção do cio e reduzir as taxas de conceção.

- Deteção deficiente do cio: A deteção ineficiente ou atrasada do cio pode resultar na perda de oportunidades de reprodução, levando a falhas na conceção. Práticas inadequadas de observação do cio, especialmente durante os períodos de cio noturno ou matutino, podem provocar a reprodução fora da janela ideal.
- Tempo de acasalamento incorreto: Se as búfalas não forem acasaladas na altura certa do cio (de preferência durante o meio do cio), pode haver uma falha na fertilização, o que leva à repetição da reprodução.

Factores nutricionais:

- Deficiência de energia e de proteínas: Uma má gestão nutricional, especialmente uma baixa ingestão de energia ou de proteínas, pode resultar em desequilíbrios hormonais e num atraso da ovulação. Um balanço energético negativo também pode levar a taxas de conceção fracas.
- Deficiências minerais: As deficiências em minerais essenciais como o cálcio, o fósforo e o magnésio podem afetar a função reprodutiva. Estas deficiências podem levar a um atraso no cio ou a uma fertilização deficiente.
- Sobrealimentação ou Obesidade: A sobrealimentação, especialmente de concentrados de alta energia, pode levar à obesidade e a desequilíbrios hormonais que perturbam os ciclos reprodutivos.

Factores fisiológicos:

- Desequilíbrios hormonais: Níveis anormais de hormonas reprodutivas, como a progesterona, o estrogénio e a hormona luteinizante (LH), podem impedir o desenvolvimento folicular adequado ou a função lútea, contribuindo para a reprodução repetida.
- Cistos ovarianos: A presença de quistos ováricos (por exemplo, quistos foliculares ou lúteos) pode perturbar a ciclicidade ovárica normal, resultando na incapacidade de conceber apesar de repetidas tentativas de reprodução.
- Ambiente uterino inadequado: A saúde uterina desempenha um papel crucial no sucesso da fertilização e no desenvolvimento do embrião. A má saúde uterina devido a infecções, retenção de placenta ou cicatrizes uterinas pode prejudicar a implantação do embrião, levando à repetição da reprodução.

Doenças Infecciosas:

- Endometrite: As infecções uterinas crónicas, especialmente a endometrite, são causas comuns de reprodução repetida. As infecções podem perturbar o ambiente uterino, reduzir a fertilidade e atrasar a conceção.
- Brucelose e Leptospirose: Estas doenças infecciosas podem causar infertilidade, atraso no retorno ao cio ou abortos, levando a intervalos prolongados entre partos.
- Infecções bacterianas ou virais: Outras infecções, como as causadas por Mycoplasma, podem afetar os órgãos reprodutores e levar à infertilidade.

Factores genéticos:

- Problemas hereditários: Certas raças de búfalos podem ter predisposições genéticas para um fraco desempenho reprodutivo. Estes factores genéticos podem contribuir para o síndroma de reprodução repetida, especialmente quando associados a stress ambiental ou a uma gestão deficiente.

Incidência: A incidência da síndrome de reprodução repetida em búfalos varia significativamente entre regiões, sistemas de maneio e explorações individuais. Nas regiões tropicais, a incidência tende a ser mais elevada devido aos efeitos combinados do stress térmico, da nutrição inadequada e da maior incidência de doenças. A taxa de incidência pode variar entre 5% e 20% ou mais, dependendo das práticas de gestão das explorações. Nos países tropicais, a deteção deficiente do cio, o stress térmico, a nutrição inadequada e as doenças prevalecentes são os principais fatores que contribuem para isso. No entanto, com uma gestão adequada, a incidência de reprodução repetida pode ser significativamente reduzida.

Fisiopatologia: A síndrome de reprodução repetida ocorre devido à incapacidade da búfala de conceber após múltiplas tentativas de reprodução, apesar do comportamento normal do cio. Os mecanismos fisiopatológicos subjacentes envolvem:

Desequilíbrio hormonal:

- Nas búfalas com RBS, pode haver uma secreção insuficiente ou irregular das principais hormonas reprodutivas, como a LH, a FSH e a progesterona. Este desequilíbrio pode interferir com o desenvolvimento folicular normal, a ovulação e a função lútea.
- Anovulação: A incapacidade de ovular na altura certa pode levar a um período prolongado de cio, impedindo a conceção.

- Folículos persistentes ou quistos: Os folículos que não ovulam ou não luteinizam corretamente podem formar quistos nos ovários, o que pode perturbar o ciclo estral normal e impedir a conceção.

Ambiente uterino:

- Um ambiente uterino pouco saudável, causado por infecções (como a endometrite) ou inflamação, pode impedir o desenvolvimento adequado do embrião e a sua implantação. Isto faz com que a fertilização não seja bem sucedida, mesmo que a ovulação ocorra.

Factores espermáticos:

- O stress térmico pode afetar negativamente a qualidade do esperma, incluindo a motilidade, a morfologia e a capacidade de fertilização. Isto reduz as hipóteses de uma fertilização bem sucedida, mesmo que a ovulação e o acasalamento ocorram na altura certa.
- Interação esperma-hospedeiro: Em alguns casos, a resposta imunitária da fêmea de búfalo aos espermatozóides pode reduzir as taxas de fertilização, contribuindo para a reprodução repetida.

Sintomas clínicos: Os búfalos com síndroma de reprodução repetida podem apresentar os seguintes sintomas:

- Comportamento normal do cio: A búfala mostra sinais de cio, mas não consegue conceber após várias tentativas de acasalamento durante o período fértil.
- Duração normal do ciclo: O ciclo estral da búfala pode ser normal em termos de duração e frequência, mas a fertilização falha sempre.

- Falha na conceção: A búfala não engravida apesar de repetidas tentativas de reprodução com sémen saudável (serviço natural ou inseminação artificial).
- Sinais de infertilidade: Podem ser observados períodos prolongados sem conceção e ciclos de cio repetidos.

Diagnóstico

Historial clínico: É essencial uma revisão completa do historial de reprodução da búfala. Um registo de tentativas repetidas de reprodução sem conceção e um comportamento normal do cio apontam para uma síndrome de reprodução repetida.

Deteção de cio: A monitorização da deteção correta do cio e a garantia de um momento ideal para a reprodução são importantes para evitar a perda de oportunidades de conceção.

Exame rectal e de ultra-sons:

- Palpação dos ovários: O exame rectal pode identificar quistos nos ovários, retenção do corpo lúteo (CL) ou outras anomalias que possam interferir com a ciclicidade normal e a ovulação.
- Imagens de ultrassom: A ecografia pode ajudar a identificar quistos, infecções uterinas ou anomalias estruturais que possam afetar a fertilidade.

Ensaios hormonais:

- Níveis de progesterona: A medição dos níveis de progesterona durante a fase lútea pode ajudar a detetar ciclos anovulatórios ou corpos lúteos persistentes.
- Níveis de gonadotropina: As análises ao sangue para medir a LH, a FSH e a prolactina podem ajudar a identificar desequilíbrios hormonais que afectam a ovulação.

Exame de saúde uterina:

- Biópsia endometrial: Pode ser efectuada uma biópsia para detetar infecções uterinas, endometrite ou outras anomalias uterinas que possam prejudicar a fertilidade.
- Testes de cultura: A cultura de fluidos uterinos pode ajudar a identificar infecções bacterianas ou outros agentes patogénicos que possam estar a afetar a fertilidade.

Tratamento: O tratamento da RBS tem como objetivo corrigir as causas subjacentes. São habitualmente utilizadas as seguintes abordagens.

Terapia hormonal:

- Prostaglandina F2α (PGF2α): Utilizada para induzir a luteólise (rutura do corpo lúteo) em casos de CL persistente ou quistos.
- GnRH: A hormona libertadora de gonadotropina (GnRH) pode ser administrada para estimular a maturação folicular e a ovulação.
- Estrogénio ou progesterona: Podem ser utilizados tratamentos hormonais para corrigir eventuais desequilíbrios hormonais e induzir o cio.

Tratamento da infeção uterina:

- Antibióticos e anti-inflamatórios: Se for diagnosticada endometrite ou outras infecções uterinas, são utilizados antibióticos e anti-inflamatórios adequados para eliminar a infeção e restabelecer a saúde uterina.
- Oxitocina: Em casos de retenção da placenta ou inércia uterina, a oxitocina pode ser utilizada para ajudar a expulsar a placenta e promover a involução uterina.

Apoio nutricional:

- Dieta equilibrada: O fornecimento de uma dieta equilibrada com energia, proteínas e minerais essenciais adequados pode melhorar a saúde reprodutiva e reduzir a incidência de reprodução repetida devido a deficiências nutricionais.

- Suplementos minerais: A toma de suplementos de cálcio, magnésio e fósforo pode ajudar a corrigir os desequilíbrios minerais.

Melhoria da qualidade do esperma:

- É importante garantir que o sémen utilizado para a inseminação artificial (IA) é de alta qualidade. Melhorar a qualidade do sémen, especialmente durante períodos de stress térmico, pode aumentar as hipóteses de uma fertilização bem sucedida.

Controlo e Prevenção

- Reprodução atempada e deteção de cios: Utilizar métodos de deteção de cio precisos e eficazes para assegurar uma reprodução atempada durante o período ótimo de cio.
- Gestão nutricional: Fornecer uma dieta bem equilibrada com energia, proteínas e minerais suficientes para manter a saúde reprodutiva e otimizar a fertilidade.
- Gestão do stress térmico: Minimizar o stress térmico, proporcionando sombra, ventilação e sistemas de arrefecimento adequados aos búfalos durante os meses quentes.
- Exames veterinários regulares: Os cuidados veterinários de rotina são essenciais para a deteção precoce de doenças reprodutivas, infecções ou desequilíbrios hormonais.
- Prevenção de doenças e vacinação: Prevenir doenças como a brucelose, a leptospirose e outras que podem contribuir para a infertilidade. A vacinação regular e os controlos sanitários devem fazer parte da gestão da exploração.

- Gestão de perturbações dos ovários: Utilizar tratamentos hormonais adequados, como PGF2α ou GnRH, para gerir quistos nos ovários ou desequilíbrios hormonais.

Conclusão: A síndrome da reprodução repetida é um problema multifatorial que requer uma abordagem abrangente do diagnóstico e da gestão. A abordagem de factores subjacentes, como deficiências nutricionais, stress térmico, infecções e desequilíbrios hormonais, pode melhorar a fertilidade e reduzir a incidência de repetição da reprodução em rebanhos de búfalos em regiões tropicais. Medidas eficazes de controlo e prevenção, incluindo a deteção adequada do cio, a gestão nutricional e os cuidados veterinários regulares, são cruciais para garantir o sucesso reprodutivo na criação de búfalos.

Referências

Marai, I. F., el-Darawany, A. A., & Nasr, A. S. (1992). Reprodução típica repetida e seu melhoramento em búfalos. Beitrage zur tropischen Landwirtschaft und Veterinarmedizin, 30(3), 305-314.

Rajesh Kumar, Dharmendra Kumar e Biswajit Roy. 2011. Estudos sobre a reprodução repetida de búfalos. Buffalo Bulletin. 30(3): 177-187.

Nain, D., Dewry, R.K., Yadav, H.P., Kumar, D., Scholar, Y.P., Gupta, V.K., Scholar, A., Mohanty, T.K., & Yadav, K. Current advances in management of repeat breeding syndrome in cattle and buffaloes. https://www.semanticscholar.org/paper/Current-advances-in-management-of-repeat-breeding-Nain-Scholar/73b982856718757e189a13c7c807d4c20a7a7bdf

Salzano, A., Pesce, A., D'Andrea, L., Paciello, O., Della Ragione, F., Ciaramella, P., Salzano, C., Costagliola, A., Licitra, F., & Neglia, G. (2020). Resposta inflamatória em búfalos reprodutores repetidos. Theriogenology, 145, 31-38.

M.G. Butani, A.J. Dhami, R.G. Shah, N.P. Sarvaiya e Ankita Killedar. 2016. Gestão da reprodução repetida em búfalos em condições de campo usando terapias hormonais e antibacterianas. Buffalo Bulletin. 35(1): 83-91.

Vaibhav Vijay Choutmal, Manjusha Ganeshrao Patil, Nitin Manmohan Markandeya e Pankaj Bhanudas Hase. Gestão terapêutica de búfalos reprodutores repetidos não infecciosos através da utilização de fitomedicamentos. Buffalo Bulletin. 42(3): 449-454.

Muhammad Saleem Akhtar, Abdul AsimFarooq, Laeeq AkbarLodhi, SayyedAun Muhammad, M. MazharAyaz, Mushtaq Hussain Lashari, Saeed Murtaza, Irtaza Hussain, Muhammad Irshad, Maqbool Hussain e Muhammad AsifRaza. Studies on serum macro and micro minerals status in repeat breeder and normal cyclic Nili-Ravi buffaloes and their treatment strategies. Jornal Africano de Biotecnologia. Vol. 13(10), pp. 1143-1146, 5 de março, 2014.

Chandra Shekher Saraswat, e G.N. Purohit. Repetição da reprodução: Incidência, factores de risco e diagnóstico em búfalos. Asian Pacific Journal of Reproduction 2016; 5(2): 87-95.

https://ccari.icar.gov.in/Extension%20Folder%20No-49.pdf

https://www.cargill.co.in/en/repeat-breeding-in-cattle-causes-and-prevention

Pérez-Marín CC, Quintela LA. Current Insights in the Repeat Breeder Cow Syndrome. Animals (Basel). 2023 Jul 3;13(13):2187. doi: 10.3390/ani13132187.

https://en.vikaspedia.in/viewcontent/agriculture/livestock/cattle-buffalo/breeding-management-1/repeat-breeding-syndrome-2013-the-major-cause-of-infertility-in-dairy-cows

https://www.thecattlesite.com/diseaseinfo/231/repeat-breeding-syndrome

Gustafsson H, Emanuelson U. Characterisation of the repeat breeding syndrome in Swedish dairy cattle. Ata Vet Scand. 2002;43(2):115-25. doi: 10.1186/1751-0147-43-115.

https://www.partners-in-reproduction.com/diseases-disorders/pregnancy-disorders/repeat-breeding/

https://cgspace.cgiar.org/server/api/core/bitstreams/51fae59d-7d36-4c08-8478-bd941f5938ff/content

Dipti Nain, Raju Kumar Dewry, Hanuman Prasad Yadav, Dileep Kumar Yadav, Vinod Kumar Gupta e Tushar Kumar Mohanty. 2023. Avanços actuais na gestão da reprodução repetida síndrome em bovinos e búfalos. The Pharma Innovation Journal 2023; 12(5): 3444-3450.

Capítulo-40

Prolapso cérvico-vaginal em búfalas

Introdução: O prolapso cérvico-vaginal (CVP) em búfalas é uma condição na qual o colo do útero, a vagina ou ambas as partes do trato reprodutivo se projetam externamente. Ocorre geralmente no final da gravidez, mas também pode ocorrer no pós-parto ou durante o processo de parto. O prolapso está frequentemente associado a uma pressão abdominal excessiva ou a desequilíbrios hormonais. A protrusão pode levar a dificuldades no parto normal, aumento do risco de infecções e desconforto geral para o animal. Nas regiões tropicais, a CVP pode ser mais comum devido ao stress adicional dos climas quentes e húmidos, que podem afetar o tónus uterino e aumentar a probabilidade de prolapso. Esta condição é uma preocupação significativa para os produtores de leite, pois pode levar a complicações durante o parto, diminuição da fertilidade e perdas económicas devido à baixa produtividade.

Causas: Vários factores contribuem para o desenvolvimento do prolapso cérvico-vaginal nas búfalas, tanto factores fisiológicos como ambientais.

Alterações hormonais:

- Progesterona: Níveis elevados de progesterona, especialmente no final da gravidez, podem causar o relaxamento dos músculos e ligamentos pélvicos, levando ao prolapso.
- Estrogénio: O aumento dos níveis de estrogénio no final da gravidez pode causar inchaço e aumento da vascularização na área genital, tornando-a propensa ao prolapso.

Factores físicos:

- Pressão abdominal excessiva: Factores como um feto grande, múltiplos fetos ou ganho de peso excessivo podem aumentar a pressão abdominal, tornando os órgãos reprodutores mais susceptíveis de prolapsar. Isto é particularmente verdadeiro em búfalas que carregam bezerros grandes em climas tropicais, onde a búfala pode ser mais pesada devido à alimentação excessiva ou ao mau controlo do peso.
- Músculos pélvicos fracos: Algumas búfalas podem ter ligamentos e músculos pélvicos mais fracos, o que as predispõe a prolapsos sob o stress da gravidez.

Factores ambientais e de gestão:

- Stress térmico: As temperaturas elevadas e a humidade nas regiões tropicais podem reduzir o tónus uterino e a função muscular, contribuindo para a probabilidade de prolapso.
- Excesso de alimentação ou má nutrição: O excesso de alimentação, particularmente nas fases finais da gravidez, pode levar à acumulação excessiva de gordura e aumentar a pressão intra-abdominal. As deficiências nutricionais (como o baixo teor de cálcio) também podem enfraquecer os músculos, levando ao prolapso.
- Dificuldades de parto: A distócia ou o parto difícil podem aumentar o risco de prolapso, uma vez que o esforço excessivo durante o parto pode danificar o trato reprodutivo.

Factores genéticos:

- Algumas raças de búfalos podem ter uma predisposição genética para o prolapso, particularmente aquelas com um historial de prolapso nas suas linhas familiares.

Incidência: A incidência do prolapso cérvico-vaginal nas búfalas varia, mas é geralmente mais elevada nas regiões tropicais devido ao aumento dos factores de stress ambiental. O prolapso é mais comum em búfalas no final da gestação (imediatamente antes ou na altura do parto), com um risco mais elevado em animais multíparos (aqueles que deram à luz várias vezes). As taxas de incidência podem ser mais elevadas durante períodos de calor extremo ou de más práticas de maneio, particularmente em explorações leiteiras de grande escala. A prevalência pode variar entre 2% e 10%, dependendo das condições da exploração, da raça e dos factores ambientais.

Fisiopatologia: A fisiopatologia do prolapso cérvico-vaginal envolve uma combinação de factores hormonais, físicos e mecânicos. À medida que a gravidez avança, as alterações hormonais (particularmente a progesterona e o estrogénio elevados) provocam o relaxamento dos músculos e ligamentos pélvicos. Além disso, o crescimento do feto aumenta a pressão abdominal, o que pode comprometer ainda mais a integridade estrutural do trato reprodutor. Nas búfalas com músculos pélvicos fracos ou com predisposição para o prolapso, o aumento da pressão e as alterações hormonais podem levar à deslocação da vagina e do colo do útero. O tecido saliente pode ficar congestionado, inchado e em risco de lesão ou infeção se não for tratado rapidamente.

Sintomas clínicos: Os principais sinais clínicos do prolapso cérvico-vaginal em búfalas incluem:

- Protrusão visível: O sintoma mais óbvio é a protrusão visível da vagina e/ou do colo do útero a partir da vulva, especialmente nas fases finais da gravidez.
- Inchaço: A área prolapsada pode parecer inchada, vermelha ou congestionada, com vasos sanguíneos visíveis.
- Corrimento: Pode estar presente um corrimento vaginal transparente ou ligeiramente sanguinolento. Em alguns casos, o corrimento pode tornar-se purulento se ocorrer uma infeção.
- Esforço: O animal pode parecer estar a esforçar-se ou a fazer força, especialmente se estiver próximo do parto.
- Dificuldade em andar: A búfala pode mostrar sinais de desconforto ou dificuldade em andar devido ao prolapso.
- Odor desagradável: Se o prolapso for complicado por uma infeção, pode emanar um odor desagradável da zona afetada.

Diagnóstico:

- Inspeção visual: A protrusão da vagina ou do colo do útero para fora da vulva é o sinal mais definitivo de prolapso cérvico-vaginal. A gravidade do prolapso pode variar de ligeira, em que apenas a mucosa vaginal sobressai, a prolapso completo, em que tanto o colo do útero como a vagina estão fora do corpo.
- Exame rectal: O exame rectal pode ser utilizado para avaliar a posição do útero e identificar quaisquer anomalias fetais, uma vez que um prolapso pode, por vezes, estar associado a um parto difícil ou a distocia.
- Exame vaginal: Em alguns casos, a vagina pode ser examinada manualmente para avaliar a extensão do prolapso, identificar quaisquer lacerações ou traumas e verificar a existência de infecções ou outras complicações.

- Registos da história e do maneio: Uma história completa, incluindo informações sobre a gravidez (por exemplo, número de fetos, tamanho do feto, história anterior de partos), ajudará a identificar os factores de risco de prolapso.

Tratamento: O tratamento do prolapso cérvico-vaginal depende da gravidade do prolapso e da ocorrência de complicações, como infecções ou lesões.

Tratamento não cirúrgico:

- Redução manual: Em casos ligeiros, o tecido prolapsado pode ser recolocado manualmente na vagina. Este procedimento deve ser efectuado com cuidado para evitar lesões ou danos adicionais no tecido. A zona deve ser limpa com uma solução anti-séptica suave.
- Suturas de apoio (ponto de Buhner): Após a redução, pode ser colocado um ponto de Buhner para evitar que o tecido prolapsado volte a sobressair. O ponto é normalmente removido após a ocorrência do parto.
- Repouso e controlo: Após a redução manual, o búfalo deve ser mantido num ambiente calmo e limpo e monitorizado de perto para detetar quaisquer sinais de recorrência ou infeção.

Tratamento cirúrgico:

- Episiotomia: Em casos graves, em que a redução manual não é possível, pode ser efectuada uma episiotomia (incisão na parede vaginal) para facilitar o reposicionamento do tecido prolapsado.
- Reparação cirúrgica: Em casos extremos, quando o prolapso é recorrente ou há danos significativos no tecido vaginal ou cervical, pode ser necessária uma intervenção cirúrgica, como uma plicatura vaginal ou cervical permanente.

Alívio da dor e controlo da infeção:

- Antibióticos: Se houver qualquer indicação de infeção ou contaminação, serão administrados antibióticos para evitar complicações adicionais.
- Medicamentos anti-inflamatórios: Os anti-inflamatórios não esteróides (AINEs) podem ser utilizados para reduzir a dor e a inflamação.

Controlo e prevenção: As medidas que se seguem podem ajudar a controlar e prevenir o prolapso cérvico-vaginal nas búfalas.

- Nutrição adequada: Uma dieta equilibrada com energia, proteínas e minerais adequados (especialmente cálcio e magnésio) pode ajudar a manter um tónus uterino forte e a reduzir o risco de prolapso.
- Gestão do stress térmico: Nas regiões tropicais, a gestão do stress térmico é essencial. Isto pode ser conseguido fornecendo sombra adequada, ventilação e sistemas de arrefecimento para manter a temperatura corporal óptima e reduzir o stress no búfalo.
- Gestão correta do acasalamento: Evitar a sobrealimentação e assegurar uma condição corporal adequada das búfalas prenhes. Evitar o aumento excessivo de peso, que pode aumentar a pressão intra-abdominal e aumentar o risco de prolapso.
- Monitorização cuidadosa durante a gravidez: A monitorização regular das búfalas grávidas para detetar sinais de gravidez anormal, como o aumento excessivo do abdómen, pode ajudar a identificar potenciais riscos de prolapso.
- A assistência adequada durante o parto e o facto de evitar força excessiva durante o parto podem ajudar a prevenir o prolapso.

- ➢ Utilização de retentores de prolapso: Para as búfalas com historial de prolapso, pode ser utilizado um retentor de prolapso ou um dispositivo de apoio no final da gestação para evitar a recorrência do prolapso.
- ➢ Seleção genética: Selecionar búfalos com estruturas pélvicas fortes e boa saúde reprodutiva para reprodução, a fim de reduzir a incidência de prolapso nas gerações futuras.

Conclusão: O prolapso cérvico-vaginal é uma preocupação significativa na criação de búfalas, particularmente em regiões tropicais. Trata-se de uma condição multifatorial influenciada por factores hormonais, físicos e ambientais. O diagnóstico imediato, o tratamento adequado e as medidas preventivas, incluindo o maneio nutricional, o controlo do stress térmico e a assistência adequada ao parto, são cruciais para minimizar o impacto do CVP na produtividade e na saúde reprodutiva das búfalas. A monitorização regular, juntamente com a intervenção precoce, pode ajudar a reduzir a incidência e a gravidade desta condição.

Referências

K. P. Singh, B. Singh, P. Singh, R.V. Singh e J. P. Singh. Management of post-partum cervico -vaginal prolapse in a buffalo: a case report. Indian J. Anim. Hlth. (2017), 56(2): 303-306.

Sengodan Raja, Mahakrishnan Palanisamy, Vaiyapuri Prabaharan, Ramasamy Rajkumar e Ponnusamy Jayaganthan. 2020. Gestão do prolapso vaginocervical anteparto em uma búfala Murrah graduada. Boletim Bufalo. 39(4): 521-524.

G. Sai Charan, B. Priyanka, P. Vishal Kumar, G. Aruna Kumari, K. Sravika e K. Chandra Shekar Reddy. 2024. Manejo Clínico do Prolapso Cérvico-Vaginal Pós-Parto em Búfalas Murrah Graduadas: Um relato de caso. Jornal de Pesquisa Científica e Relatórios 30 (11):30-34.

Kolangath, S. M., Bhaskar, C. N., Abaji, K. P., & Subhash, D. Y. (2020). Gestão do prolapso cérvico-vaginal em búfalos não descritos - Um relato de caso. Buffalo Bulletin, 39(4), 531-537.

Man Singh, DS Bidhan, Vishal Sharma, Sandeep Dhillod, Dipin Chander Yadav e Narender Singh. Successful management of cervico-vaginal prolapse in post-partum Murrah buffalo: Relato de caso. The Pharma Innovation Journal 2022; SP-11(7): 1945-1947.

Vinayak B, Magnus Paul K, Vidya VK, Arun HD e Suprith DS. Prolapso cérvico-vaginal pós-parto numa búfala ribeirinha não descritiva: Um relato de caso. Jornal de Estudos de Entomologia e Zoologia 2021; 9(1): 1701-1703.

Man Singh, Vishal Sharma, Sandeep Dhillod, Narender Singh, Subhasish Sahu e Dipin Chand Yadav. Successful management of Cervico-vaginal prolapse in pre-partum Murrah buffalo: Relato de caso. The Pharma Innovation Journal 2021; SP-10(3): 220-221.

P. Perumal, R. R. Alyethodi, Jai Sunder, A. K. De e D. Bhattacharya. Pre-partum Cervico-Vaginal prolapse in an Andaman Local Buffalo cow. Jornal da Associação Científica de Andaman Vol. 26 (2): 184-186 (2021).

Selvaraju, M., Prakash, S., Varudharajan, V., Periyannan, M., Ravikumar, K., & Palanisamy, M. (2023). Modified vulval truss technique to prevent recurrence of cervico-vaginal prolapse in water buffaloes. Buffalo Bulletin, 42(2), 133-141.

Poornima, Mohd. Mujaheed Pasha, Malasri G, Bijurkar RG, Venkanagouda Doddagoudar e Tandle MK. Gestão do prolapso cérvico-vaginal pré-parto búfala: Um relato de caso. International Journal of Veterinary Sciences and Animal Husbandry 2024; 9(3): 04-06.

C.F. Chaudhari e V.S. Dabas. 2013. Prolapso reto-cervico-vaginal e seu manejo clínico em um búfalo Mehsana. Boletim de Búfalos. 32(4): 239-241.

Dahiya, K.L., et al. 2021. Medicina tradicional para o manejo do prolapso cérvico-vaginal em um búfalo. Intas Polivet. 22(1): 68.

Sushil Kumar, Brijesh Kumar, Newton Biswas, Chinmay Warghat e Subrata K Ghosh. Gestão clínica do prolapso cérvico-vaginal pré-parto numa búfala Murrah grávida em estado avançado. International Journal of Veterinary Sciences and Animal Husbandry 2024; 9(5): 89-91.

R Kumar, D K Yadav, V K Yadav, S. Jaisawal, S. Srivastava e S Gautam. 2018. Prolapso reto-cervico-vaginal em búfalas pós-parto não descritas e seu manejo clínico. Bull. Env. Pharmacol. Life Sci. 7(2): 103-107.

Kumar, M. (2023). Gestão do prolapso cérvico-vaginal em búfalas com classificação Murrah em condições de campo - Um relato de caso. Himachal Journal of Agricultural Research, 49(2), 276-278.

Peter, A.T. e King, E.H. (2021). Gestão de prolapso vaginal, cérvico-vaginal e uterino. Em Bovine Reproduction, R.M. Hopper (Ed.). https://doi.org/10.1002/9781119602484.ch47

Verma, S.K., Kumar, R., Jaiswal, S., Verma, A.K., & Daund, S.S. (2022). Gestão do Prolapso Cérvico-Vaginal Pré-Parto em um Búfalo Murrah. The Indian Journal of Animal Reproduction, 43(2), 74-76.

Capítulo-41

Sincronização do estro em búfalas

Introdução: A sincronização do cio em búfalas refere-se ao processo de controlo do ciclo estral num grupo de animais, de modo a que estes entrem em cio e possam ser criados ao mesmo tempo. Isto é conseguido através da utilização de tratamentos hormonais para sincronizar o início do cio num grupo de búfalas, para que possam ser criadas ao mesmo tempo, maximizando a eficiência reprodutiva. Esta técnica é especialmente útil em explorações leiteiras e de reprodução em regiões tropicais, onde os factores ambientais podem afetar a fertilidade e a expressão do cio. Esta técnica é particularmente benéfica para melhorar o desempenho reprodutivo das búfalas em regiões tropicais, onde desafios como o stress térmico, a deficiente deteção do cio e práticas alimentares variáveis podem afetar a fertilidade. Ao sincronizar o cio, os agricultores podem reduzir o tempo gasto na deteção do cio, melhorar as taxas de sucesso da inseminação artificial (IA) e otimizar os calendários de reprodução para uma maior produtividade.

Vantagens: A implementação da sincronização do cio em búfalas oferece várias vantagens:

- Melhoria da eficiência reprodutiva: A sincronização permite a reprodução cronometrada, reduzindo a necessidade de observação repetida do cio e assegurando que as búfalas são criadas na altura ideal para a conceção.
- Redução dos custos de mão de obra e de gestão: Com a sincronização do cio, os agricultores não precisam de

monitorizar cada animal para detetar sinais de cio, o que reduz os custos de mão de obra e o tempo gasto na deteção do cio.

- Utilização optimizada da Inseminação Artificial (IA): A IA pode ser efectuada num momento pré-determinado, melhorando a taxa de sucesso da inseminação ao assegurar que as búfalas são inseminadas no momento certo do seu ciclo de cio.
- Aumento da taxa de conceção: A sincronização garante que todas as búfalas sejam criadas ao mesmo tempo, potencialmente levando a partos mais sincronizados, o que pode ajudar a melhorar o gerenciamento do rebanho e a produção de leite.
- Melhoramento genético: A sincronização permite a introdução de uma genética superior numa manada através da utilização da IA no momento certo, melhorando a qualidade genética geral da descendência.
- Controlo dos padrões de parto: Ao sincronizar o cio, as explorações podem controlar o momento do parto, o que ajuda na gestão da produção, especialmente em explorações leiteiras de grande escala.

Desvantagens: Apesar das suas vantagens, a sincronização do cio em búfalas tem algumas limitações.

- Custo do tratamento hormonal: Os tratamentos hormonais e os medicamentos necessários para a sincronização do cio podem ser caros, tornando-os menos económicos para os pequenos agricultores.
- Risco de efeitos secundários hormonais: Algumas búfalas podem reagir mal aos tratamentos hormonais, provocando

efeitos secundários como quistos nos ovários, atraso na conceção ou redução da fertilidade em alguns casos.

- Sincronização incompleta: Em alguns casos, a sincronização pode não ser bem sucedida, especialmente se as búfalas não responderem aos tratamentos hormonais como esperado.
- Requer conhecimentos técnicos: A sincronização do cio requer uma gestão competente e uma orientação veterinária adequada. Os agricultores inexperientes podem enfrentar dificuldades na administração de hormonas ou na calendarização da IA.
- Stress nos animais: Os tratamentos hormonais e o processo de sincronização podem causar stress nos búfalos, especialmente em climas tropicais onde o stress devido ao calor já é uma preocupação.

Factores que afectam a sincronização do cio: Vários factores podem influenciar o sucesso da sincronização do cio em búfalas.

- Idade e saúde reprodutiva: As búfalas demasiado jovens, demasiado velhas ou com anomalias no trato reprodutivo podem não responder bem aos protocolos de sincronização.
- Estado nutricional: Uma nutrição correta é crucial para uma sincronização bem sucedida. As búfalas subnutridas podem ter ciclos irregulares e podem não responder bem aos tratamentos hormonais.
- Condição corporal: As búfalas em mau estado corporal podem ter um ciclo de cio irregular, afectando a eficácia da sincronização. Idealmente, as búfalas devem estar em boas condições corporais antes da sincronização.
- Stress térmico: Os climas tropicais são caracterizados por temperaturas elevadas, que podem afetar negativamente o

ciclo estral. O stress térmico pode levar a um atraso no cio ou mesmo a uma falha na sincronização do cio. A gestão do stress térmico é crucial para uma sincronização bem sucedida.

- Factores genéticos: A variação genética pode afetar a resposta aos tratamentos de sincronização. Algumas raças de búfalos podem responder melhor aos tratamentos hormonais do que outras.
- Experiência veterinária: O sucesso da sincronização depende muito da perícia do veterinário na administração dos tratamentos hormonais e no maneio das búfalas durante o ciclo do cio.

Precauções a serem tomadas: Devem ser tomadas certas precauções para garantir o sucesso dos programas de sincronização do cio.

- Calendário exato: A calendarização correta da administração dos tratamentos hormonais e da IA é essencial para o sucesso. Uma calendarização incorrecta pode levar a uma sincronização falhada.
- Monitorização da resposta: As búfalas devem ser monitorizadas quanto a sinais de cio após o tratamento hormonal para garantir que estão a responder como esperado. As que não respondem podem necessitar de uma dose adicional de hormonas.
- Evitar o stress térmico: Durante o processo de sincronização, é crucial gerir o stress térmico, fornecendo sombra, água fresca e ventilação adequada para minimizar o seu impacto na fertilidade.
- Supervisão veterinária: A sincronização do cio deve ser efectuada sob a supervisão de um veterinário qualificado para

evitar complicações e garantir a utilização correta das hormonas.

- Nutrição adequada: Fornecer uma dieta bem equilibrada às búfalas antes e durante a sincronização para garantir que estão de óptima saúde para a reprodução.

Métodos de sincronização do cio: São utilizados vários métodos hormonais para sincronizar o cio em búfalas.

- Protocolos à base de progestagénio: CIDR (Libertação Interna Controlada de Medicamentos): Um dispositivo contendo progesterona é inserido na vagina do animal, o que suprime o cio. Depois de o dispositivo ser retirado, a búfala entra normalmente no cio no prazo de 48 a 72 horas.
- Protocolos baseados em PGF2α: Prostaglandina F2α: Esta hormona é utilizada para lisar o corpo lúteo, o que resulta no início do cio. Uma única injeção de PGF2α pode induzir o cio em búfalas no prazo de 2 a 3 dias.
- Protocolos de combinação: Progesterona e PGF2α: Estes protocolos combinados são frequentemente utilizados para assegurar a sincronização em búfalas. Normalmente, é utilizado um progestagénio (como CIDR ou progesterona injetável) durante alguns dias, seguido de PGF2α para sincronizar o cio.
- GnRH (Hormona libertadora de gonadotropina): Protocolos baseados em GnRH: A GnRH pode ser utilizada em combinação com outros tratamentos hormonais para estimular a ovulação e sincronizar o cio.

Protocolo: Um protocolo típico de sincronização do cio pode envolver os seguintes passos.

- Dia 0: Administrar uma injeção de GnRH para estimular a ovulação e o desenvolvimento dos folículos.
- Dia 7-10: Inserir dispositivo CIDR contendo progesterona durante 7-10 dias para suprimir o cio e sincronizar o desenvolvimento folicular.
- Dia 10-12: Administrar PGF2α para induzir a luteólise e desencadear o cio nas búfalas.
- Dia 12-14: Retirar o dispositivo CIDR e monitorizar as búfalas para detetar sinais de cio. A inseminação artificial (IA) é efectuada assim que o cio é detectado.
- Acompanhamento: Assegurar a observação adequada das búfalas para detetar sinais de cio. Se o cio não ocorrer, pode ser necessária uma intervenção hormonal adicional.

Conclusão: A sincronização do cio em búfalas de regiões tropicais é uma ferramenta valiosa para melhorar a eficiência reprodutiva, reduzir os custos de mão de obra e aumentar a produtividade geral do rebanho. No entanto, o seu sucesso depende de vários factores, incluindo protocolos hormonais adequados, estado nutricional e gestão ambiental. Embora o método ofereça várias vantagens, como o aumento das taxas de conceção e uma melhor gestão do efetivo, também apresenta desafios, incluindo o custo e a necessidade de conhecimentos técnicos. A consideração cuidadosa dos factores ambientais, como o stress térmico, e a orientação veterinária adequada são essenciais para conseguir uma sincronização bem sucedida do cio em búfalas nas regiões tropicais.

Bhat, G. R., & Dhaliwal, G. S. (2023). Sincronia de estro e ovulação de búfalas (Bubalus bubalis): A review. Buffalo Bulletin, 42(2), 239-261.

Kumar L, Phogat JB, Pandey AK, Phulia SK, Kumar S, Dalal J. Indução do cio e resposta à fertilidade após diferentes protocolos de tratamento em búfalas Murrah em condições de campo. Vet World. 2016 Dec;9(12):1466-1470.

Abulaiti A, El-Qaliouby HS, El Bahgy HEK, Naseer Z, Ahmed Z, Hua G e Yang L (2021) GPGMH, um novo regime de sincronização de IA com tempo fixo para búfalos cruzados de pântano e rio (Bubalus bubalis). Front. Vet. Sci. 8:646247. doi: 10.3389/fvets.2021.646247

Vishwanath Kurella, Sunil Anand Kumar E, Ramsingh L e Padmaja K. Eficácia dos protocolos de sincronização de estro em búfalas Murrah graduadas. The Pharma Innovation Journal 2021; 10(4): 807-814.

De Rensis, F., & López-Gatius, F. (2007). Protocolos para sincronizar o cio e a ovulação em búfalas (Bubalus bubalis): uma revisão. Theriogenology, 67(2), 209-216. https://doi.org/10.1016/j.theriogenology.2006.09.039

Yendraliza et al. 2019. Desempenho reprodutivo de vacas búfalas com vários protocolos de sincronização na regência de kampar da província de Riau. IOP Conf. Ser.: Earth Environ. Sci. 260: 012057.

GN Purohit, Pankaj Thanvi, Munesh Pushp, Mitesh Gaur, Chandra Shekher Saraswat, Atul Shanker Arora, Surya Prakash Pannu,

Trilok Gocher. Estrus synchronization in buffaloes: Perspectivas, abordagens e limitações. Pharma Innovation 2019;8(2):54-62.

Munesh Kumar Pushp, Rohit Kumar Tiwari e Dilip Singh Meena. Análise comparativa de dois protocolos (Ovsynch e double synch) em búfalas pós-parto cíclicas e em anoestro. International Journal of Veterinary Sciences and Animal Husbandry 2024; 9(1): 481-484.

Rabidas, Susanto Kumar, e Md. Royhan Gofur. 2017. "Sincronização do estro usando o protocolo Ovsynch e inseminação artificial com tempo fixo (FTAI) em búfalas leiteiras indígenas: Um programa eficaz de criação de búfalos em Bangladesh". Asian Journal of Biology 2 (1):1-8. https://doi.org/10.9734/AJOB/2017/31950.

Abulaiti, A., H.S. El-Qaliouby e L. Yang, 2019. Sincronização do estro com mifepristona e inseminação cronometrada para novilhas búfalas cruzadas de pântano e rio. Intl. J. Agric. Biol., 22: 407-412.

De Rensis, F., & López-Gatius, F. (2007). Protocolos para sincronizar o cio e a ovulação em búfalas (Bubalus bubalis): uma revisão. Theriogenology, 67(2), 209-216. https://doi.org/10.1016/j.theriogenology.2006.09.039

Ahmad, N., & Arshad, U. (2020). Estratégias de sincronização e ressincronização para melhorar a fertilidade em búfalas leiteiras. Theriogenology, 150, 173-179. https://doi.org/10.1016/j.theriogenology.2020.01.025

Capítulo-42

Tecnologia de transferência de embriões em búfalos

Introdução: A tecnologia de Transferência de Embriões (TE) envolve a recolha de óvulos fertilizados (embriões) de uma fêmea dadora (búfala) e a sua transferência para uma búfala recetora que possa levar a gravidez até ao fim. Esta tecnologia é amplamente utilizada na criação de gado, particularmente em explorações leiteiras e de reprodução, para melhorar a qualidade genética do efetivo, ultrapassar desafios de fertilidade e propagar uma genética superior. A transferência de embriões em búfalos é uma tecnologia reprodutiva avançada utilizada para a propagação de genética superior, facilitando um melhoramento genético mais rápido e aumentando a eficiência reprodutiva. Esta técnica é utilizada em explorações leiteiras para aumentar a produção de leite e em explorações de bovinos de carne para melhorar a qualidade da carne. Tendo em conta os desafios colocados pelos climas tropicais, como o stress térmico, a fraca deteção de cios e a diversidade genética limitada, a TE oferece uma solução promissora para uma reprodução eficiente e para o progresso genético. Nas regiões tropicais, os búfalos têm frequentemente um desempenho reprodutivo inferior devido ao stress ambiental, aos recursos nutricionais limitados e à pressão das doenças. A transferência de embriões permite aos agricultores propagar mais rapidamente uma genética superior e, potencialmente, contornar alguns destes condicionalismos ambientais. Nas regiões tropicais, onde os búfalos podem enfrentar desafios ambientais e de gestão específicos, a TE pode constituir uma ferramenta para aumentar o potencial genético do efetivo.

Objectivos da transferência de embriões em búfalos

- Melhoramento genético: O principal objetivo da ET é acelerar o progresso genético, permitindo que animais superiores produzam descendentes múltiplos, mesmo que o seu potencial reprodutivo seja limitado.
- Superação de problemas reprodutivos: A ET pode ajudar a ultrapassar os problemas de fertilidade enfrentados por certas búfalas, especialmente se tiverem problemas de saúde subjacentes, forem mais velhas ou sofrerem de uma fraca expressão do cio.
- Multiplicação rápida de genética superior: A genética de alta qualidade dos búfalos com melhor desempenho pode ser espalhada por uma população mais vasta num curto espaço de tempo, aumentando o potencial genético global do efetivo.
- Melhoria da produção de leite e de carne: A ET permite a propagação de búfalos de elite com elevada produção de leite ou qualidades superiores de carne, melhorando a produtividade geral da exploração.

Procedimento de transferência de embriões: O processo de transferência de embriões envolve os seguintes passos

Seleção de búfalos dadores e receptores

- Seleção de dadores: A búfala dadora é escolhida com base numa genética superior, numa elevada produção de leite e numa boa saúde. Deve estar em óptimas condições reprodutivas e livre de doenças.
- Seleção da recetora: A búfala recetora é selecionada com base na sua capacidade de levar a gravidez até ao fim. Deve ter um aparelho reprodutor saudável, uma boa condição corporal e estar no cio ou ter um corpo lúteo funcional.

Superovulação de búfalas dadoras

- Superovulação: A búfala dadora é tratada com hormonas, normalmente FSH (hormona folículo-estimulante), para estimular o desenvolvimento de múltiplos folículos. O processo de superovulação assegura a ovulação de vários óvulos, aumentando as hipóteses de recuperação embrionária.

Inseminação Artificial (IA)

- IA da dadora: Uma vez terminada a superovulação e estando a dadora em cio, procede-se à inseminação artificial com sémen de um touro geneticamente superior. Em alguns casos, o acasalamento natural também pode ser utilizado para a inseminação.

Colheita de embriões

- Recuperação de embriões: Aproximadamente 7 a 9 dias após a inseminação, os embriões são recolhidos do útero da dadora através de um método não cirúrgico (normalmente um cateter) que lava o útero e recolhe os embriões.

Avaliação de embriões

- Classificação dos embriões: Os embriões são então avaliados quanto à sua qualidade com base no seu estádio de desenvolvimento, forma e integridade celular. Apenas os embriões de alta qualidade são selecionados para serem transferidos para as receptoras.

Transferência de embriões

- Transferência de embriões para as receptoras: Os embriões selecionados são transferidos para o útero da búfala recetora através de uma técnica não cirúrgica. O momento é crucial, e a recetora deve estar num estado de cio ou no início do diestro para que a implantação do embrião seja bem sucedida.

Diagnóstico de gravidez

- Confirmação: A gravidez é confirmada por ecografia ou outras técnicas de diagnóstico após 28 a 35 dias da transferência do embrião. Se a recetora não estiver grávida, o processo pode ser repetido com outro embrião.

Vantagens

- Melhoramento genético acelerado: A ET permite a propagação de genética de alta qualidade mais rapidamente do que a criação tradicional. Ao utilizar touros superiores para inseminação e ao permitir que um único dador produza várias crias, o melhoramento genético ocorre mais rapidamente.
- Ultrapassar as restrições ambientais e de saúde: Nas regiões tropicais, onde o stress térmico e a deficiente deteção do cio podem afetar a reprodução natural, a TE contorna alguns destes desafios, baseando-se no cio sincronizado e em tratamentos hormonais. Também permite aos criadores ultrapassar problemas de saúde reprodutiva nalgumas búfalas.
- Utilização de genética de elite em locais distantes: A ET permite o uso de genética de elite de búfalos de alta produção em regiões onde esses animais não poderiam se reproduzir naturalmente, garantindo a disseminação de caraterísticas desejáveis.
- Aumento da eficiência reprodutiva: Ao sincronizar o cio nas receptoras e ao utilizar embriões múltiplos de búfalas dadoras superiores, a TE ajuda a aumentar a eficiência reprodutiva do efetivo.

- Melhoria da gestão do efetivo: A capacidade de selecionar e propagar genética superior conduz a um efetivo mais eficiente e produtivo, reduzindo os custos associados à criação e melhorando a rentabilidade global da exploração.

Desafios

- Custos elevados: O processo de recolha de embriões, superovulação e transferência de embriões envolve custos significativos, incluindo a utilização de hormonas, mão de obra e conhecimentos veterinários. Estes custos podem ser proibitivos para os pequenos agricultores das regiões tropicais.
- Disponibilidade limitada de conhecimentos especializados: Uma transferência de embriões bem sucedida requer veterinários e técnicos qualificados, que podem ser limitados em algumas regiões tropicais. A falta de formação e de experiência pode conduzir a maus resultados.
- Variabilidade da taxa de sucesso: As taxas de sucesso da transferência de embriões podem ser inconsistentes. Factores como a fraca resposta à superovulação, a fraca qualidade dos embriões ou complicações com a búfala recetora podem afetar o sucesso global do procedimento.
- Stress ambiental: O stress térmico e outras condições ambientais em regiões tropicais podem afetar negativamente a sincronização do cio, o desenvolvimento do embrião e o sucesso global do processo de transferência de embriões.
- Controlo de doenças: As regiões tropicais são propensas a uma variedade de doenças que podem afetar a saúde dos búfalos

dadores e receptores. A gestão das doenças é crucial para garantir uma elevada taxa de sucesso.

- Protocolos de superovulação: Os protocolos de superovulação geralmente envolvem a administração de FSH (hormona folículo-estimulante) ou eCG (gonadotrofina coriónica equina) para estimular o crescimento folicular múltiplo. Normalmente, a FSH é administrada em doses divididas durante um período de 3-5 dias, começando 10-12 dias após o cio.
- Sincronização do cio: A sincronização do cio nas receptoras é frequentemente conseguida utilizando PGF2α (Prostaglandina F2-alfa) para induzir a luteólise e fazer com que as búfalas receptoras entrem no cio ao mesmo tempo.
- Colheita e transferência de embriões: A colheita de embriões é geralmente efectuada de forma não cirúrgica, utilizando uma técnica de lavagem intra-uterina, e os embriões são depois transferidos para o útero da recetora após uma sincronização adequada.

Conclusão: A transferência de embriões é uma tecnologia reprodutiva poderosa que tem um potencial significativo para melhorar a qualidade genética dos rebanhos de búfalos em regiões tropicais. Apesar dos desafios colocados pelo ambiente tropical, incluindo o stress térmico, as doenças e a necessidade de conhecimentos técnicos, a transferência de embriões pode ajudar a ultrapassar algumas destas limitações e acelerar o progresso genético. Ao permitir a rápida propagação de genética superior e aumentar a eficiência reprodutiva, a TE pode proporcionar benefícios significativos aos criadores de búfalos em regiões tropicais, particularmente na produção de leite e de carne. No entanto, para uma implementação bem sucedida, é crucial ter uma gestão adequada, incluindo a seleção de búfalos dadores e receptores de alta qualidade, cuidados veterinários especializados e condições ambientais e nutricionais ideais.

Referências

Baruselli, P. S., Carvalho, J. G. S., Elliff, F. M., Silva, J. C. B. D., Chello, D., & Carvalho, N. A. T. (2020). Transferência de embriões em búfalos (Bubalus bubalis). Theriogenology, 150, 221-228. https://doi.org/10.1016/j.theriogenology.2020.01.037

https://www.fao.org/4/T0120E/T0120E14.htm

Srirattana K, Hufana-Duran D, Atabay EP, Duran PG, Atabay EC, Lu K, Liang Y, Chaikhun-Marcou T, Theerakittayakorn K, Parnpai R. Situação atual das tecnologias de reprodução assistida em búfalos. Anim Sci J. 2022 Jan-Dez;93(1):e13767. doi: 10.1111/asj.13767.

https://www.dairyknowledge.in/sites/default/files/embryo_transfer.pdf

Pietro S. Baruselli, Julia G. Soares, Bernardo M. Bayeux, Júlio C.B. Silva, Rodolfo D. Mingoti e Nelcio A.T. Carvalho. Tecnologias de reprodução assistida (TRA) em búfalos de água. Anais do 10º Simpósio Internacional de Reprodução de Ruminantes (IRRS 2018); Foz do Iguaçu, PR, Brasil, 16 a 20 de setembro de 2018.

S Kumar, MS Chaves, AFB da Silva, WG Vale, STR Filho, JC Ferreira-Silva, LM Melo, e VJF Freita. Factores que afectam a produção in vitro de embriões em búfalos (Bubalus bubalis): Uma revisão. Vet Med - Czech, 2023, 68(2):45-56 | DOI: 10.17221/48/2022-VETMED.

Srirattana K, Hufana-Duran D, Atabay EP, Duran PG, Atabay EC, Lu K, Liang Y, Chaikhun-Marcou T, Theerakittayakorn K, Parnpai R. Situação atual das tecnologias de reprodução assistida em búfalos. Anim Sci J. 2022 Jan-Dez;93(1):e13767. doi: 10.1111/asj.13767.

http://extension.msstate.edu/sites/default/files/publications/publications/P2614_web.pdf

https://extension.sdstate.edu/sites/default/files/2020-09/P-00169.pdf

https://www.vet.k-state.edu/academics/student-faculty-handbook/studentorgs/aadpDocs/Estrous_Synchronization1.pdf

https://secure.caes.uga.edu/extension/publications/files/pdf/B%201232_5.PDF

https://www.msdvetmanual.com/management-and-nutrition/hormonal-control-of-estrus/hormonal-control-of-estrus-in-cattle

Liuel Yizengaw (2017). Revisão sobre a sincronização do estro e sua aplicação em bovinos. Int. J. Adv. Res. Biol. Sci. 4(4): 67-76. DOI: http://dx.doi.org/10.22192/ijarbs.2017.04.04.010

Odde K. G. (1990). Uma revisão da sincronização do cio em bovinos pós-parto. Journal of Animal Science, 68(3), 817-830. https://doi.org/10.2527/1990.683817x

https://beefrepro.org/wp-content/uploads/2020/09/Cliff_Lamb.pdf

Amare Bihon & Ayalew Assefa | (2021) Sincronização de estro baseada em prostaglandina em bovinos: Uma revisão, Cogent Food & Agriculture, 7:1, 1932051, DOI: 10.1080/23311932.2021.1932051

Lauderdale J. W. (2009). Artigo do centenário da ASAS: Contribuições do Journal of Animal Science para o desenvolvimento de protocolos de gestão da reprodução de bovinos através da sincronização do cio e da ovulação. Journal of Animal Science, 87(2), 801-812. https://doi.org/10.2527/jas.2008-1407

Capítulo-43

Falha de fertilidade em búfalos

Introdução: A falha de fertilidade nos búfalos constitui um desafio significativo para os agricultores das regiões tropicais. O insucesso da fertilidade nos búfalos refere-se à incapacidade de obter uma conceção e uma gravidez bem sucedidas, apesar dos esforços de reprodução. Nas regiões tropicais, os búfalos enfrentam frequentemente factores de stress ambiental únicos, como o calor, a humidade e a má nutrição, que podem contribuir para problemas reprodutivos. A falha de fertilidade pode afetar tanto as fêmeas como os machos, com consequências que incluem períodos prolongados entre partos, baixa produção de leite e ineficiência geral do efetivo. A falha de fertilidade nos búfalos é influenciada por uma combinação de factores genéticos, fisiológicos, de gestão e ambientais. É essencial que os criadores e os veterinários identifiquem e tratem as causas da falha de fertilidade para garantir que o rebanho continue produtivo. Compreender as razões por trás da falha de fertilidade e implementar medidas preventivas e corretivas é crucial para melhorar a saúde reprodutiva dos búfalos.

Causas

Stress ambiental

- Stress térmico: Um dos principais factores que contribuem para a falha de fertilidade dos búfalos nas regiões tropicais é o stress térmico. As temperaturas ambiente elevadas podem afetar negativamente a função ovárica, os ciclos estrais e a qualidade do sémen nos machos.

- Humidade: A humidade elevada pode exacerbar o stress térmico e perturbar os ciclos reprodutivos naturais dos búfalos. A falta de ventilação nos sistemas de alojamento complica ainda mais esta questão.

Alimentação deficiente

- Deficiência energética: Uma nutrição inadequada, particularmente uma ingestão insuficiente de energia, pode resultar em anovulação (falta de ovulação), atraso na puberdade e anestro pós-parto prolongado.
- Desequilíbrio mineral: As deficiências em minerais como o cálcio, o fósforo e o magnésio podem levar a problemas reprodutivos, incluindo atrasos no cio e baixas taxas de conceção.

Doenças infecciosas

- Brucelose: Uma causa comum de infertilidade nos búfalos, a infeção por Brucella provoca aborto, repetição da reprodução e retenção da placenta.
- Leptospirose: Esta infeção bacteriana pode resultar em aborto, infertilidade e propagação da doença a outros animais da manada.
- Tuberculose: Uma doença que pode afetar os órgãos reprodutores, causando infertilidade tanto em homens como em mulheres.

Desequilíbrios hormonais

- Anovulação: A falta de ovulação devido a desequilíbrios hormonais, frequentemente causados por stress ou deficiências nutricionais, pode resultar em repetidas falhas na conceção.

- Doença do Ovário Cístico (DCO): Uma condição em que os ovários desenvolvem quistos que impedem a ovulação normal, levando a um anestro prolongado e à infertilidade.

Doenças do aparelho reprodutor

- Endometrite: A inflamação crónica do útero devido a infecções ou a falta de higiene pode prejudicar as taxas de conceção e levar à infertilidade.
- Retenção de placenta: A incapacidade de expulsar a placenta após o parto pode causar infecções no útero, levando a endometrite subclínica ou clínica e infertilidade.
- Prolapso uterino: Uma doença que pode causar problemas reprodutivos a longo prazo se não for devidamente tratada.

Deteção e gestão deficientes do cio

- Deteção tardia do cio: Nas regiões tropicais, as búfalas podem apresentar sinais menos visíveis de cio devido às elevadas temperaturas ambientais e às más práticas de maneio. Isto resulta na perda de oportunidades de reprodução.
- Práticas de reprodução inadequadas: A falta de sincronização adequada ou a não utilização de sémen de alta qualidade na inseminação artificial (IA) também podem contribuir para a falha de fertilidade.

Infertilidade de fator masculino

- Qualidade do sémen: A má qualidade do sémen, que pode ser causada por stress térmico, má nutrição ou doenças infecciosas, pode levar à redução da fertilidade dos touros búfalos.
- Baixa libido: O stress e os factores ambientais podem reduzir a libido dos touros búfalos, afectando o sucesso da reprodução.

Fisiopatologia: A fisiopatologia da falha de fertilidade em búfalos envolve vários mecanismos.

- O stress térmico perturba o eixo hipotálamo-hipófise-gonadal, conduzindo a desequilíbrios hormonais que afectam a ovulação e os ciclos de cio.
- As deficiências nutricionais, particularmente de energia, proteínas e minerais, podem levar a um funcionamento subóptimo do sistema reprodutor, causando atraso na puberdade, anovulação e anestro pós-parto prolongado.
- Infecções como a brucelose, a leptospirose e a endometrite podem prejudicar a função do trato reprodutivo, levando à infertilidade.
- Os ovários quísticos impedem a ovulação normal, enquanto as infecções uterinas causam uma resposta inflamatória, prejudicando a capacidade de manter a gravidez.

Sintomas clínicos

- Ciclos de cio irregulares: As búfalas podem apresentar ciclos de cio prolongados ou irregulares, o que leva a um atraso na conceção.
- Reprodução repetida: As búfalas que não conseguem conceber após repetidas inseminações ou acasalamentos naturais podem estar a sofrer de uma falha de fertilidade.
- Anestro pós-parto: As búfalas podem não voltar ao cio após o parto, especialmente se a nutrição ou as condições de saúde não forem óptimas.
- Corrimento anormal: Sinais de infecções uterinas, como corrimento vaginal purulento, podem indicar endometrite ou retenção de placenta.

- Infertilidade em machos: Os touros com baixa qualidade de sémen ou baixa libido podem não conseguir reproduzir-se com sucesso, contribuindo para a falha de fertilidade.

Diagnóstico: A falha de fertilidade é diagnosticada através de uma combinação de observação clínica, análises laboratoriais e exame do aparelho reprodutor.

- Ensaios hormonais: As análises ao sangue ou à urina podem medir os níveis de hormonas como a progesterona e o estrogénio para avaliar a função ovárica.
- Ultrassom: Utilizada para examinar os ovários, o útero e o estado da gravidez. Podem ser identificados ovários císticos, infecções uterinas ou retenção de placenta.
- Testes de doenças infecciosas: As análises ao sangue para deteção de brucelose, leptospirose e outros agentes patogénicos podem ajudar a identificar a causa da falha de fertilidade.
- Análise do sémen: Os touros devem ser submetidos a análises de sémen para avaliar a qualidade do sémen, incluindo a motilidade, a concentração e a morfologia.
- Palpação rectal: Para avaliar a saúde dos ovários e do útero, incluindo a presença de quistos ou infecções.

Tratamento

Terapia hormonal

- Indução do cio: Podem ser utilizados tratamentos hormonais como a PGF2α (prostaglandina) ou a GnRH (hormona libertadora de gonadotropina) para induzir o cio e ultrapassar a anovulação ou o cio silencioso.

- Superovulação: Para aumentar as hipóteses de uma fertilização bem sucedida, podem ser utilizados protocolos de superovulação para estimular a produção de vários óvulos.

Apoio nutricional

- Dieta equilibrada: Assegurar uma suplementação energética e mineral adequada (cálcio, fósforo, magnésio) para melhorar o desempenho reprodutivo.
- Minerais vestigiais e vitaminas: Fornecer suplementos de minerais vestigiais como o zinco, o selénio e a vitamina E para melhorar a fertilidade.

Tratamento de infecções

- Antibióticos: Em casos de endometrite, são utilizados antibióticos (por exemplo, infusões intra-uterinas ou tratamento sistémico) para eliminar infecções e reduzir a inflamação uterina.
- Vacinação: Vacinar os búfalos contra a brucelose, a leptospirose e outras doenças endémicas para evitar infecções relacionadas com a fertilidade.

Tratamento de ovários quísticos

- Terapia hormonal: Tratamento com GnRH ou hCG (gonadotrofina coriónica humana) para promover o desenvolvimento folicular ou a regressão luteal em búfalas com ovários quísticos.

Gestão da fertilidade masculina

- Melhoria da qualidade do sémen: Melhorar a nutrição e a saúde dos touros e gerir o stress para garantir uma boa qualidade do sémen. Se necessário, o sémen de touros de alta qualidade pode ser utilizado para inseminação artificial.

Controlo e Prevenção

Monitorização regular da saúde

- Realizar controlos de saúde e exames reprodutivos regulares para identificar e tratar precocemente os problemas reprodutivos.

Gestão ambiental

- Fornecer sistemas de ventilação e refrigeração adequados em climas quentes para reduzir o stress térmico.
- Assegurar que os búfalos não estão sobrelotados e que têm acesso a água limpa e a sombra.

Melhoria da nutrição

- Assegurar que os búfalos recebam uma dieta equilibrada e nutritiva com níveis adequados de energia, proteínas e minerais.
- Ofereça forragens e cereais de alta qualidade e complemente com vitaminas e oligoelementos para a saúde reprodutiva.

Controlo de doenças

- A vacinação regular contra doenças reprodutivas como a brucelose e a leptospirose é essencial.
- Utilizar medidas de biossegurança para evitar a introdução de novas doenças no efetivo.

Programas de sincronização do cio

- Implementar programas de sincronização do cio para melhorar o momento da inseminação e da reprodução.

Intervenção atempada

- Tratar prontamente quaisquer problemas reprodutivos, como retenção de placenta, endometrite ou prolapso uterino, para evitar mais complicações.

Conclusão: A falha de fertilidade em búfalos em regiões tropicais é uma questão complexa influenciada por factores ambientais, nutricionais e de gestão. O diagnóstico precoce, o tratamento eficaz e as estratégias de gestão proactivas são essenciais para mitigar os problemas de fertilidade. Ao abordar as causas profundas, como o stress térmico, a má nutrição e as doenças infecciosas, os agricultores podem melhorar significativamente a eficiência reprodutiva dos seus rebanhos de búfalos. Isto ajudará a manter uma elevada produção de leite e de carne, assegurando assim a sustentabilidade e a rentabilidade da criação de búfalos nas regiões tropicais.

Referências

https://www.srpublication.com/fertility-subfertility-and-infertility-in-female-buffalos/#:~:text=Whereas%20in%20the%20case%20of,is%20always%20a%20pregnancy%20failure.

E. s. E. Hafez. 1954. Infertilidade em vacas búfalas: Physiologic and Anatomic Considerations. Fertility & Sterility. 5(5): 482-491.

https://www.ivis.org/library/bubaline-theriogenology/infertility-management-female-buffaloes

Barile VL, Menchetti L, Casano AB, Brecchia G, Melo de Sousa N, Zelli R, Canali C, Beckers JF, Barbato O. Approaches to Identify Pregnancy Failure in Buffalo Cows. Animais (Basileia). 2021 Feb 12;11(2):487. doi: 10.3390/ani11020487.

Kumar, P., Singh, M. e Sharma, A. (2022). Prevalência de diferentes factores etiológicos responsáveis por causar infertilidade em búfalos. Haryana Vet. 61(SI): 87-90.

https://agriculture.vikaspedia.in/viewcontent/agriculture/livestock/general-management-practices-of-livestock/factors-affecting-breeding-efficiency-in-cattle-and-buffaloes?lgn=en

Kalam Ramya, Srinivas Rao Chevula, Chekuri Nagaveni. Intervenção hormonal para melhoria da fertilidade em búfalos reprodutores repetidos. Pharma Innovation 2019;8(12):443-445.

Brar, P. S., Nanda, A. S., Honparkhe, M., & Singh, H. (2013). Melhorar a fertilidade fora de época em búfalas leiteiras através da suplementação de monensina. O Jornal Indiano de Ciências Animais, 83(4).

S. Nasir Hussain Shah (2007) Prolonged Calving Intervals in the Nili Ravi buffalo, Italian Journal of Animal Science, 6:sup2, 694-696, DOI: 10.4081/ijas.2007.s2.694

Kalam Ramya, Srinivas Rao Chevula e Chekuri Nagaveni. Intervenção hormonal para melhoria da fertilidade em búfalos reprodutores repetidos. The Pharma Innovation Journal 2019; 8(12): 443-445.

Lim HJ, Yoon HB, Im H, Park J, Cho YI, Jeong YS, Ki KS, Im SK. Inquérito sobre a incidência de distúrbios reprodutivos em bovinos leiteiros. Journal of Embryo Transfer 2015;30:59-64. https://doi.org/10.12750/JET.2015.30.1.59

Manoj M, A K Gupta, T K Mohanty, M K Muhammad Aslam, A K Chakravarty, A Singh, R Malhotra e R S Gandhi. 2015. Factores não genéticos que influenciam os problemas de fertilidade em búfalas Murrah. Indian Journal of Animal Sciences 85 (5): 485-488.

S. Saxena, C.T. Khasatiya, H.R. Savani, M.D. Patel e V.B. Kharadi. 2018. Resposta de fertilidade em búfalas Surti subestrus pós-parto submetidas a heatsynch ± prid protocolo de IA em tempo fixo. Jornal Indiano de Reprodução Animal. 39(1): 51-52.

S.P.S. Ghuman e D.S. Dhami. 2017. Variação sazonal na IA e taxa de gravidez em búfalos e melhoria do seu estado de fertilidade após a aplicação de FTAI durante a estação não reprodutiva. Jornal Indiano de Reprodução Animal. 38(1): 4-8.

https://en.vikaspedia.in/viewcontent/agriculture/livestock/general-management-practices-of-livestock/infertility-in-farm-animals

Pohler KG, Reese ST, Franco GA, Oliveira RV, Paiva R, Fernandez L, de Melo G, Vasconcelos JLM, Cooke R, Poole RK. New approaches to diagnose and target reproductive failure in cattle. Anim Reprod. 2020 Sep 15;17(3):e20200057. doi: 10.1590/1984-3143-AR2020-0057. Erratum in: Anim Reprod. 2021 Jun 18;18(2):e20210033. doi: 10.1590/1984-3143-AR2021-0033.

Chakurkar E. B., Barbuddhe S. B. e Sundaram R. N. S. (2008) Infertility in farm animals: causes and remedies. Boletim Técnico n.º 15, Complexo de Investigação do ICAR para Goa (Conselho Indiano de Investigação Agrícola), Ela, Old Goa-403402, Goa, Índia.

Graden, A. P., Olds, D., Mochow, C. R., & Mutter, L. R. (1968). Causas de falha de fertilização em gado de reprodução repetida.

Journal of dairy science, 51(5), 778-781. https://doi.org/10.3168/jds.S0022-0302(68)87070-5

https://www.agric.wa.gov.au/livestock-biosecurity/infertility-and-abortion-cows

https://www.msdvetmanual.com/reproductive-system/reproductive-system-introduction/infertility-in-animals

NAAS 2013. Livestock Infertility and Its Management (Infertilidade do gado e sua gestão). Policy Paper No. 59, Academia Nacional de Ciências Agrícolas, Nova Deli: 20 p.

David Wolfenson, Zvi Roth, Impacto do stress térmico na reprodução e fertilidade das vacas, Animal Frontiers, Volume 9, Edição 1, janeiro de 2019, Páginas 32-38, https://doi.org/10.1093/af/vfy027

Walsh SW, Williams EJ, Evans AC. A review of the causes of poor fertility in high milk producing dairy cows. Anim Reprod Sci. 2011 Feb;123(3-4):127-38. doi: 10.1016/j.anireprosci.2010.12.001.

https://www.lsuagcenter.com/nr/rdonlyres/9f5679c3-b754-40a4-ab50-f04e55ca89a8/75672/infertilityincattle.pdf

https://www.dairyknowledge.in/dkp/article/management-infertility

https://www.ucd.ie/t4cms/infertility%20in%20cattle.pdf

https://extension.msstate.edu/sites/default/files/topic-files/cattle-business-mississippi-articles/cattle-business-mississippi-articles-landing-page/mca_aug2010.pdf

Capítulo-44

Factores que afectam a taxa de conceção em búfalas

Introdução: A taxa de conceção refere-se à percentagem de búfalas que concebem após a reprodução. Nas regiões tropicais, vários factores podem afetar a taxa de conceção das búfalas. Estes factores estão muitas vezes inter-relacionados e a sua abordagem de forma abrangente é essencial para melhorar a eficiência reprodutiva do rebanho. Abaixo estão os principais factores que influenciam as taxas de conceção em búfalas nas regiões tropicais.

Factores que afectam a taxa de conceção

Factores ambientais

Stress térmico

- Impacto: As regiões tropicais são frequentemente caracterizadas por temperaturas ambiente e humidade elevadas, que podem causar stress térmico nos búfalos. O stress térmico tem um efeito direto no desempenho reprodutivo, reduzindo a eficiência da função ovárica, afectando a expressão do cio e diminuindo a qualidade do sémen nos machos.
- Efeito na conceção: O stress térmico pode levar a ciclos estrais irregulares, anovulação (falha na ovulação) e taxas de conceção mais baixas em búfalos machos e fêmeas.

Humidade

- Impacto: A humidade excessiva, comum nas regiões tropicais, agrava os efeitos do stress térmico. Reduz a capacidade dos búfalos para dissipar o calor de forma eficaz, o que provoca ainda mais stress nos seus sistemas reprodutivos.

- Efeito na conceção: A humidade elevada pode causar um anestro pós-parto prolongado e dificuldade em detetar o cio, o que acaba por reduzir as hipóteses de um acasalamento ou inseminação artificial (IA) bem sucedidos.

Habitação e ventilação deficientes

- Impacto: Um alojamento inadequado, que não proporcione ventilação ou refrigeração suficientes, pode exacerbar o stress térmico. A sobrelotação também pode aumentar o nível de stress dos búfalos.
- Efeito na conceção: As más condições de alojamento contribuem para o stress crónico, que afecta negativamente o ciclo estral, o equilíbrio hormonal e a fertilidade geral.

Nutrição e gestão da alimentação

Deficiência energética

- Impacto: A má nutrição, especialmente uma deficiência em energia, pode atrasar a puberdade, prolongar o anestro pós-parto e perturbar os ciclos estrais regulares.
- Efeito na conceção: Níveis insuficientes de energia reduzem a função ovárica e inibem a produção normal das hormonas necessárias para a conceção, levando a uma diminuição da fertilidade.

Desequilíbrios minerais

- Impacto: As deficiências minerais, especialmente de cálcio, fósforo, magnésio e oligoelementos como o zinco e o selénio, podem afetar a saúde reprodutiva.
- Efeito na conceção: Os desequilíbrios podem levar a infecções uterinas, redução da qualidade do sémen nos homens e fraco

desenvolvimento embrionário, o que reduz as taxas de conceção.

Deficiência de proteínas

- Impacto: A falta de proteínas suficientes na dieta afecta a saúde geral e o desempenho reprodutivo dos búfalos.
- Efeito na conceção: As deficiências proteicas podem prejudicar a função ovárica e o equilíbrio hormonal, reduzindo as hipóteses de uma fertilização e conceção bem sucedidas.

Forragem de má qualidade

- Impacto: Nas regiões tropicais, onde as mudanças sazonais afectam a disponibilidade e a qualidade da forragem, os búfalos podem passar por períodos de má nutrição.
- Efeito na conceção: Uma alimentação de baixa qualidade pode causar stress nutricional, que por sua vez pode afetar os ciclos de cio, a ovulação e a qualidade do sémen.

Doenças infecciosas

Brucelose

- Impacto: A brucelose é uma infeção bacteriana que prejudica significativamente a saúde reprodutiva dos búfalos. Pode causar aborto, nado-morto, reprodução repetida e infertilidade.
- Efeito na conceção: As búfalas infectadas podem não conseguir conceber ou sofrer perdas embrionárias precoces. Os touros podem propagar a doença através do sémen, baixando as taxas de conceção na manada.

Leptospirose

- Impacto: A leptospirose pode causar infertilidade, aborto e retenção de placenta, levando a atrasos nos intervalos entre partos e redução da fertilidade.

- Efeito na conceção: As búfalas infectadas podem ter um período de anestro pós-parto prolongado e ter dificuldade em conceber.

Endometrite

- Impacto: A endometrite (inflamação do útero) é geralmente causada por infecções bacterianas após o parto, como a retenção de placenta ou condições insalubres durante o parto.
- Efeito na conceção: A presença de endometrite perturba a função uterina normal, conduzindo a subfertilidade ou infertilidade. Pode causar repetidas falhas na reprodução.

Outras Infecções

- Impacto: Doenças como a febre aftosa, a tuberculose e a tricomoníase também afectam a fertilidade.
- Efeito na conceção: Estas infecções reduzem a saúde reprodutiva geral dos búfalos, causando infertilidade, baixas taxas de conceção e ciclos de reprodução atrasados.

Desequilíbrios hormonais e perturbações da reprodução

Anovulação

- Impacto: A anovulação refere-se à incapacidade de os ovários libertarem óvulos (ovulação). O stress, a má nutrição ou as perturbações hormonais provocam frequentemente a anovulação.
- Efeito na conceção: A anovulação resulta na incapacidade de conceber, uma vez que não há óvulos disponíveis para fertilização.

Doença cística do ovário (COD)

- Impacto: A CdM é uma doença em que os ovários desenvolvem quistos em vez de libertarem óvulos. Pode resultar em cios irregulares ou ausentes e anestro prolongado.

- Efeito na conceção: As búfalas com CQO não ovulam regularmente, o que leva a dificuldades de conceção.

Cio silencioso

- Impacto: Em algumas búfalas, os sinais de cio podem não ser visíveis devido a stress, doença ou desequilíbrios hormonais. Este facto pode dificultar a deteção do cio.
- Efeito na conceção: Os períodos de cio perdidos reduzem as oportunidades de reprodução, levando a taxas de conceção mais baixas.

Anestro pós-parto

- Impacto: Após o parto, as búfalas podem passar por um período prolongado de anestro, especialmente se estiverem stressadas, mal alimentadas ou infectadas.
- Efeito na conceção: Um regresso tardio ao cio aumenta o intervalo entre partos e reduz as hipóteses de uma reprodução bem sucedida.

Gestão da reprodução

Deteção de cio

- Impacto: Nas regiões tropicais, as búfalas podem apresentar sinais menos óbvios de cio devido ao stress térmico ou a um maneio deficiente. A deteção atempada e precisa do cio é crucial para uma reprodução bem sucedida.
- Efeito na conceção: A não deteção do cio na altura certa resulta na perda de oportunidades de reprodução, reduzindo a taxa global de conceção.

Inseminação Artificial (IA)

- Impacto: A qualidade do sémen utilizado na IA, bem como o momento da inseminação, são cruciais para taxas de conceção elevadas. A má qualidade do sémen ou o mau momento da IA (fora de sincronia com o cio) podem reduzir significativamente as taxas de conceção.

- Efeito na conceção: Sémen de baixa qualidade, técnica deficiente ou momento inadequado podem resultar em inseminação falhada e taxas de conceção reduzidas.

Época de reprodução e gestão

- Impacto: A época de reprodução nas regiões tropicais pode variar e uma altura inadequada para a reprodução, especialmente durante os meses mais quentes, pode reduzir a fertilidade.
- Efeito na conceção: A falta de sincronização adequada do cio e os intervalos irregulares de reprodução podem reduzir as taxas de conceção nas búfalas.

Fertilidade masculina

Qualidade do sémen

- Impacto: O stress térmico e a má nutrição podem afetar significativamente a qualidade do sémen dos touros. A má qualidade do sémen resulta numa baixa fertilidade.
- Efeito na conceção: Os touros com má qualidade do sémen (baixa contagem de espermatozóides, baixa motilidade ou morfologia anormal) contribuem para reduzir as taxas de conceção.

Libido e comportamento de acasalamento

- Impacto: O stress, a doença ou factores ambientais, como a sobrelotação ou o alojamento precário, podem afetar a libido e o comportamento de acasalamento de um touro.

- Efeito na conceção: A baixa libido ou a falta de vontade de acasalar reduz as hipóteses de sucesso do acasalamento natural ou da IA.

Factores genéticos

Incompatibilidade genética

- Impacto: Os factores genéticos podem contribuir para taxas de conceção baixas devido a problemas reprodutivos hereditários, como defeitos no sémen dos homens ou baixa fertilidade das mulheres.
- Efeito na conceção: Os problemas genéticos podem levar à redução da fertilidade tanto nos homens como nas mulheres, diminuindo as taxas de conceção e causando falhas reprodutivas.

Conclusão: A taxa de conceção dos búfalos nas regiões tropicais é influenciada por uma combinação de factores ambientais, nutricionais, infecciosos, hormonais e de gestão. A abordagem destes factores através de uma gestão adequada do stress térmico, de uma nutrição equilibrada, do controlo de doenças, da deteção eficaz do cio e de uma melhor gestão reprodutiva pode melhorar significativamente a fertilidade e as taxas de conceção das búfalas. Os programas de reprodução bem sucedidos requerem uma abordagem holística que integre estes factores para melhorar a eficiência reprodutiva dos rebanhos de búfalos em climas tropicais.

Dash S, Chakravarty AK, Sah V, Jamuna V, Behera R, Kashyap N, Deshmukh B. Influência da Temperatura e Humidade na Taxa de Gravidez de Búfalas Murrah em Clima Subtropical. Asian-

Australas J Anim Sci. 2015 Jul;28(7):943-50. doi: 10.5713/ajas.14.0825.

Bhave, K. G., Khadse, J. R., Gaundare, Y. S., & Mangurkar, B. R. (2016). Fatores que afetam as taxas de conceção em búfalas criadas com IA em condições de campo. The Indian Journal of Animal Sciences, 86(12), 1401-1404.

R L Bhagat, et. al. "A study on conception rate in artificially inseminated buffaloes under field conditions of Telangana State." IOSR Journal of Agriculture and Veterinary Science (IOSRJAVS), 15(01), 2022, pp. 37-42.

https://agriculture.vikaspedia.in/viewcontent/agriculture/livestock/general-management-practices-of-livestock/factors-affecting-breeding-efficiency-in-cattle-and-buffaloes?lgn=en

Saliba WP, Gimenes LU, Drumond RM, Bayão HXS, Di Palo R, Gasparrini B, Rubessa M, Baruselli PS, Sales JNS, Bastianetto E, Leite RC e Alvim MTT (2020) "Quais fatores afetam a gravidez até o parto e a perda de gravidez em búfalas receptoras de embriões produzidos in vitro?" Front. Vet. Sci. 7:577775. doi: 10.3389/fvets.2020.577775

A Budiarto et al. 2019. Desempenho reprodutivo e índice de fertilidade de búfalos do pântano (Bubalus bubalis) na regência de ngawi, Java Oriental. J. Phys: Conf. Ser. 1146 012024.

M Thirunavukkarasu e G Kathiravan. 2009. Factores que afectam as taxas de conceção em bovinos inseminados artificialmente. Indian Journal of Animal Sciences. 79(9): 871-875.

https://www.iowabeefcenter.org/bch/ConceptionRate.pdf

Souames S, Berrama Z. Factores que afectam a taxa de conceção após a primeira inseminação artificial numa exploração privada de gado leiteiro no Norte da Argélia. Vet World. 2020 Dec;13(12):2608-2611. doi: 10.14202/vetworld.2020.2608-2611.

Badinga, L., Collier, R. J., Thatcher, W. W., & Wilcox, C. J. (1985). Efeitos de factores climáticos e de gestão na taxa de conceção de vacas leiteiras em ambiente subtropical. Journal of dairy science, 68(1), 78-85. https://doi.org/10.3168/jds.S0022-0302(85)80800-6

Howlader MMR, Rahman MM, Hossain MG, Hai MA. Fatores que afetam a taxa de conceção de vacas leiteiras após inseminação artificial em área selecionada no distrito de Sirajgonj, Bangladesh. Biomed J Sci & Tech Res 13(2)-2019. BJSTR. MS.ID.002386.

Hossain DN, Talukder M, Begum MK, , Paul AK. Determinação dos factores que afectam a taxa de gravidez das vacas após a inseminação artificial em Monirampur Upazila do distrito de Jessore do Bangladesh. Journal of Embryo Transfer 2016;31:349-353. https://doi.org/10.12750/JET.2016.31.4.349

Ukita, H., Yamazaki, T., Yamaguchi, S., Abe, H., Baba, T., Bai, H., Takahashi, M., & Kawahara, M. (2022). Factores ambientais que afectam as taxas de conceção de vacas leiteiras nulíparas e primíparas. Journal of dairy science, 105(8), 6947-6955. https://doi.org/10.3168/jds.2022-21948

Drost, M., Ambrose, J. D., Thatcher, M. J., Cantrell, C. K., Wolfsdorf, K. E., Hasler, J. F., & Thatcher, W. W. (1999). Taxas de conceção após inseminação artificial ou transferência de embriões em vacas leiteiras em lactação durante o verão na

Florida. Theriogenology, 52(7), 1161-1167. https://doi.org/10.1016/S0093-691X(99)00208-3

Capítulo-45

Determinação da idade em búfalos

Introdução: A determinação da idade dos búfalos é essencial para uma gestão, criação e cuidados de saúde eficazes. Nas regiões tropicais, saber a idade dos búfalos ajuda a otimizar a sua produtividade, a evitar o abate prematuro e a assegurar práticas de gestão adequadas. Embora o método mais exato envolva o exame de caraterísticas fisiológicas específicas, são descritos alguns dos métodos comuns utilizados para determinar a idade dos búfalos.

Método da dentição (dentes): O método mais comum para determinar a idade dos búfalos é através do exame dos seus dentes. Isto deve-se ao facto de a erupção, o desgaste e a substituição dos dentes seguirem um padrão previsível à medida que o animal envelhece. Funciona da seguinte forma:

Incisivos

- Primeiros Incisivos: Aparecem por volta dos 2-3 anos de idade.
- Segundos incisivos: Aparecem entre os 3,5-4 anos.
- Terceiros incisivos: Aparecem por volta dos 4,5-5 anos.
- Quarto Incisivo: Surgem por volta dos 5,5-6 anos.

À medida que o búfalo envelhece, os dentes sofrem um desgaste significativo e as suas superfícies alteram-se:

- Padrões de desgaste: Os incisivos apresentam um desgaste gradual devido ao pastoreio. Os bordos dos dentes tornam-se mais desgastados à medida que o búfalo envelhece.
- Forma dos dentes: Os búfalos mais jovens têm normalmente dentes afiados e pontiagudos, enquanto os búfalos mais velhos têm dentes mais achatados com bordos mais arredondados.

Dentes molares

- Os molares também sofrem desgaste ao longo do tempo e as suas superfícies tornam-se mais achatadas com a idade. A condição e o desgaste dos dentes molares podem fornecer informações adicionais sobre a idade do animal, especialmente em búfalos mais velhos.

Fórmula dentária para búfalos

- Búfalo jovem (2-3 anos): Os dentes ainda estão bem desenvolvidos com bordos claros e afiados.
- Búfalo de meia-idade (4-7 anos): Os dentes apresentam mais desgaste e uma superfície mais achatada.
- Búfalo mais velho (8 anos ou mais): Os dentes estão significativamente desgastados ou podem estar ausentes. Nesta fase, os búfalos podem ter perdido os incisivos ou apresentar sinais de desgaste acentuado nos molares.

Crescimento dos cornos: Em alguns casos, os chifres também podem dar pistas sobre a idade do búfalo. Os búfalos desenvolvem os seus chifres ao longo da vida e o tamanho e a forma dos chifres podem indicar a idade, embora este método seja menos preciso do que a utilização dos dentes.

Fases de crescimento dos cornos:

- Búfalo jovem (menos de 2 anos): Os cornos são pequenos e podem estar moles ou ainda não totalmente desenvolvidos.
- Búfalo adulto (3-5 anos): Os cornos tornam-se maiores e mais sólidos, formando a forma caraterística da raça.
- Búfalo velho (mais de 7 anos): Os chifres podem começar a mostrar sinais de desgaste, tornar-se quebradiços ou mesmo partir-se em alguns casos.

Anéis de chifre:

- À semelhança das árvores, os cornos de alguns búfalos têm anéis de crescimento anuais. Estes anéis podem ser usados para estimar a idade do búfalo, embora nem sempre seja fiável, porque o crescimento dos chifres pode ser influenciado pela nutrição, genética e factores ambientais.

Tamanho e estado do corpo: Os búfalos crescem a um ritmo constante até atingirem a maturidade sexual, após o que o seu crescimento abranda. O tamanho e o estado do corpo podem dar estimativas aproximadas da idade.

- Búfalo jovem (1-2 anos): Estes búfalos ainda estão a crescer e podem ter uma constituição magra e esguia.
- Búfalo adulto (3-7 anos): O búfalo está no seu tamanho e peso máximos, com um aspeto musculado e robusto. Deve parecer totalmente crescido por volta dos 3-4 anos.
- Búfalo velho (8 anos ou mais): Os búfalos mais velhos podem ter um aspeto menos tonificado, com perda de massa muscular e, possivelmente, alguma acumulação de gordura na zona abdominal.

Fechamento epifisário (desenvolvimento ósseo): Nos búfalos mais jovens, as placas epifisárias (placas de crescimento) nos ossos longos estão abertas, permitindo o crescimento. À medida que os búfalos envelhecem, estas placas fecham-se gradualmente, assinalando o fim do crescimento do esqueleto.

- Búfalo jovem (menos de 2 anos): As placas de crescimento ainda estão abertas, indicando que o búfalo ainda está a crescer.
- Búfalo maduro (3-6 anos): As placas de crescimento começam a fechar-se quando o búfalo atinge a maturidade.

- Búfalo mais velho (7+ anos): Os ossos estão completamente ossificados e as placas de crescimento estão fechadas, sinalizando a maturidade do esqueleto.

Embora este método seja exato, requer conhecimentos especializados e pode nem sempre ser fácil de executar no terreno.

Conformação do corpo e puberdade: Por volta dos 2 anos de idade, as fêmeas de búfalo atingem normalmente a puberdade, enquanto os machos amadurecem um pouco mais tarde. A observação de sinais de puberdade, como o início do cio nas fêmeas, pode ajudar a estimar a idade do búfalo.

- Puberdade (2-3 anos): As búfalas apresentam ciclos de cio e os machos podem começar a apresentar comportamentos de acasalamento.
- Búfalo maduro (3-5 anos): Nesta fase, tanto os machos como as fêmeas estão completamente maduros e prontos para a reprodução.
- Pós-maduro (7+ anos): A atividade reprodutiva diminui à medida que os búfalos envelhecem, com algumas fêmeas a sofrerem de anestro pós-parto ou de atraso na conceção.

Sintomas clínicos e comportamento: Os búfalos de diferentes idades apresentam certas alterações comportamentais que podem ajudar a estimar a idade:

- Búfalo jovem (1-2 anos): Activos, brincalhões e frequentemente vistos a explorar o seu ambiente.
- Búfalo adulto (3-7 anos): Mais concentrados no pastoreio e na socialização, com hierarquias de domínio estabelecidas na manada.
- Búfalo velho (8+ anos): Movimentos mais lentos, atividade reduzida e, por vezes, menos interação social. Podem ser vistos

a passar mais tempo a descansar ou a pastar a um ritmo mais lento.

Conclusão: O método mais fiável para determinar a idade de um búfalo em regiões tropicais é através do exame dentário, particularmente o desgaste e os padrões de erupção dos incisivos e molares. No entanto, outros métodos como o exame dos cornos, o tamanho do corpo e a observação da maturidade reprodutiva também podem ser utilizados em conjunto com a análise dentária para uma estimativa mais exacta. Cada um destes métodos fornece pistas sobre a idade do búfalo e, em conjunto, oferecem uma abordagem prática para a gestão de efectivos de búfalos, particularmente para assegurar a reprodução adequada, a gestão da saúde e as decisões de abate.

https://en.vikaspedia.in/viewcontent/agriculture/livestock/general-management-practices-of-livestock/determination-of-age-of-animals

Frison, G. C., & Reher, C. A. (1970). APPENDIX I: Determinação da idade do búfalo pela erupção e desgaste dos dentes. Plains Anthropologist, 15(50), 46-50. http://www.jstor.org/stable/25666964

Grimsdell, J.J.R. (1973), Age determination of the African buffalo, Syncerus caffer Sparrman. African Journal of Ecology, 11: 31-53. https://doi.org/10.1111/j.1365-2028.1973.tb00072.x

https://www.pashudhanpraharee.com/determination-of-age-of-farm-animals/

Sharma, R. K., Singh, J. K., Khanna, S., Phulia, S. K., Sarkar, S. K., & Singh, I. (2012). Determinação da idade fetal em búfalas Murrah dos dias 22 a 60 com ultrassonografia. The Indian Journal of Animal Sciences, 82(4). https://epubs.icar.org.in/index.php/IJAnS/article/view/16681

Vladimir Plansky, Dimiter Dimitrov. Puberty age and body weight of the water buffalo heifers (Idade da puberdade e peso corporal das novilhas búfalas). Tradição e modernidade em medicina veterinária, 2020, vol. 5, n.º 1(8): 25-28.

Ramírez Toro E J, Mesa J A, Agudelo Gomez D A, Bolivar Vergara D M e Cerón-Muńoz M F 2011: Búfalos do tipo carne: idade ao abate por análise de sobrevivência. Pesquisa pecuária para o desenvolvimento rural. Volume 23, Artigo #102. Recuperado em 2 de dezembro de 2024, de http://www.lrrd.org/lrrd23/4/rami23102.htm

Capítulo-46

Tosquia e descorna em búfalos

Introdução: A descorna e a descorna são práticas comuns no maneio do gado, incluindo os búfalos. Estes procedimentos são efectuados para remover ou impedir o crescimento de chifres nos búfalos por várias razões, incluindo segurança, bem-estar e eficiência de gestão. Nas regiões tropicais, estas práticas podem ser particularmente benéficas devido a factores ambientais, como as limitações de espaço, o stress térmico e a necessidade de manusear os animais de perto em sistemas de alojamento confinados.

Tosquia em búfalos: A descorna é o processo de remoção dos chifres totalmente desenvolvidos dos búfalos. É normalmente efectuada em animais adultos quando os chifres se tornam problemáticos ou por razões de gestão.

- Segurança: Os cornos podem constituir um risco de segurança para outros animais, trabalhadores e tratadores. Os búfalos são frequentemente animais grandes e fortes, e os chifres podem causar ferimentos graves durante as interações sociais.
- Gestão do espaço: Em alojamentos confinados, os animais com chifres podem necessitar de mais espaço para se movimentarem livremente. A descorna ajuda a reduzir o risco de lesões em condições de aglomeração.
- Redução da agressividade: Os búfalos com chifres são mais susceptíveis de serem agressivos, especialmente durante as épocas de acasalamento ou quando estabelecem o domínio. A descorna pode ajudar a reduzir a agressividade.

- Prevenção de lesões: Os chifres podem causar ferimentos pessoais, especialmente durante o transporte ou quando os animais estão confinados em espaços estreitos.
- Facilidade de ordenha e manuseamento: Nas explorações leiteiras, a ordenha e o manuseamento de búfalas com chifres pode ser um desafio. A descorna simplifica estas tarefas.

Métodos de descorna

- Descorna cirúrgica: Este procedimento envolve a utilização de um bisturi ou de instrumentos cirúrgicos para remover os cornos na base. Este procedimento é normalmente efectuado sob anestesia local e a área pode ser tratada com antissético para evitar infecções.
- Cauterização (Método do ferro quente): Um ferro aquecido é aplicado na base do corno para cortar os vasos sanguíneos e parar o crescimento do corno. Este método é frequentemente utilizado em búfalos mais jovens e é menos invasivo.
- Tesouras de descorna: Em alguns casos, são utilizadas tesouras especializadas para cortar a base do corno. Estas são normalmente utilizadas para chifres mais pequenos e menos desenvolvidos.
- Tosquia química: Produtos químicos, como pasta cáustica, são aplicados na base do chifre para interromper o crescimento. Este método é geralmente utilizado para a descorna de animais jovens, mas pode por vezes ser utilizado para chifres pequenos.

Considerações sobre a descorna

- Idade do animal: A descorna é mais eficaz quando efectuada numa idade jovem (antes dos 6 meses). Os animais mais velhos podem necessitar de procedimentos mais invasivos.

- Controlo da dor: A descorna é dolorosa, pelo que deve ser utilizada anestesia local e analgésicos adequados após o procedimento para minimizar o desconforto.
- Risco de infeção: O procedimento deve ser realizado em condições estéreis para evitar infecções.
- Momento: É melhor descornar os búfalos durante os meses mais frios para reduzir o stress térmico e evitar uma hemorragia excessiva.

Desbaratização em búfalos: A descorna refere-se à remoção ou prevenção do crescimento dos chifres em búfalos mais jovens, normalmente quando os chifres estão apenas a começar a formar-se (normalmente por volta dos 2-3 meses de idade). Este processo é menos invasivo do que a descorna e é geralmente efectuado para evitar o desenvolvimento de chifres.

- Prevenção: O desbaste é preventivo, uma vez que tem por objetivo parar o crescimento dos cornos antes de estes se desenvolverem completamente. Isto é especialmente importante nas manadas em que os cornos constituem um problema de segurança ou de gestão.
- Redução da agressividade e das lesões: Ao impedir o crescimento dos chifres desde o início, o desbaste pode reduzir a agressividade e minimizar o risco de lesões no rebanho.
- Melhoria do maneio: Tal como a descorna, a descorna das búfalas facilita o maneio e a ordenha. Também minimiza os requisitos de espaço em áreas confinadas.

Métodos de desbaste

- Método do ferro quente (Cauterização): É aplicado um ferro aquecido na zona onde se encontra o botão do corno. Este método destrói o tecido do corno e impede-o de continuar a crescer. Este é o método mais comum e eficaz de desbaste.
- Método químico: Podem ser aplicados produtos químicos cáusticos no rebento do corno para o destruir, impedindo o crescimento dos cornos. Este método é menos utilizado do que o ferro quente, mas pode ser eficaz em búfalos mais jovens.
- Método cirúrgico: Em alguns casos, uma pequena porção do botão do corno é removida cirurgicamente. No entanto, este método é menos comum devido ao seu carácter invasivo e ao maior risco de complicações.

Considerações sobre a debitagem

- Idade do animal: A debicagem é mais eficaz e menos stressante quando é feita precocemente, normalmente nos primeiros meses de vida (antes dos 3 meses de idade).
- Gestão da dor e do stress: Tal como na descorna, devem ser aplicadas técnicas adequadas de gestão da dor, como a utilização de anestésicos locais, durante o procedimento para minimizar o stress e o desconforto.
- Momento: Idealmente, o desbaste deve ser realizado quando o búfalo está de boa saúde e durante o tempo mais fresco para minimizar o stress e o risco de exaustão pelo calor.

Diferenças entre descorna e descasque

- A descorna é a remoção de chifres completamente desenvolvidos em búfalos adultos, geralmente por razões de segurança, gestão e bem-estar.
- A desponta é a prevenção do crescimento dos cornos nos búfalos jovens através da remoção dos botões dos cornos no

início da vida, o que a torna uma prática preventiva e menos invasiva.

Riscos e complicações potenciais: Tanto o procedimento de descorna como o de desbaste implicam riscos potenciais.

- Infeção: Se não for efectuada em condições de limpeza ou se os cuidados pós-operatórios forem inadequados, podem desenvolver-se infecções.
- Hemorragia excessiva: Se os vasos sanguíneos não forem cauterizados corretamente, pode ocorrer hemorragia excessiva.
- Stress e dor: Ambos os procedimentos causam dor e, sem analgesia adequada, os búfalos podem sofrer de stress, o que pode afetar a sua saúde e produtividade.
- Stress térmico: Nas regiões tropicais, a descorna ou o desbaste podem expor os búfalos ao stress térmico se não forem efectuados nos meses mais frescos, uma vez que os chifres são importantes para regular a temperatura corporal.

Conclusão: A descorna e o desbaste são práticas de gestão valiosas para a criação de búfalos em regiões tropicais. Estes procedimentos ajudam a melhorar a segurança, a reduzir a agressividade e a simplificar o manuseamento, a ordenha e o transporte dos búfalos. A descorna, se efectuada precocemente, é uma medida preventiva, enquanto a descorna é normalmente efectuada mais tarde na vida, quando os chifres se tornam um problema de gestão. É importante garantir que sejam seguidas as técnicas adequadas, que o manejo da dor seja fornecido e que os procedimentos sejam realizados em condições apropriadas para minimizar o risco e o desconforto dos animais.

Referências

https://www.mla.com.au/research-and-development/animal-health-welfare-and-biosecurity/husbandry/dehorning-and-disbudding/#:~:text=Dehorning%20or%20disbudding%20is%20the,livestock%2C%20or%20trim%20their%20horns.

https://agritech.tnau.ac.in/ta/animal_husbandry/animhus_cattle_daily%20operation.html

https://www.slideshare.net/slideshow/dehorning-and-disbudding/146095372

https://www.avma.org/resources-tools/avma-policies/bovine-disbudding-dishorning

https://cdn.dal.ca/content/dam/dalhousie/pdf/faculty/agriculture/oacc/en/livestock/Welfare/Dehorning_disbudding.pdf

https://www.vet.cornell.edu/animal-health-diagnostic-center/programs/nyschap/modules-documents/disbudding-and-pain-management-farm-v40

https://www.avma.org/sites/default/files/resources/dehorning_cattle_bgnd.pdf

https://www.nadis.org.uk/disease-a-z/cattle/disbudding-calves/

https://www.dpi.nsw.gov.au/animals-and-livestock/beef-cattle/husbandry/general-management/dehorning-cattle

https://en.wikipedia.org/wiki/Livestock_dehorning

https://www.thecattlesite.com/articles/2261/dehorning-of-calves

https://files.ontario.ca/omafra-dehorning-of-calves-22-017-en-2023-04-05.pdf

http://extension.msstate.edu/sites/default/files/publications/publications/P3835_web.pdf

Capítulo-47

Métodos de identificação em búfalos

Introdução: A identificação de búfalos é crucial para uma gestão eficaz, criação, controlo de doenças e rastreabilidade, especialmente em regiões tropicais onde são comuns grandes manadas. Existem vários métodos utilizados para identificar búfalos individuais, cada um com as suas vantagens e limitações. O método escolhido depende do objetivo da identificação, dos recursos disponíveis e das práticas de gestão do rebanho.

Métodos

Marcação auricular: A marcação auricular é um dos métodos mais comuns e mais simples de identificação dos búfalos.

Vantagens

- Durabilidade: As marcas auriculares são duradouras e constituem um meio de identificação visível.
- Fácil aplicação: Podem ser facilmente aplicadas com uma ferramenta de marcação.
- Económica: Em comparação com outros métodos, as marcas auriculares são relativamente baratas.
- Versatilidade: Disponíveis em vários tamanhos e materiais, as marcas auriculares podem ser personalizadas com números ou códigos de barras para uma fácil identificação.

Desvantagens:

- Possibilidade de perda: As etiquetas podem perder-se se não forem aplicadas corretamente ou devido a desgaste.
- Risco de ferimentos: A inserção incorrecta ou o manuseamento brusco podem provocar lesões na orelha do búfalo.

Tipos de marcas auriculares:

- Etiquetas de plástico: Normalmente utilizadas para identificação visível com um número ou código impresso.
- Etiquetas de metal: Mais duradouras, frequentemente utilizadas em conjunto com etiquetas de plástico para aumentar a visibilidade.
- Etiquetas RFID: As etiquetas de identificação por radiofrequência (RFID) são utilizadas para a recolha automática de dados. Trata-se de etiquetas electrónicas que armazenam informações sobre o búfalo e que podem ser lidas com um leitor.

Marcação: A marcação envolve a marcação permanente de um animal, normalmente através da gravação de um identificador único na pele do animal. Isto é feito com um ferro quente ou, menos frequentemente, com azoto líquido.

Vantagens:

- Permanente: O branding proporciona uma marca permanente que não pode ser removida ou perdida.
- Fácil de detetar: Visível à distância e muito eficaz em grandes manadas.
- Identificação clara: Pode ser utilizado tanto para a identificação individual como para a identificação do efetivo.

Desvantagens:

- Doloroso: A marcação é um procedimento doloroso e pode causar angústia e danos nos tecidos se não for efectuada corretamente.
- Cicatrizes: Pode causar cicatrizes permanentes, que podem afetar a saúde ou a estética do animal.

- Risco de infeção: Se não for feita de forma higiénica, a marcação pode provocar uma infeção.

Métodos:

- Marcação com ferro quente: Um ferro aquecido é aplicado na pele, criando uma marca de queimadura.
- Marca de congelamento: A marcação a frio, utilizando nitrogénio líquido, cria uma marca contrastante ao congelar a pele.

Entalhe **da orelha:** O entalhe da orelha é o processo de cortar pequenos entalhes na orelha de um búfalo. Este método é normalmente utilizado para os búfalos mais jovens e é frequentemente combinado com outros métodos, como a marcação das orelhas.

Vantagens:

- Permanentes: Os entalhes mantêm-se mesmo depois de a orelha do búfalo crescer.
- Simples: Fácil de executar com o mínimo de equipamento.
- Baixo custo: Muito acessível, sem necessidade de ferramentas especializadas.

Desvantagens:

- Potencial de infeção: Se o procedimento não for efectuado de forma esterilizada, a orelha do búfalo pode ficar infetada.
- Visibilidade: Os entalhes podem tornar-se menos visíveis à medida que o búfalo envelhece e a orelha aumenta de tamanho.

Microchipagem: A microchipagem é uma forma mais avançada de identificação, em que um pequeno chip é implantado sob a pele do búfalo. O microchip contém um código único que pode ser lido por um scanner.

Vantagens:

- Não invasivo: O chip é inserido sob a pele, causando um desconforto mínimo ao búfalo.
- Permanentes: Ao contrário das marcas auriculares ou das marcas de identificação, os microchips não estão sujeitos a perda ou desgaste.
- Exatidão: Cada chip é identificado de forma única, fornecendo dados fiáveis para rastreio e gestão.

Desvantagens:

- Custo: A microchipagem é mais cara do que a marcação auricular ou a marcação.
- Equipamento técnico: Requer equipamento de digitalização especializado para ler o chip.
- Risco de migração: Embora seja raro, o chip pode deslocar-se sob a pele ou ser mal colocado, dificultando a sua leitura.

Tatuagem: A tatuagem consiste em utilizar uma agulha e tinta para criar um número ou código único e permanente na pele do búfalo, normalmente no interior da orelha ou na parte interna da coxa.

Vantagens:

- Identificação permanente: As tatuagens são permanentes e não caem nem se desvanecem facilmente.
- Baixo custo: Relativamente acessível em comparação com a microchipagem ou a marcação.
- Discretas: As tatuagens podem ser mais discretas e menos visíveis do que as marcas auriculares ou a marca.

Desvantagens:

- Doloroso: O processo pode causar desconforto e stress ao búfalo.

- Difícil de ler: As tatuagens podem desvanecer-se com o tempo, especialmente em regiões tropicais com muita humidade e luz solar, tornando-as difíceis de ler.
- Competências técnicas necessárias: A tatuagem requer conhecimentos técnicos para evitar erros e garantir que a tatuagem é legível.

Marcação/Pintura a cores: A marcação a cores ou pintura é a prática de marcar um búfalo com uma cor única de tinta ou giz para o identificar.

Vantagens:

- Simples e rápido: Fácil de aplicar e o equipamento necessário é mínimo.
- Económica: Custo muito baixo em comparação com outros métodos.
- Flexível: Pode ser atualizado ou alterado facilmente.

Desvantagens:

- Temporário: As marcas podem desgastar-se ou desvanecer-se devido às condições climatéricas, à limpeza ou à fricção, tornando-as inadequadas para uma identificação a longo prazo.
- Menos profissional: Não é adequado para fins de identificação oficial ou formal.

Identificação digital/fotográfica: Este método envolve a utilização de fotografias digitais e de software de reconhecimento visual para identificar os búfalos pelas suas caraterísticas únicas, tais como padrões de pelagem, marcas ou caraterísticas faciais.

Vantagens:

- Não invasivo: Não há interação física com o búfalo, pelo que não há stress.

- Tecnologia avançada: Utilizando sistemas digitais, os búfalos podem ser seguidos e identificados à distância.
- Flexível: Pode ser combinado com outros métodos, como a marcação auricular, para maior exatidão.

Desvantagens:

- Caro: Requer equipamento e software especializados.
- Não é permanente: Os registos digitais podem perder-se ou corromper-se.
- Conhecimentos técnicos especializados: Requer conhecimentos especializados no manuseamento de sistemas digitais e software.

Tipagem sanguínea: A tipagem sanguínea pode ser utilizada para a identificação genética, mas raramente é empregue em sistemas de gestão regulares devido ao seu elevado custo e complexidade.

Vantagens:

- Identificação genética: Este método pode confirmar a identidade genética de um búfalo, tornando-o útil em programas de reprodução.

Desvantagens:

- Caro: As análises ao sangue são dispendiosas e não são habitualmente utilizadas para a identificação de rotina.
- Trabalho intensivo: Requer que as amostras sejam recolhidas e analisadas num laboratório, o que consome muito tempo.

Conclusão: Nas regiões tropicais, a seleção do método adequado de identificação de búfalos depende do sistema de gestão, da dimensão do efetivo, do orçamento e do objetivo da identificação (por exemplo, reprodução, controlo de doenças, rastreabilidade). A marcação e o entalhe das orelhas são os métodos mais comuns e económicos, enquanto que técnicas mais avançadas como a microchipagem ou a identificação digital podem ser utilizadas em explorações maiores e tecnologicamente mais avançadas. A seleção adequada do método assegura uma melhor gestão do rebanho, melhora a manutenção de registos e ajuda a monitorizar a saúde e a produtividade de cada búfalo.

Referências

https://www.ava.com.au/policy-advocacy/policies/identification-of-animals/identification-of-cattle/#:~:text=Radiofrequency%20identification%20device%20(RFD)%20ear,iron%20branding%20for%20permanent%20identification.

https://www.extension.purdue.edu/extmedia/as/as-556-w.pdf

https://www.farm4tradesuite.com/blog/different-methods-of-animal-identification

https://www.kzndard.gov.za/images/Documents/RESOURCE_CENTRE/GUIDELINE_DOCUMENTS/PRODUCTION_GUIDELINES/Beef_Production/Cattle%20Identification.pdf

https://www.ndvsu.org/images/StudyMaterials/LPM/Identification-of-livestock.pdf

https://www.aphis.usda.gov/nvap/reference-guide/animal-identification/cattle

https://www.egyankosh.ac.in/bitstream/123456789/45109/1/Experiment-3.pdf

https://www.businesscompanion.info/en/quick-guides/animals-and-agriculture/cattle-identification

https://blog.apnikheti.com/animal-identification/

https://www.fao.org/4/y5454e/y5454e03.pdf

https://sites.google.com/site/viveklpm/introductory-animal-husbandry/identification-of-livestock

Li G, Erickson GE, Xiong Y. Individual Beef Cattle Identification Using Muzzle Images and Deep Learning Techniques. Animais (Basileia). 2022 Jun 4;12(11):1453. doi: 10.3390/ani12111453.

Kumar, S., Singh, S.K. e Singh, A.K. (2017), Técnicas baseadas no padrão de ponto de focinho para identificação individual de gado. IET Image Processing, 11: 805-814. https://doi.org/10.1049/iet-ipr.2016.0799

Capítulo-48

Castração em búfalos

Introdução: A castração é um procedimento veterinário que visa a remoção dos testículos, que produzem as hormonas sexuais masculinas, principalmente a testosterona. A castração é uma prática comum no maneio de búfalos machos, especialmente em sistemas de produção de leite e de carne. O procedimento é amplamente praticado no maneio de búfalos, particularmente nas regiões tropicais, onde os búfalos são utilizados para a produção de leite e carne. A castração dos búfalos machos ajuda a controlar a reprodução indesejada, a reduzir o comportamento agressivo e a melhorar a qualidade da carne. A castração pode ser feita em diferentes fases da vida do animal, mas é frequentemente feita em vitelos jovens, tanto por razões económicas como de bem-estar.

Causas da castração

Controlo da reprodução:

- Evita a reprodução de machos não selecionados ou não aptos na manada.
- Reduz o risco de sobrepopulação e de consanguinidade.

Controlo comportamental:

- Os búfalos machos podem apresentar um comportamento agressivo e territorial devido aos elevados níveis de testosterona.
- A castração reduz as tendências agressivas, tornando o animal mais manejável e menos suscetível de lutar com outros búfalos.

Melhoria da qualidade da carne:

- A castração melhora normalmente a qualidade da carne, especialmente em termos de maciez e marmoreio.
- A carne de búfalos castrados (chamados bois) tem menos probabilidades de ser dura ou gamada em comparação com a carne de machos intactos.

Considerações económicas:

- Os machos castrados são frequentemente mais fáceis de manusear e criar, o que os torna mais adequados para o trabalho de tração ou para a produção de carne.
- Os machos não reprodutores podem ser utilizados para fins comerciais, melhorando a produtividade e os rendimentos económicos da exploração.

Gestão da saúde:

- A castração de alguns touros mais velhos é necessária para evitar doenças relacionadas com a reprodução não regulamentada, como certas infecções sexualmente transmissíveis (IST) ou complicações conexas.

Incidência: Nas regiões tropicais, a castração é comum, especialmente nos búfalos machos que não se destinam à reprodução. É particularmente praticada em explorações leiteiras, onde apenas os touros selecionados são mantidos para fins de reprodução e os restantes machos são castrados para a produção de carne. A incidência da castração em búfalos depende de factores culturais, económicos e de gestão, e é mais comum em regiões com sistemas de criação intensiva.

Efeito da castração:

- Alterações hormonais: A castração elimina a fonte primária de produção de testosterona nos búfalos machos, levando a uma redução do comportamento agressivo e sexual.

- Remoção dos testículos: Os testículos são o principal órgão responsável pela produção de espermatozóides e das hormonas sexuais masculinas. A remoção dos testículos resulta em infertilidade e desequilíbrio hormonal que provoca alterações no comportamento e na fisiologia.
- Crescimento e desenvolvimento: A castração em animais jovens pode afetar as taxas de crescimento e o desenvolvimento da massa muscular, uma vez que a testosterona desempenha um papel no desenvolvimento muscular. Os animais castrados desenvolvem frequentemente mais depósitos de gordura, especialmente no caso da produção de carne de bovino.

Sintomas clínicos após a castração

- Dor e desconforto: O búfalo pode mostrar sinais de dor e desconforto após a castração, incluindo inquietação, claudicação ou redução do apetite.
- Inchaço e inflamação: É frequente verificar-se inchaço ou vermelhidão na zona da castração durante alguns dias.
- Mudanças comportamentais: Após a castração, o búfalo torna-se menos agressivo e mais dócil, o que é uma das principais razões para a realização do procedimento.
- Infeção: Se não for efectuada de forma higiénica, existe o risco de infeção no local da castração, provocando febre, inchaço ou descarga de pus.

Métodos de castração

Castração cirúrgica:

- Descrição: Este é o método tradicional em que é feita uma incisão no escroto para remover os testículos. Requer anestesia local e condições de esterilização adequadas para evitar complicações.

- Procedimento:
  - ✓ O escroto é limpo e esterilizado.
  - ✓ É administrada anestesia local.
  - ✓ Os testículos são removidos, quer por corte, quer por torção e libertação do tecido escrotal.
  - ✓ A incisão é então suturada ou deixada aberta para cicatrizar.
- Vantagens: Eficaz e permanente.
- Desvantagens: Requer perícia, anestesia e condições de limpeza para evitar infecções.

Bandagem (castração com anéis de borracha):

- Descrição: Trata-se de um método não cirúrgico em que é colocado um elástico à volta do escroto, cortando o fluxo sanguíneo para os testículos. Os testículos acabam por murchar e cair.
- Procedimento:
  - ✓ É colocado um elástico ou um anel à volta do escroto, perto da base.
  - ✓ A banda restringe o fluxo sanguíneo para os testículos, fazendo com que estes encolham e caiam ao fim de algumas semanas.
- Vantagens: Menos invasivo, mais fácil de executar e não requer anestesia.
- Desvantagens: A queda dos testículos demora mais tempo e existe o risco de complicações como infeção ou colocação incorrecta do anel.

Burdizzo (Castração sem sangue):

- Descrição: Este método utiliza um instrumento semelhante a uma pinça para esmagar o cordão espermático, bloqueando o fluxo sanguíneo para os testículos. É uma técnica sem sangue e não requer uma incisão cirúrgica.
- Procedimento:
  - ✓ A pinça de Burdizzo é aplicada ao cordão espermático de cada lado do escroto.
  - ✓ A pinça esmaga o cordão umbilical, interrompendo o fornecimento de sangue aos testículos, fazendo com que estes murchem e acabem por morrer.
- Vantagens: Menos invasivo, sem cortes ou hemorragias, risco mínimo de infeção.
- Desvantagens: Requer conhecimentos especializados para aplicar corretamente a pinça.

Identificação de búfalos castrados

- Após a castração, os búfalos devem ser monitorizados para detetar sinais de infeção, inchaço anormal ou atraso na cicatrização.
- A identificação dos búfalos castrados pode ser feita utilizando marcas auriculares, entalhes nas orelhas ou marcas para os distinguir dos machos não castrados.

Tratamento e cuidados após a castração

Cuidados pós-operatórios:

- Controlo da dor: Podem ser administrados analgésicos ou anti-inflamatórios para reduzir a dor e a inflamação.
- Limpeza: O local da castração deve ser mantido limpo para evitar infecções. As feridas devem ser desinfectadas e, se necessário, podem ser aplicadas ligaduras.

- Observação: Os búfalos devem ser observados para detetar sinais de infeção (por exemplo, inchaço, vermelhidão ou pus).

Vacinação:

- Em alguns casos, os animais podem ser vacinados contra o tétano antes ou depois da castração, especialmente se o procedimento tiver sido efectuado em condições insalubres.

Antibióticos:

- Se surgirem sinais de infeção, devem ser administrados antibióticos adequados sob supervisão veterinária.

Controlo e prevenção de complicações

- Condições higiénicas: Assegurar que o procedimento de castração é efectuado em condições limpas e estéreis para evitar infecções.
- Técnica correta: Contratar profissionais qualificados para efetuar o procedimento para minimizar o risco de complicações.
- Monitorização: Verificar regularmente se há sinais de complicações pós-castração, como infeção ou inchaço excessivo.
- Alívio da dor: Proporcionar um alívio adequado da dor e um acompanhamento durante o período de recuperação.

Conclusão: A castração é uma prática de gestão essencial na criação de búfalos, particularmente em regiões tropicais. Ajuda a melhorar a gestão do rebanho, a controlar a reprodução, a melhorar a qualidade da carne e a reduzir os comportamentos agressivos. O procedimento deve ser feito com cuidado, utilizando técnicas adequadas para minimizar o stress e os riscos para a saúde do búfalo. Os cuidados pós-castração adequados são cruciais para garantir a recuperação do animal e evitar complicações.

Referências

https://www.ontario.ca/page/castration-calves#:~:text=Castration%20may%20be%20accomplished%20by,rings%2C%20Burdizzo%20or%20by%20surgery.

https://pubs.nmsu.edu/_b/B227/

https://www.avma.org/sites/default/files/resources/castration-cattle-bgnd.pdf

https://agriculture.vikaspedia.in/viewcontent/agriculture/livestock/general-management-practices-of-livestock/castration-of-ruminants?lgn=en

https://utbeef.tennessee.edu/wp-content/uploads/sites/127/2020/11/SP692.pdf

https://extension.msstate.edu/sites/default/files/topic-files/cattle-business-mississippi-articles/cattle-business-mississippi-articles-landing-page/vet_sep2015.pdf

https://www.nadis.org.uk/disease-a-z/cattle/castration-of-calves/

https://www.beefresearch.ca/topics/castration-in-beef-cattle/

https://pittsworthvetsurgery.com/castration-techniques-in-cattle-and-small-ruminants/

https://livestock.extension.wisc.edu/articles/castrating-beef-x-dairy-calves/

Stafford, K. J., & Mellor, D. J. (2005). The welfare significance of the castration of cattle: a review. *New Zealand veterinary journal*, *53*(5), 271-278. https://doi.org/10.1080/00480169.2005.36560

Coetzee, J.F., Nutsch, A.L., Barbur, L.A. et al. Um inquérito sobre métodos de castração e práticas associadas de gestão de gado efectuadas por veterinários de bovinos nos Estados Unidos. BMC Vet Res 6, 12 (2010). https://doi.org/10.1186/1746-6148-6-12

https://www.teagasc.ie/media/website/animals/beef/dairy-beef/Segment-001-of-Section7-Routine-calf-management-practices.pdf

https://agreenerworld.org/wp-content/uploads/2020/07/TAFS-9-Castration-Cattle-v3.pdf

Capítulo-49

Recolha de leite em búfalas

Introdução: A recolha de leite refere-se ao processo de extração de leite de búfalas em lactação para consumo ou transformação em produtos lácteos. A recolha de leite de búfalas é uma prática essencial na criação de gado leiteiro, particularmente em regiões tropicais onde as búfalas são a principal fonte de leite. As búfalas são conhecidas pela sua elevada produção de leite, especialmente em países como a Índia, o Paquistão e partes do Sudeste Asiático, onde são frequentemente preferidas às vacas para a produção de lacticínios, devido ao elevado teor de gordura do seu leite. O processo de recolha deve ser feito de forma higiénica e eficiente para garantir a qualidade do leite, manter o bem-estar animal e otimizar a produtividade da exploração. A recolha do leite deve ser feita com cuidado para garantir a saúde do búfalo, a limpeza do leite e a rentabilidade da exploração leiteira.

Melhores práticas para a recolha de leite

Preparação dos búfalos

- Conforto: Certifique-se de que a búfala está confortável antes da ordenha. Um ambiente calmo ajuda a evitar o stress, que pode afetar a produção e a qualidade do leite. Forneça camas limpas e espaço suficiente.
- Rotina de ordenha: Estabeleça uma rotina de ordenha consistente para condicionar a búfala ao processo de ordenha. As búfalas devem ser ordenhadas à mesma hora todos os dias, de preferência de manhã cedo e à noite.
- Controlo de saúde: Antes da ordenha, verifique se a búfala tem sinais de mastite ou problemas de saúde do úbere. Os tecidos

saudáveis do úbere são cruciais para a produção de leite limpo e de alta qualidade.

Processo de ordenha: Existem dois métodos principais de recolha de leite de búfala.

Ordenha manual:

- Procedimento de ordenha:
  - ✓ Lave suavemente o úbere com água morna para remover a sujidade, o pó ou o estrume. Seque o úbere com uma toalha limpa.
  - ✓ Use as suas mãos para apertar e soltar suavemente as tetas para extrair o leite. Isto deve ser feito de uma forma suave e rítmica para evitar ferir o úbere ou a teta.
  - ✓ O leite deve ser recolhido num recipiente limpo e higienizado.
  - ✓ Após a ordenha, limpar novamente o úbere e aplicar um antissético, se necessário, para evitar infecções.
- Vantagens:
  - ✓ Requer menos equipamento.
  - ✓ Adequado para explorações agrícolas de pequena escala ou para o tratamento individual de animais.

Ordenha mecânica:

- Máquina de ordenha:
  - ✓ A máquina de ordenha é composta por uma bomba de vácuo, copos de ordenha e tubos. É um método mais eficiente e menos intensivo em termos de mão de obra, especialmente para explorações de grande dimensão.
  - ✓ A máquina aplica um vácuo nas tetinas, imitando a ação da ordenha e recolhendo o leite para um recipiente.

- ✓ A manutenção regular e a higienização da máquina de ordenha são essenciais para evitar a contaminação e manter o funcionamento correto.

- ➢ Vantagens:
  - ✓ Mais rápido e mais eficiente para grandes efectivos.
  - ✓ Menos intensivo em termos de mão de obra e reduz o esforço físico dos trabalhadores agrícolas.

Armazenamento e manuseamento do leite

Armazenamento do leite:

- ➢ Imediatamente após a recolha: O leite deve ser arrefecido o mais rapidamente possível para manter a sua frescura e evitar a sua deterioração. Idealmente, o leite deve ser refrigerado a temperaturas inferiores a 4°C (39°F) logo após a ordenha.
- ➢ Recipientes limpos: Utilize sempre recipientes limpos e higienizados para recolher e armazenar o leite. Os recipientes devem ser feitos de materiais que não reajam com o leite (por exemplo, aço inoxidável, plástico de qualidade alimentar).

Evitar a contaminação:

- ➢ Saúde do úbere: Assegurar que o úbere da búfala está livre de infecções como a mastite, que pode contaminar o leite com bactérias nocivas.
- ➢ Higiene: Manter elevados níveis de higiene na zona de ordenha, incluindo a lavagem das mãos antes da ordenha, a utilização de toalhas limpas para cuidar do úbere e a higienização das máquinas de ordenha ou dos contentores.
- ➢ Manuseamento do leite: Evitar o manuseamento desnecessário do leite após a recolha. Utilize apenas equipamento limpo e higienizado para transferir ou armazenar o leite.

Arrefecimento do leite:

- Tanques de arrefecimento: O leite deve ser rapidamente arrefecido após a ordenha para evitar o crescimento de bactérias. Utilize refrigeradores de leite a granel ou tanques de arrefecimento para grandes quantidades.
- Controlo da temperatura: A manutenção de uma temperatura baixa constante (cerca de 4°C ou 39°F) é essencial para manter o leite fresco.

Saúde e higiene na recolha de leite

Prevenção da mastite:

- A mastite, uma infeção do úbere, pode levar à redução da qualidade e da produção do leite. Verifique regularmente se há sinais de mastite, como inchaço, calor ou dureza no úbere, e deite fora qualquer leite que pareça anormal.
- A limpeza e higienização regulares do úbere, do equipamento de ordenha e do estábulo são essenciais para prevenir a mastite.
- O abate ou o tratamento imediato dos animais afectados ajuda a evitar a propagação da infeção.

Higiene e saneamento:

- O leite deve ser manuseado num ambiente limpo. Todo o equipamento, como baldes, tetinas e máquinas de ordenha, deve ser devidamente higienizado antes e depois da utilização.
- Os trabalhadores devem lavar bem as mãos antes da ordenha para evitar contaminar o leite.
- Mantenha a área de ordenha livre de estrume e sujidade para reduzir as hipóteses de contaminação.

Factores que afectam a recolha de leite em búfalas

Factores ambientais:

- Temperatura: As temperaturas elevadas e a humidade podem causar stress térmico, o que pode reduzir a produção de leite das búfalas. Proporcione sombra, ventilação e acesso a água limpa para ajudar as búfalas a manterem-se confortáveis.
- Alimentação e nutrição: Uma dieta equilibrada que inclua níveis adequados de energia, proteínas, vitaminas e minerais é essencial para uma produção óptima de leite. Uma nutrição deficiente pode resultar numa menor produção e qualidade do leite.

Saúde animal:

- Infecções como a mastite, lesões no úbere e doenças sistémicas podem afetar a produção e a qualidade do leite. Os controlos sanitários regulares e o tratamento imediato das doenças são cruciais para manter uma boa produção de leite.

Genética:

- A composição genética do búfalo desempenha um papel significativo na produção de leite. A criação selectiva de búfalos de alto rendimento pode melhorar a quantidade e a qualidade do leite produzido.

Frequência de ordenha:

- Quanto mais frequentemente uma búfala for ordenhada, maior será a produção de leite. No entanto, a ordenha excessiva pode provocar lesões no úbere e reduzir a produção de leite, pelo que é importante seguir um horário de ordenha correto.

Conclusão: A recolha eficiente de leite de búfalas em regiões tropicais é fundamental para o sucesso da criação de gado leiteiro. É necessária uma combinação de cuidados adequados com os animais, higiene e tecnologia para garantir uma produção de leite de alta qualidade. Mantendo uma rotina de ordenha consistente, assegurando uma boa saúde animal e praticando o armazenamento e manuseamento adequados do leite, os produtores de leite podem otimizar a produção e a qualidade do leite, melhorando assim a produtividade das suas explorações.

Referências

https://agritech.tnau.ac.in/ta/animal_husbandry/animhus_cattle_milking%20method.html#:~:text=Cows%20are%20milked%20from%20left,on%20to%20a%20strip%20cup.

https://dairy-cattle.extension.org/collection-and-preparation-of-milk-samples-for-microbiological-culturing/

https://www.fao.org/4/y3548e/y3548e06.htm

https://extension.umaine.edu/veterinarylab/wp-content/uploads/sites/23/2014/07/Procedures-for-Collecting-Milk-Samples-NMC.pdf

https://sgkgdcvinukonda.ac.in/userfiles/Methods%20of%20Collection%20of%20Milk.pdf

https://mycentralstar.com/how-to-collect-a-milk-sample-for-diagnostic-testing-dairy-cattle/

Recolha de leite de vaca (2024). [Conjunto de dados]. Comissão Europeia, Eurostat.

http://data.europa.eu/88u/dataset/oktbtlecfysm6uvw9sndq (Trabalho original publicado em 2009)

https://www.icar.org/Guidelines/02-Overview-Cattle-Milk-Recording.pdf

https://cbseacademic.nic.in/web_material/publication/cbse/18MilkProduction-XI.pdf

Chirathalattu Santosh Thomas. 2004. Manejo da ordenha de búfalas leiteiras. Tese de doutoramento. Universidade Sueca de Ciências Agrícolas, Uppsala. 2004. ISSN 1401-6249, ISBN 91-576-6471-4

A. Borghese, M. Rasmussen & C.S. Thomas (2007) Milking management of dairy buffalo, Italian Journal of Animal Science, 6:sup2, 39-50, DOI: 10.4081/ijas.2007.s2.39

Wahid H, Rosnina Y. Husbandry of Dairy Animals (Criação de animais leiteiros). Buffalo: Ásia. Enciclopédia das Ciências dos Lacticínios. 2011:772-9. doi: 10.1016/B978-0-12-374407-4.00229-6.

Taskin Degirmencioglu, Halil Unal e Hasan Kuraloglu. 2022. O efeito de diferentes técnicas de ordenha no desempenho das búfalas de água da Anatólia. Buffalo Bulletin. 41(2): 337-344.

De Rosa, G., Grasso, F., Braghieri, A., Bilancione, A., Di Francia, A., & Napolitano, F. (2009). Comportamento e produção de leite de vacas búfalas afectados pelo sistema de alojamento. Journal of dairy science, 92(3), 907-912. https://doi.org/10.3168/jds.2008-1157

C Gowtham Varma, A Teja, C Sai Praveen e Y Swathi. Práticas de gestão da ordenha em búfalos da costa norte de Andhra Pradesh. The Pharma Innovation Journal 2021; SP-10(5): 66-68.

Capítulo-50

Ordenha manual em búfalas

Introdução: As búfalas são valorizadas pela sua produção de leite, particularmente nas regiões tropicais, onde são uma fonte essencial de lacticínios. A ordenha manual consiste em extrair manualmente o leite do úbere da búfala com as mãos. A ordenha manual é o método tradicional de ordenha das búfalas, especialmente em explorações leiteiras de pequena escala ou em regiões onde não existem sistemas automatizados. Apesar do aumento dos sistemas de ordenha mecânica, a ordenha manual continua a ser comum em muitas zonas rurais e tropicais devido à sua simplicidade, baixo custo e eficácia para pequenos rebanhos. Embora seja mais trabalhosa do que a ordenha mecânica, pode ser altamente eficaz se for feita corretamente, especialmente quando se mantém uma técnica e higiene adequadas.

Passos para a ordenha manual

Preparação do búfalo

- Acalmar o animal: Certifique-se de que a búfala está calma e relaxada antes de iniciar o processo de ordenha. O stress pode reduzir a produção de leite e tornar a búfala difícil de manejar. Alguns criadores utilizam a alimentação ou carícias suaves para acalmar o animal.
- Posicionamento: A búfala deve ser amarrada de forma segura para evitar que se mova durante a ordenha. É essencial que haja uma área confortável e limpa (frequentemente um estábulo de ordenha) com espaço suficiente para o animal ficar parado.

- Limpar o úbere: Lave bem o úbere com água morna para remover a sujidade, os detritos e o estrume. Isto é essencial para evitar a contaminação do leite. Seque o úbere com uma toalha limpa e macia antes da ordenha.
- Verificar se há mastite: Antes da ordenha, verifique se o úbere apresenta sinais de infeção ou inchaço. Se houver sinais de mastite (como vermelhidão, inchaço ou dureza), pode ser necessário ordenhar o quarto infetado separadamente e descartar o leite.

Procedimento de ordenha

- Técnica de ordenha correta:
  - ✓ Colocar-se ao lado do búfalo, virado para a sua retaguarda.
  - ✓ Agarrar suavemente a tetina com o polegar e o indicador, perto da base da tetina (onde esta se fixa ao úbere).
- ✓ Aplique uma pressão suave, espremendo o leite em direção à ponta da tetina, e depois solte. Repita este processo num movimento rítmico e suave. O leite deve fluir de forma constante, sem aplicar força excessiva.
  - ✓ Alternar entre as tetinas, assegurando que cada uma é ordenhada uniformemente.
- Evitar a ordenha excessiva: Não continuar a ordenha quando o fluxo de leite abrandar para evitar causar lesões no úbere da búfala.

Cuidados pós-ordenha

- Limpar o úbere: Após a ordenha, limpar novamente o úbere para evitar que qualquer sujidade ou bactéria entre na teta.
- Aplicar um anti-sético: Em alguns casos, os agricultores aplicam um anti-sético suave nas tetas para evitar infecções como a mastite.

- Verificar o leite quanto a anomalias: Inspecionar visualmente o leite para garantir que não existem anomalias, tais como coágulos, que podem indicar mastite. Se forem observadas anomalias, deite fora o leite desse úbere.
- Deitar fora as primeiras tiras: Antes de começar a recolher o leite no recipiente, deite fora as primeiras tiras (esguichos) de cada tetina para eliminar quaisquer bactérias ou contaminantes.

Coleção de leite

- Utilize um balde ou um recipiente limpo e higienizado para recolher o leite. Certifique-se de que o recipiente está livre de sujidade ou contaminação.
- Encher o recipiente num ambiente limpo para evitar a contaminação por poeira ou sujidade no ar.
- Quando a ordenha estiver concluída, tapar o recipiente para proteger o leite.

Vantagens da ordenha manual

- Baixo custo: A ordenha manual requer um equipamento mínimo e é mais acessível para os pequenos agricultores ou para aqueles que vivem em regiões onde não existem máquinas de ordenha automatizadas.
- Flexibilidade: Este método permite que os agricultores trabalhem ao seu próprio ritmo e pode ser efectuado a qualquer hora do dia, o que o torna mais adaptável a rebanhos mais pequenos.
- Melhor monitorização: A ordenha manual permite que os agricultores verifiquem de perto o úbere e a qualidade do leite, o que ajuda na deteção precoce de problemas de saúde como a mastite ou a claudicação.

- Simplicidade: A técnica é simples e fácil de aprender, especialmente para os agricultores que não têm acesso a tecnologias de ordenha mais avançadas.

Desafios da ordenha manual

- Trabalho intensivo: A ordenha manual é fisicamente exigente, especialmente quando se trata de grandes manadas de búfalas. Pode consumir muito tempo e ser cansativo para o agricultor.
- Higiene e qualidade do leite: Se não for feita corretamente, a ordenha manual pode levar à contaminação do leite. Os agricultores têm de ser diligentes em matéria de higiene para evitar infecções como a mastite.
- Produção de leite: É geralmente mais lenta e menos eficiente do que a ordenha mecânica, o que pode resultar numa menor produção total de leite, particularmente em efectivos maiores.
- Esforço físico: A ordenha manual prolongada pode causar tensão nas mãos, nos pulsos e nas costas do agricultor, provocando desconforto físico ou lesões ao longo do tempo.

Higiene e saneamento na ordenha manual: A higiene adequada é fundamental para garantir que o leite está limpo e seguro para consumo. Devem ser seguidos os seguintes passos:

- Mãos e equipamento limpos: Os agricultores devem lavar as mãos antes e depois da ordenha. Todo o equipamento (baldes, toalhas, etc.) deve ser higienizado antes de ser utilizado para evitar a contaminação.
- Ambiente de ordenha limpo: A área de ordenha deve estar limpa, seca e livre de estrume ou outros contaminantes. O posto de ordenha deve ser limpo regularmente.

- Verificar a qualidade do leite: Verificar regularmente se há sinais de contaminação ou anomalias no leite, tais como coágulos ou cor anormal, que podem indicar infeção.

Conclusão: A ordenha manual continua a ser uma técnica vital para muitos produtores de leite de búfala, especialmente em regiões tropicais. Ela requer habilidade, paciência e atenção à higiene. Embora seja mais trabalhosa do que a ordenha mecânica, oferece vários benefícios, incluindo custos mais baixos, flexibilidade e a capacidade de monitorizar de perto a saúde do animal. Seguindo as técnicas corretas e mantendo boas práticas de higiene, os agricultores podem garantir que obtêm leite de alta qualidade, ao mesmo tempo que cuidam do bem-estar das suas búfalas.

Millogo, V., Norell, L., Ouédraogo, G.A. et al. Efeito de diferentes técnicas de ordenha manual na produção de leite e no tratamento das tetas em gado leiteiro Zebu. Trop Anim Health Prod 44, 1017-1025 (2012). https://doi.org/10.1007/s11250-011-0035-7

https://edepot.wur.nl/477492#:~:text=Simplified%2C%20this%20means%20squeezing%20the,the%20base%20of%20the%20udder.

https://agritech.tnau.ac.in/ta/animal_husbandry/animhus_cattle_milking%20method.html

https://animal.ifas.ufl.edu/media/animalifasufledu/dairy-website/docs/How-to-Properly-Hand-Milk-Cows-(1).pdf

https://www.slideshare.net/rakshithjnvd/methods-of-milking

https://www.fao.org/4/t0218e/t0218e05.htm

http://www.agritech.tnau.ac.in/expert_system/cattlebuffalo/Production%20Technology.html

https://www.jica.go.jp/Resource/project/vietnam/0601775/pdf/technical_materials/feeding_and_management/Feeding_and_Management05.pdf

Johnson, Paul H. (1980) "How to Milk a Cow by Hand", Inscape: Vol. 1: No. 1, Artigo 6. Disponível em: https://scholarsarchive.byu.edu/inscape/vol1/iss1/6

Capítulo-51

Ordenha mecânica em búfalas

Introdução: A ordenha mecânica é o método moderno e mais eficiente de ordenhar búfalas, especialmente utilizado em grandes explorações leiteiras ou em explorações com uma elevada produção de leite. A ordenha mecânica tornou-se cada vez mais popular nas explorações leiteiras comerciais e de grande escala, especialmente em regiões com grandes efectivos de búfalas. Envolve a utilização de uma máquina de ordenha mecânica que extrai o leite do úbere da búfala de uma forma controlada e higiénica. É uma forma mais eficiente de extrair o leite das búfalas e, quando feita corretamente, pode melhorar a produção de leite, reduzir os custos de mão de obra e manter os padrões de higiene. Este método é mais rápido, menos trabalhoso e geralmente resulta numa produção de leite mais consistente e mais elevada em comparação com a ordenha manual. A máquina funciona utilizando a pressão do vácuo para estimular o úbere e extrair o leite. A máquina de ordenha é constituída por vários componentes, incluindo a bomba de vácuo, o pulsador, o recipiente de recolha de leite e as tetinas que se fixam ao úbere da búfala.

Componentes de uma máquina de ordenha

- Bomba de vácuo: Este é o componente principal que cria o vácuo necessário para extrair o leite do úbere. Gera pressão de sucção, que é depois transmitida às tetinas.
- Pulsador: O pulsador alterna entre a criação de vácuo e a pressão atmosférica. Este processo imita o ritmo natural da ordenha manual, assegurando que as tetinas não são sobrecarregadas e que o leite é extraído de forma eficiente.

- Tetinas: As tetinas estão ligadas a cada uma das tetas das búfalas. São concebidas para formar um selo à volta da teta e aplicar pressão de vácuo para extrair o leite.
- Recipiente de recolha do leite: Este é o local onde o leite é armazenado durante a ordenha. Deve ser feito de aço inoxidável ou de outros materiais higiénicos para evitar a contaminação.
- Regulador de vácuo: Este dispositivo ajuda a manter o nível correto de pressão de vácuo durante todo o processo de ordenha.
- Mangueira de leite: O leite é transportado das tetinas para o recipiente de recolha através de mangueiras, que devem ser limpas e higienizadas regularmente para manter a qualidade do leite.

Passos para a ordenha mecânica em búfalas

Preparação do búfalo:

- Acalmar o animal: Certifique-se de que a búfala está calma e num estado relaxado antes de iniciar o processo de ordenha. O stress pode afetar a produção de leite e o bem-estar do animal.
- Limpar o úbere: Lave bem o úbere com água morna para remover a sujidade, o estrume e outros contaminantes. Secar o úbere com uma toalha limpa.
- Verificar se há mastite: Inspeccione o úbere para detetar sinais de infeção, tais como inchaço ou vermelhidão. Se houver sinais de mastite, considere a possibilidade de utilizar equipamento separado ou de deitar fora o leite do quarto afetado.

Fixação da máquina de ordenha:

- Colocar as tetinas nas tetas das búfalas. Assegurar que as tetinas são colocadas de forma suave mas segura à volta das tetas para formar uma vedação adequada sem causar desconforto ao animal.
- Certifique-se de que a pressão de vácuo está corretamente regulada. Se a pressão for demasiado alta ou baixa, pode afetar o fluxo de leite ou danificar o úbere.

Processo de ordenha:

- A máquina de ordenha começa a extrair o leite do úbere da búfala através do mecanismo de pulsação.
- Monitorize a máquina durante o processo de ordenha para se certificar de que está a funcionar corretamente e de que o leite flui de forma constante.
- Quando o fluxo de leite abranda, a máquina pára automaticamente (em algumas máquinas), ou o operador pode parar manualmente quando o fluxo de leite diminui.

Cuidados pós-ordenha:

- Após a ordenha, limpe o úbere para remover qualquer resto de leite e evitar infecções.
- Aplique um anti-sético ou desinfetante de tetas para evitar infecções bacterianas como a mastite.
- Assegurar que as peças da máquina são limpas e higienizadas após cada utilização para manter a higiene e a qualidade do leite.

Vantagens da ordenha mecânica em búfalos

- Maior eficiência e rendimento: A ordenha mecânica é mais rápida e mais eficiente em comparação com a ordenha manual. Pode tratar um maior número de animais num curto espaço de tempo, o que é benéfico para as explorações com muitas búfalas.

- Melhoria da qualidade do leite: A manutenção correta das máquinas de ordenha reduz o risco de contaminação e mantém um nível mais elevado de higiene, garantindo que o leite permanece limpo e seguro para consumo.
- Redução de mão de obra: A ordenha mecânica reduz a necessidade de trabalho manual, especialmente em grandes explorações com muitas búfalas, o que diminui a carga de trabalho dos agricultores.
- Ordenha consistente: As máquinas garantem um processo de ordenha consistente, o que pode levar a produções de leite mais estáveis e previsíveis.
- Menos esforço físico: Ao contrário da ordenha manual, que pode causar tensão física nas mãos e pulsos do agricultor, a ordenha mecânica reduz este risco.
- Saúde dos tetos: Quando operadas corretamente, as máquinas de ordenha podem reduzir o risco de danos ou infecções nas tetas em comparação com uma ordenha manual mal feita.

Desafios da ordenha mecânica em búfalas

- Custo inicial: O custo inicial de aquisição e instalação de uma máquina de ordenha pode ser elevado, tornando-a menos acessível para os pequenos agricultores.
- Manutenção: As máquinas de ordenha requerem manutenção e limpeza regulares para garantir o seu correto funcionamento e para evitar a contaminação do leite. Isto pode ser moroso e dispendioso.
- Risco de utilização incorrecta: Se não for utilizada corretamente, a máquina pode causar desconforto ou

ferimentos na búfala. Uma pressão incorrecta, uma fixação incorrecta ou a não limpeza adequada do equipamento pode resultar na contaminação do leite ou em danos no úbere.

- Dependência de eletricidade: Muitas máquinas de ordenha modernas dependem da eletricidade, que pode não estar disponível em algumas áreas rurais ou remotas, especialmente em regiões tropicais com fornecimento de energia não fiável.

Problemas comuns na ordenha mecânica

- Mastite: Se a máquina não for limpa regularmente ou se for utilizada uma técnica de ordenha incorrecta, existe o risco de infeção, como a mastite.
- Danos nas tetas: Uma pressão de vácuo incorrecta ou tetinas mal ajustadas podem causar contusões ou danos nas tetas da búfala.
- Contaminação do leite: A falta de higiene adequada no processo de ordenha, como equipamento sujo, pode levar à contaminação do leite.

Melhores práticas para a ordenha mecânica

- Limpeza e manutenção regulares: Limpe a máquina de ordenha após cada utilização para evitar a acumulação de resíduos de leite e bactérias. Certifique-se de que todas as peças, especialmente as que estão em contacto com o leite, são cuidadosamente higienizadas.
- Formação adequada: Assegurar que o pessoal que opera a máquina de ordenha é treinado nas técnicas de ordenha corretas para evitar ferimentos na búfala e assegurar uma extração eficiente do leite.

- Monitorizar o fluxo de leite: Vigiar o fluxo de leite e assegurar que a pressão de vácuo está corretamente regulada para evitar o desconforto da búfala.
- Cuidados com as tetas: Após a ordenha, aplique um desinfetante nas tetas e vigie-as para detetar sinais de infeção ou danos.

Conclusão: A ordenha mecânica em búfalas é um método altamente eficiente de ordenha, especialmente para fazendas maiores ou onde há uma alta demanda de leite. Oferece várias vantagens, incluindo maior produção de leite, qualidade e eficiência, mas também vem com a responsabilidade de manter a higiene e operar adequadamente o equipamento. Seguindo as melhores práticas e assegurando um treinamento adequado , os fazendeiros podem se beneficiar das vantagens da ordenha mecânica enquanto minimizam os riscos potenciais, como mastite ou lesões nos tetos.

Referências

https://www.fao.org/4/t0218e/T0218E02.htm

https://agriculture.vikaspedia.in/viewcontent/agriculture/livestock/cattle-buffalo/milking-machines?lgn=en

https://agritech.tnau.ac.in/ta/animal_husbandry/animhus_cattle_milking%20method.html

https://akshayakalpa.org/blog/hand-milking-vs-machine-milk-the-better-way-to-milk-a-cow/

https://en.wikipedia.org/wiki/Automatic_milking

https://dairy.osu.edu/newsletter/buckeye-dairy-news/volume-6-issue-1/milking-machines-and-milk-quality https://www.nadis.org.uk/disease-a-z/cattle/mastitis/mastitis-part-9-the-milking-machine/

Odorčić, M., Rasmussen, M. D., Paulrud, C. O., & Bruckmaier, R. M. (2019). Revisão: Configurações da máquina de ordenha, condição da teta e eficiência da ordenha em vacas leiteiras. Animal: an international journal of animal bioscience, 13(S1), s94-s99. https://doi.org/10.1017/S1751731119000417

Caria, M., Murgia, L., & Pazzona, A. (2011). Efeitos do nível de vácuo de trabalho na ordenha mecânica de búfalas. Journal of dairy science, 94(4), 1755-1761. https://doi.org/10.3168/jds.2010-3134

https://sites.google.com/site/viveklpm/cattle-and-buffalo-production-management/milking-machine/milking-machines-for-buffaloes

Sannino, M., Faugno, S., Crimaldi, M., Di Francia, A., Ardito, L., Serrapica, F., & Masucci, F. (2018). Efeitos de um sistema de ordenha automática na produção e qualidade do leite de búfalas mediterrâneas. Journal of dairy science, 101(9), 8308-8312. https://doi.org/10.3168/jds.2017-14157

M. Q. Shahid, M. Abdullah, J. A. Bhatti, K. Javed, M. E. Babar, M. A. Jabbar e I. A. Zahid. Desempenho da ordenha mecânica de búfalas Nili-Ravi em diferentes práticas de estimulação pré-ordenha. O Jornal de Ciências Animais e Vegetais, 22(3 Suppl.): 2012, Page: 284-287.

Capítulo-52

Bolas de pelo em vitelos (búfalos)

Introdução: As bolas de pelo, também conhecidas como tricobezoares, são massas de pelo ou fibra que se acumulam no estômago dos ruminantes, incluindo os vitelos búfalos. As bolas de pelo são normalmente encontradas nos estômagos de vitelos jovens e podem causar perturbações digestivas. Estas formam-se quando os vitelos ingerem o seu próprio pelo ou outros materiais fibrosos, frequentemente devido à escovagem ou à pica (um desejo anormal por produtos não alimentares). Podem acumular-se no retículo, no rúmen ou no abomaso. Nas regiões tropicais, a formação de bolas de pelo pode ser influenciada por práticas de maneio, alimentação e condições ambientais.

Causas

Factores comportamentais:

- Lambedura ou escovagem excessiva, quer do próprio animal quer de outros vitelos.
- Stress ou tédio, muitas vezes devido a um espaço inadequado ou à falta de enriquecimento.

Deficiências nutricionais:

- Falta de fibra adequada na dieta.
- Deficiências minerais, nomeadamente de fósforo e de sal.

Factores ambientais:

- Temperaturas elevadas que provocam transpiração e lambedura excessivas.
- Más condições de higiene e de cama, que levam os vitelos a ingerir pêlos ou sujidade.

Condições da pele:

- Infestações por parasitas ou doenças de pele que provocam comichão e lambedura excessivas.

Incidência

- As bolas de pelo são relativamente raras, mas podem ocorrer em explorações mal geridas ou em condições de stress.
- Os vitelos nas regiões tropicais podem estar em maior risco devido a deficiências nutricionais ou a más condições de alojamento.

Fisiopatologia

- O pelo ingerido pelos vitelos não é digerido e acumula-se no estômago.
- Com o tempo, estas massas de pêlos aumentam de tamanho e podem obstruir o trato gastrointestinal, prejudicando a digestão.
- As bolas de pelo grandes podem causar estase ruminal, bloqueios ou infecções secundárias.

Sintomas clínicos

- Perda de apetite ou anorexia.
- Perda de peso ou não crescimento.
- Sinais de desconforto abdominal, como pontapés na barriga ou inquietação.
- Redução ou ausência de ruminação (ruminação).
- Diminuição da produção fecal ou presença de pêlos não digeridos nas fezes.
- Os casos graves podem apresentar-se com inchaço, letargia ou desidratação.

Diagnóstico

- Sinais clínicos: Observação de sintomas como a redução do apetite e sinais de desconforto abdominal.

- Exame físico: Palpação do abdómen para detetar distensão.
- Imagiologia: A ecografia ou a radiografia podem ajudar a identificar bolas de pelo ou obstruções.
- Cirurgia exploratória: Em casos extremos, pode ser necessária uma exploração cirúrgica para diagnóstico e tratamento.

Tratamento

Gestão conservadora:

- Fornecer dietas ricas em fibras para encorajar a passagem da bola de pelo.
- Suplementos minerais para colmatar as carências.
- Utilização de laxantes suaves ou óleos (por exemplo, óleo mineral) para lubrificar o trato gastrointestinal.

Medicamentos:

- Administrar procinéticos para melhorar a motilidade intestinal sob supervisão veterinária.

Intervenção cirúrgica:

- Em casos graves, com obstrução completa ou risco de perfuração, pode ser necessária uma cirurgia para remover a bola de pelo.

Controlo e Prevenção

Gestão nutricional:

- Fornecer dietas equilibradas com fibras, minerais e vitaminas adequados.
- Suplemento de sal e fósforo para evitar a pica.

Gestão da habitação:

- Assegurar uma cama limpa e uma limpeza adequada para reduzir ao mínimo os pêlos soltos.

- Evitar a sobrelotação e proporcionar um enriquecimento ambiental para reduzir o stress.

Controlo de Parasitas:

- Desparasitação regular e controlo dos ectoparasitas para evitar irritações cutâneas.

Higiene:

- Manter o alojamento limpo e seco para reduzir o risco de ingestão de pêlos.

Deteção precoce:

- Monitorizar os vitelos quanto a comportamentos de lambedura excessiva ou de escovagem e intervir prontamente.

Conclusão: Bolas de pelo em bezerros búfalos, apesar de não serem comuns, podem levar a problemas de saúde significativos se não forem tratadas de forma eficaz. A prevenção através de uma nutrição adequada, alojamento e práticas de gestão é fundamental, especialmente em regiões tropicais onde os factores de stress ambiental e as deficiências são predominantes. O diagnóstico precoce e a intervenção atempada podem garantir melhores resultados e reduzir o risco de complicações.

Referências

Abutarbush SM, Radostits OM. Obstrução do intestino delgado causada por uma bola de pelo em 2 vitelos de carne jovens. Can Vet J. 2004 Apr;45(4):324-5

Birendra Dhakal e Dal Bahadur. (2024). Relato de caso: tricobezoar (hairballformation) em vitelos. Bhutan Journal of Animal Science. 8(1): 120-125.

Jelinski, M. D., Ribble, C. S., Campbell, J. R., & Janzen, E. D. (1996). Investigando a relação entre bolas de pelo abomasais e úlceras abomasais perfurantes em bezerros de corte não desmamados. The Canadian veterinary journal = La revue veterinaire canadienne, 37(1), 23-26.

Abutarbush, S. M., & Radostits, O. M. (2004). Obstrução do intestino delgado causada por uma bola de pelo em 2 vitelos de carne jovens. The Canadian veterinary journal = La revue veterinaire canadienne, 45(4), 324-325.

https://medicalmuseum.health.mil/index.cfm?p=visit.exhibits.virtual.hairball.index

https://www.msdvetmanual.com/digestive-system/diseases-of-the-abomasum/abomasal-ulcers-in-cattle

https://en.wikipedia.org/wiki/Hairball

Park D, Ko B, Lee W. Corpos estranhos no sistema digestivo em vitelos Hanwoo diarreicos: Um estudo retrospetivo. Korean J. Vet. Serv. 2022;45:293-304. https://doi.org/10.7853/kjvs.2022.45.4.293

Abutarbush, S. M., & Radostits, O. M. (2004). Obstrução do intestino delgado causada por uma bola de pelo em 2 vitelos de carne jovens. The Canadian Veterinary Journal. La Revue Veterinaire Canadienne, 45(4), 324-325.

Jelinski MD, Ribble CS, Campbell JR, Janzen ED. Investigating the relationship between abomasal hairballs and perforating abomasal ulcers in unweaned beef calves. The Canadian Veterinary Journal = La Revue Veterinaire Canadienne. 1996 Jan;37(1):23-26.

Abu-Seida, Ashraf M. e Al-Abbadi, Oday S. (2014). Timpanismo Ruminal Recorrente Causado por Trichobezoars em Búfalos (Bubalus bubalis): Um relatório de série. O Jornal Tailandês de Medicina Veterinária: Vol. 44: Iss. 1, Article 7. DOI: https://doi.org/10.56808/2985-1130.2540

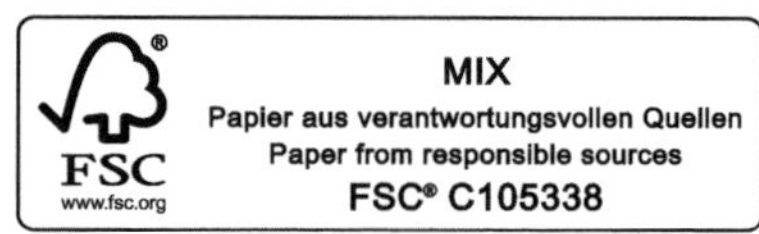

Printed by Books on Demand GmbH, Norderstedt / Germany